Wie funktioniert CT?

Hatem Alkadhi · Sebastian Leschka
(Hrsg.)

Wie funktioniert CT?

2. Auflage

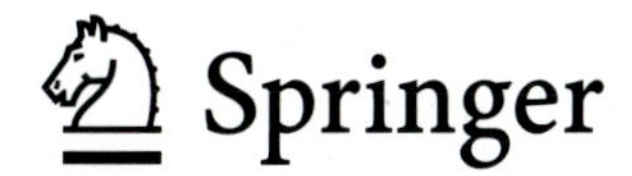

Hrsg.
Hatem Alkadhi
Institut für Diagnostische und
Interventionelle Radiologie
Universitätsspital Zürich
Zürich, Schweiz

Sebastian Leschka
Netzwerk Radiologie, Klinik für Radiologie
und Nuklearmedizin
Kantonsspital St. Gallen
St. Gallen, Schweiz

ISBN 978-3-662-68479-5 ISBN 978-3-662-68480-1 (eBook)
https://doi.org/10.1007/978-3-662-68480-1

Die Deutsche Nationalbibliothek verzeichnet diese Publikation in der Deutschen Nationalbibliografie; detaillierte bibliografische Daten sind im Internet über ► http://portal.dnb.de abrufbar.

Planung/Lektorat: Daniel Quinones
Springer ist ein Imprint der eingetragenen Gesellschaft Springer-Verlag GmbH, DE und ist ein Teil von Springer Nature.
Die Anschrift der Gesellschaft ist: Heidelberger Platz 3, 14197 Berlin, Germany
Wenn Sie dieses Produkt entsorgen, geben Sie das Papier bitte zum Recycling.

Vorwort zur 1. Auflage

Wie funktioniert eigentlich die CT? Diese Frage wird in Anbetracht der zunehmenden Komplexität der Computertomographie immer häufiger gestellt. Daher haben wir uns entschlossen, unser Verständnis vom Aufbau, von der Funktionsweise und von den spezifischen Anwendungen dieser faszinierenden bildgebenden Methode in diesem Buch zusammenzufassen.

Es sei vorweg gesagt, dass die zugrundeliegenden physikalischen und mathematischen Hintergründe der Computertomographie um einiges komplizierter sind als in diesem Buch zusammengefasst. Nichtsdestotrotz beinhaltet unser Buch einen für den praktizierenden Radiologen in Weiter- und Fortbildung sowie für MTRs grundlegenden Überblick über die aktuelle Technik, Physik und Bildgeneration in der Computertomographie sowie über allgemeine wie auch spezielle Anwendungen (wie z. B. die CT-Perfusion oder die Bildgebung mittels Dual Energy). Des Weiteren widmen sich mehrere Kapitel der Sicherheit und möglichen Risiken der Computertomographie, welche vor allem Aspekte des Strahlenschutzes und die Verwendung jodhaltiger Kontrastmittel thematisieren.

Für den täglichen Gebrauch dieses Buches erachten wir als besonders wertvoll die vielen Checklisten für die Befundung von Computertomographie-Untersuchungen sämtlicher Körperregionen sowie das technische Glossar, welches die wichtigsten physikalischen Begriffe aus der Computertomographie verständlich und prägnant formuliert auflistet.

Um die Computertomographie auf verständliche Art und Weise zu vermitteln, haben wir zahlreiche illustrative Bilder und Zeichnungen, viele zusammenfassende Tabellen sowie Tipps und Tricks zu jedem einzelnen Thema zusammengestellt. Die übersichtliche Gliederung des Buches und die Aufteilung in mehrere kurze Kapitel erlauben das Erlernen und Nachlesen der relevanten Fakten durch reines Lesen sowie auch das schnelle Nachschlagen von Informationen vor, während und nach der Untersuchung in der klinischen Routine am Arbeitsplatz.

Wir hoffen, Ihnen mit diesem Buch eine Anleitung geschaffen zu haben, die Ihnen ein wertvoller Begleiter an Ihrem Arbeitsplatz wird. Wir bedanken uns bei allen, die uns beim Anfertigen dieses Werkes mit Rat und Tat zur Seite gestanden haben.

Hatem Alkadhi
Sebastian Leschka
Hans Scheffel
Zürich und Boston
April 2011

Vorwort zur 2. Auflage

„Wie funktioniert eigentlich die CT?"
Auch in der neuen Auflage steht diese einfach klingende Frage im Mittelpunkt, deren Antwort vielfältiger und komplexer ist als zunächst anzunehmen. Und wie die Medizin generell in einem steten Fortschrittswandel ist, so hat auch die technische Komplexität der Computertomographie in den letzten Jahren weiter deutlich zugenommen.

Die von den Lesern geschätzte übersichtliche Gliederung in kurze, prägnante Kapiteln haben wir auch in der vollständig überarbeiteten, zweiten Auflage beibehalten. Den Teil „Allgemeine Anwendungen" der ersten Auflage haben wir teilweise in andere Kapitel integriert. Sämtliche Kapitel wurden aktualisiert und neue Kapitel wie über die Photon-Counting-Detektor-Computertomographie – den neuen Stern am radiologischen Himmel – in die neue Auflage aufgenommen.

Unser besonderer Dank gilt den zahlreichen international geschätzten Experten, welche wir für die zweite Auflage gewinnen konnten, und welche ihre wertvolle Erfahrung aus langjähriger Lehrtätigkeit mit Praxistipps in den einzelnen Kapiteln weitergeben.

Wir hoffen, dass Ihnen das bewährte, leicht verständliche und anwendungsorientierte Konzept auch in dieser überarbeiteten und aktualisierten Auflage ein wertvoller Begleiter sein wird.

Hatem Alkadhi
Sebastian Leschka
Zürich und St. Gallen
November 2024

Inhaltsverzeichnis

I Aufbau, Physik und Bildgeneration in der Computertomographie

Herausgeber- und Autorenverzeichnis

Über die Herausgeber

Prof. Dr. med. Hatem Alkadhi
Institut für Diagnostische und Interventionelle Radiologie, Universitätsspital Zürich, Zürich, Schweiz

PD Dr. med. Sebastian Leschka
Netzwerk Radiologie, Klinik für Radiologie und Nuklearmedizin, Kantonsspital St. Gallen, St. Gallen, Schweiz

Autorenverzeichnis

Prof. Dr. med. Hatem Alkadhi
Institut für Diagnostische und Interventionelle Radiologie, Universitätsspital Zürich, Zürich, Schweiz

Dr. rer. nat. Jörg Binder
Fachstelle Strahlenschutz & Medizinphysik, Kantonsspital Aarau, Aarau, Schweiz

Dr. Davide Cester
Institut für Diagnostische und Interventionelle Radiologie, Universitätsspital Zürich, Universität Zürich, Zürich, Schweiz

PD Dr. med. Matthias Eberhard
Institut für diagnostische und interventionelle Radiologie, Universitätsspital Zürich, Zürich, Schweiz

PD Dr. med. André Euler
Institut für Radiologie, Kantonsspital Baden, Baden, Schweiz

Dr. med. Carsten Fechner
Radiologie und Nuklearmedizin, Luzerner Kantonsspital, Luzern, Schweiz

Dr. rer.nat. Thomas Flohr
Computed Tomography, Siemens Healthineers, Forchheim, Deutschland

Dr. med. MSc ETH Informatik Jürgen Fornaro
Institut für Radiologie, Kantonsspital Aarau, Aarau, Schweiz

Dr. sc. nat. eth. Johannes M. Fröhlich
Guerbet Medical Affairs, Guerbet AG, Schweiz, Zürich

Dr. med. Nicola Glaser-Gallion
Zentrales Röntgeninstitut, Kantonsspital Graubünden, Chur, Schweiz

Dr. Muhammed Taha Hagar
Klinik für Diagnostische und Interventionelle Radiologie, Universitätsspital Freiburg, Freiburg, Deutschland

PD Dr. med. Lukas Hechelhammer
Netzwerk Radiologie, Klinik für Radiologie und Nuklearmedizin, Kantonsspital St. Gallen, St. Gallen, Schweiz

PD Dr. med., EBIR Adrian Kobe
Institut für Diagnostische und Interventionelle Radiologie, Universitätsspital Zürich, Zürich, Schweiz

Prof. Dr. med., MPH Rahel A. Kubik-Huch
Institut für Radiologie, Kantonsspital Baden, Baden, Schweiz

Prof. Dr. med. Michael Lell
Institut für Radiologie, Neuroradiologie und Nuklearmedizin, Klinikum Nürnberg/ Paracelsus Medical University, Nürnberg, Deutschland

PD Dr. med. Sebastian Leschka
Netzwerk Radiologie, Klinik für Radiologie und Nuklearmedizin, Kantonsspital St. Gallen, St. Gallen, Schweiz

Dr. sc. Dr. med. David C. Rotzinger
Service de Radiodiagnostic et Radiologie Interventionelle, Centre Hospitalier Universitaire Vaudois et Université de Lausanne, Lausanne, Schweiz

Medina Serifovic
Institut für Diagnostische und Interventionelle Radiologie, Universitätsspital Zürich, Zürich, Schweiz

Prof. Dr. med. Michael Uder
Radiologisches Institut, Universitätsklinikum Erlangen, Erlangen, Deutschland

Dr. med. Stephan Wälti
Netzwerk Radiologie, Klinik für Radiologie und Nuklearmedizin, Ostschweizer Kinderspital, St. Gallen, Schweiz

Dr. med. Andreas Zabel
Netzwerk Radiologie, Klinik für Radiologie und Nuklearmedizin, Kantonsspital St. Gallen, St. Gallen, Schweiz

Abkürzungsverzeichnis

3D	3-dimensional
AEC	automatische Expositionskontrolle (engl. «automatic exposure control»)
ALARA	engl. »as low as reasonably achievable«
ALP	arterielle Leberperfusion
AS	Agatston-Score
$BaSO_4$	Bariumsulfat
BF	Blutfluss
BMI	Body-Mass-Index
BV	Blutvolumen
C	Kollimation
CA-AKI	Kontrastmittel-assoziierte Nephropathie
CdTe	Cadmium-Tellurid
CsI	Caesium-Iodid
CT	Computertomographie
$CTDI_{vol}$	Volume Computed Tomography Dose Index
CTA	CT-Angiographie
CZT	Cadmium-Zink-Tellurid
d'	*engl. »detectability index«*
DECT	Dual-Energy CT
DLP	Dosis-Längen-Produkt
E_{eff}	effektive Dosis
EKG	Elektrokardiogramm
ESUR	European Society of Urogenital Radiology
FBP	gefilterte Rückprojektion (engl. »filtered back projection«)
FFR	fraktionelle Flussreserve
FOV	Field of View
Gd_2O_2S	Gadolinium-Oxysulfid
GFR	glomeruläre Filtrationsrate
Gy	Gray
HALT	hypodense Verdickung der Herzklappenprothesen-Leaflets (engl. «hypo-attenuated leaflet thickening»)
HE/HU	Hounsfield-Einheiten (engl. „Hounsfield units“)
H_T	Organ-Äquivalentdosis
I	*Röntgenintensitätswert*
INR	International Normalized Ratio (standardisiertes Verfahren zur Prüfung des extrinsischen Systems der Blutgerinnung)
IR	iterative Rekonstruktion
IRF	engl. »impulse residue function«
keV	Kiloelektronenvolt
KHK	koronare Herzkrankheit
KM	Kontrastmittel
kVp	Röhrenspannung
μ	Röntgenabsorptionskoeffizient
LAA	linkes Vorhofohr (engl. «left atrial appendage»)
LNT	lineare Dosis-Effekt-Beziehung (engl. «linear-no-threshold model«)
mA	Röhrenstrom
mAs	Röhrenstrom-Zeit-Produkt
MinIP	Minimumintensitäts-Projektion
MPR	multiplanare Reformation
MIP	Maximumintensitäts-Projektion
MRT	Magnetresonanztomographie
MS	Massen-Score (bei der Koronarkalkquantifizierung)
MTR	Medizinische Technolog/-innen für Radiologie
MTT	mittlere Transitzeit des Blutes (engl. «mean transit time»)
NaCl	Natriumchlorid
NSF	nephrogene systemische Fibrose
OAK	orale Antikoagulanzien
p	Pitch
PCD-CT	Photon-Counting-Detektor-CT
PLP	portalvenöse Leberperfusion

PMMA	Polymethylmethacrylat
PS	*Kapillarpermeabilität (engl.* «permeability surface area product»)
PVK	peripherer Venenkatheter
p_{vol}	Volumenpitch
RELM	eingeschränkte Beweglichkeit der Herzklappenprothesen-Leaflets (engl. «reduced leaflet motion»)
RFA	Radiofrequenzablation
RI	Rekonstruktionsinkrement
RR-Intervall	Intervall zwischen zwei aufeinanderfolgenden R-Zacken des Elektrokardiogramms
σ	Rauschen
SSDE	Size Specific Dose Estimate
Si	Silizium
Sn	Zinn
ST	Schichtdicke
Sv	Sievert
TAVI/TAVR	Transkatheter-Aortenklappenersatz (engl. «transcatheter aortic valve implantation/replacement»)
TF	Tischvorschub
US	Ultraschall
VMI	virtuell monoenergetische Bilder (engl. «virtual monoenergetic images»)
VNC	virtuell native Bilder (engl. «virtual non-contrast images»)
VNI	virtuelle non-Iod-Bilder (engl. «virtual non-iodine images»)
VR	Volume Rendering
VS	Volumen-Score (bei der Koronarkalkquantifizierung)
$W_{P.E.}$	Wahrscheinlichkeit des Photoeffekts
w_T	organspezifischer Wichtungsfaktor
Z	Ordnungszahl eines Elementes
ZnSe	Zink-Selenid
ZVK	zentraler Venenkatheter

Aufbau, Physik und Bildgeneration in der Computertomographie

Computertomographie – Messprinzip, Bildrekonstruktion, Gerätetypen und Aufnahmetechniken

Thomas Flohr

Inhaltsverzeichnis

H. Alkadhi und S. Leschka (Hrsg.), *Wie funktioniert CT?*,
https://doi.org/10.1007/978-3-662-68480-1_1

1.1 Einleitung

Die Röntgen-Computertomographie wurde Anfang der siebziger Jahre des vergangenen Jahrhunderts in die klinische Praxis eingeführt. Ihr Entwickler, Sir Godfrey Hounsfield, erhielt dafür 1979 den Nobelpreis für Medizin.

Konventionelle Röntgen-Durchleuchtungsaufnahmen stellen immer Überlagerungsbilder aller durchstrahlten Strukturen dar mit nur geringer Auflösung von Weichteilkontrasten. Sie eignen sich deshalb im Wesentlichen für die Abbildung von Objekten mit hohem Kontrast wie Knochen. Mit der Computertomographie (CT) dagegen können überlagerungsfreie Schichtbilder der Anatomie des Patienten erzeugt werden. Auch kleine Dichteunterschiede, z. B. zwischen unterschiedlichen Weichgewebetypen, werden deutlich wiedergegeben. Die CT hat sich deshalb rasch verbreitet und weiterentwickelt. Sie stellt heute ein unverzichtbares Routine-Diagnoseinstrument für den Radiologen dar.

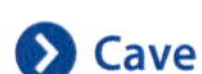

Konventionelle Röntgen-Durchleuchtungsaufnahmen liefern Überlagerungsbilder aller durchstrahlten Strukturen mit geringer Dichteauflösung.
CT-Aufnahmen liefern überlagerungsfreie Schichtbilder der Anatomie mit guter Dichteauflösung.

1.2 Messprinzip

In der CT bestimmt man die Röntgen-Absorptionskoeffizienten in einer Matrix von gleich großen Volumenelementen, den sog. *Voxeln,* innerhalb einer durchstrahlten Schicht des Patienten. Die typische Schichtdicke beträgt 0,5 bis 5 mm, wobei mit neueren Geräten inzwischen auch dünnere Schichten realisiert werden können. Der mittlere Röntgen-Absorptionskoeffizient μ innerhalb eines Voxels wird in einen Grauwert übersetzt, der im betreffenden *Pixel* des zweidimensionalen CT-Bildes dargestellt wird. Typischerweise besteht ein CT-Bild aus 512 × 512 Pixeln, jedes mit einer Größe von 0,2 × 0,2 mm² bis etwa 1 × 1 mm². Das entspricht einem Bildfeld von 100 mm bis etwa 500 mm Durchmesser (Abb. 1.1).

Zur Bestimmung der lokalen Röntgen-Absorptionskoeffizienten μ misst man die Röntgenschwächung des Patienten

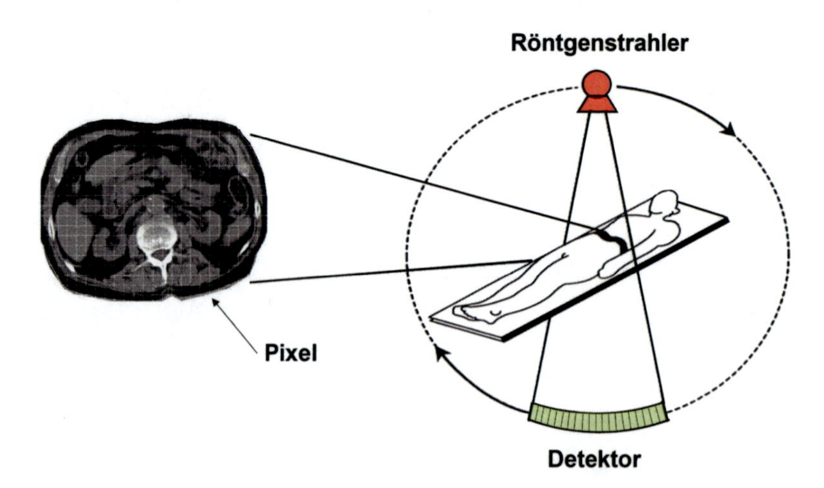

Abb. 1.1 In einem CT-Bild werden die lokalen Röntgenabsorptionskoeffizienten einer durchstrahlten Schicht des Patienten in einer Matrix von Pixeln dargestellt

entlang dünner Nadelstrahlen aus vielen verschiedenen Richtungen innerhalb der gewünschten Schichtebene. Ein Detektor zeichnet die geschwächte Intensität I jedes Nadelstrahls auf, nachdem er den Körper des Patienten durchquert hat. Jedes Objekt auf dem Weg des Röntgenstrahls reduziert dessen Intensität. Diese folgt dem exponentiellen Schwächungsgesetz, das bei Annahme eines homogenen Objektes aus einer einzigen schwächenden Substanz (z. B. eines Wasserzylinders) mit Absorptionskoeffizient μ folgendermaßen lautet:

$$I = I_0 \cdot e^{-\mu \cdot d}$$

d ist die durchstrahlte Weglänge des Objekts. I_0 ist die Intensität des ungeschwächten Röntgenstrahls.

Die gemessenen Intensitätswerte I werden auf die Intensität des ungeschwächten Strahls I_0 normiert, um Unterschiede der Röntgenintensität z. B durch verschiedene Röhrenstrom-Einstellungen (verschiedene mAs-Werte) zu eliminieren. Danach wird der negative Logarithmus der normierten Intensitätswerte I / I_0 gebildet. Im einfachen Fall eines homogenen Objektes lautet das Ergebnis:

$$f = \mu \cdot d$$

Für ein inhomogenes Objekt erhält man stattdessen:

$$f = \int \mu(r) dr$$

Mathematisch ausgedrückt ist jeder Messwert f in der CT das „Linienintegral" der Röntgen-Absorptionskoeffizienten μ(r) entlang des Weges r des Röntgenstrahls.

Am einfachsten lässt sich das Messprinzip anhand eines sog. Translations-Rotations-Scanners erläutern. Dem Röntgenstrahler, der einen Nadelstrahl aussendet, steht ein einzelnes Detektorelement gegenüber (◘ Abb. 1.2). Diese Anordnung nimmt nacheinander die einzelnen Messwerte auf, wobei Detektor und Strahler nach jeder Messung etwas verschoben werden („Translation"). Auf diese Weise erhält man das Profil der Schwächungswerte des Patienten aus einer bestimmten Winkelrichtung. Dieses Schwächungsprofil wird auch „Projektion" genannt. Nach der Aufnahme einer Projektion wird die gesamte Anordnung um einen kleinen Winkel gedreht, und die Messung beginnt von neuem. So erhält man schließlich die Schwächungsprofile des Patienten aus vielen verschiedenen Winkelrichtungen innerhalb eines vollen Umlaufs des Messsystems. Moderne CT-Geräte nehmen etwa 700–900 Messwerte pro Projektion und etwa 1000 Projektionen pro Umlauf auf.

Anders als beim konventionellen Röntgen muss aus diesem Satz von Messdaten – dem sog. Sinogramm – erst durch mathematische Berechnungsmethoden das zweidimensionale Schichtbild „rekonstruiert" werden.

Wichtig

In CT-Bildern werden die lokalen Röntgen-Absorptionskoeffizienten in der durchstrahlten Schicht dargestellt.
Die Messwerte in der CT sind die Linienintegrale der Röntgen-Absorptionskoeffizienten auf dem Weg der Röntgenstrahlen. Benachbarte Messwerte aus der

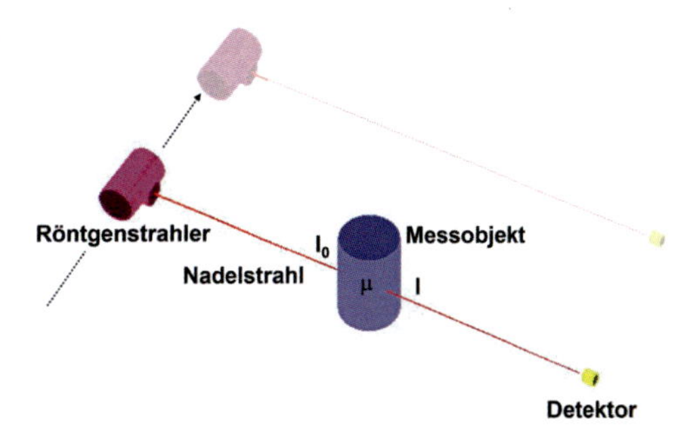

◘ **Abb. 1.2** Translations-Rotations-Scanner der ersten Generation. Der Röntgenstrahler sendet einen Nadelstrahl aus, dessen geschwächte Intensität nach Durchdringen des Messobjekts von einem Detektor registriert wird. Die einzelnen Messwerte werden sequenziell aufgenommen, wobei Detektor und Strahler nach jeder Messung etwas verschoben werden („Translation"). Anschließend wird die Anordnung um einen kleinen Winkel gedreht („Rotation"), und der Messvorgang beginnt von Neuem

gleichen Winkelposition des Messsystems sind eine Projektion. Eine Projektion hat 700–900 Messwerte, während eines Umlaufs werden etwa 1000 Projektionen aufgenommen.

1.3 Bildrekonstruktion

1.3.1 Faltungs-Rückprojektions-Rekonstruktion

Die einfachste Möglichkeit, aus den gemessenen Projektionen – den Schwächungsprofilen des Untersuchungsobjekts aus verschiedenen Winkelrichtungen – ein Bild zu erzeugen, besteht in einer Rückprojektion der Schwächungsprofile. Dabei werden die Messwerte entlang der Richtung, aus der sie aufgenommen wurden, ins Bild übertragen. Dem Weg jedes Messstrahls durch das Untersuchungsobjekt entspricht eine Linie im CT-Bild. Der CT-Wert jedes Pixels auf dieser Linie wird um den Messwert f des Messstrahls erhöht. Hat man diesen Vorgang für alle Projektionen aus allen Winkelrichtungen wiederholt, erhält man ein Abbild des Objekts – allerdings unscharf und verwaschen (◘ Abb. 1.3). Diese einfache Rückprojektion war die Grundlage der sog. Verwischungstomographie.

Um die ursprünglich scharfen Objektkanten wiederherzustellen und überlagerungsfreie Bilder zu erzeugen, müssen die Schwächungsprofile vor der Rückprojektion einer Hochpassfilterung unterzogen werden, die sich mathematisch als Faltung mit einem Faltungskern darstellen lässt. Nach der Faltung haben die Projektionen Unterschwinger (◘ Abb. 1.4).

Diese heben sich bei der anschließenden Rückprojektion gerade gegenseitig auf, sodass das Objekt nun abbildungstreu und scharf dargestellt wird (◘ Abb. 1.5). Auf dieser Faltungs-Rückprojektions-Rekonstruktion beruht bis heute die Bilderzeugung aller CT-Geräte.

Die Wahl des Faltungskerns ist eine wesentliche Stellgröße, mit der der Radiologe den Bildeindruck des rekonstruierten Bildes verändern kann.

„Scharfe" Faltungskerne erzeugen CT-Bilder mit hoher Bildschärfe, in denen Kanten und kleine Details sehr trennscharf

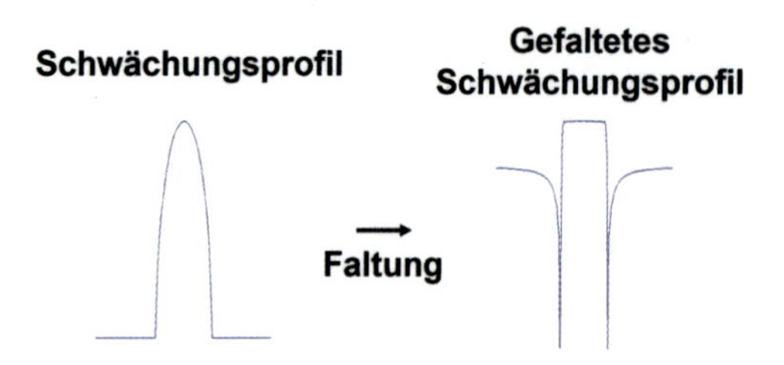

◘ **Abb. 1.4** Um scharfe CT-Bilder zu erhalten, müssen die Schwächungsprofile vor der Rückprojektion einer Hochpassfilterung unterzogen werden (Faltung)

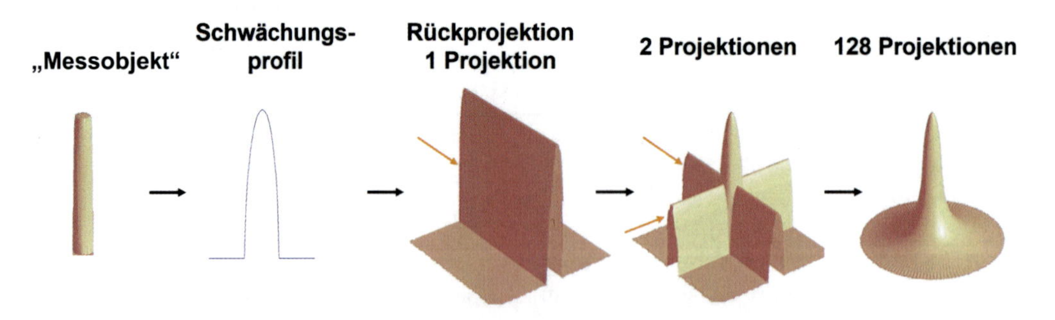

◘ **Abb. 1.3** Rückprojektion der gemessenen Schwächungsprofile. Man erhält ein unscharfes Bild des Messobjekts

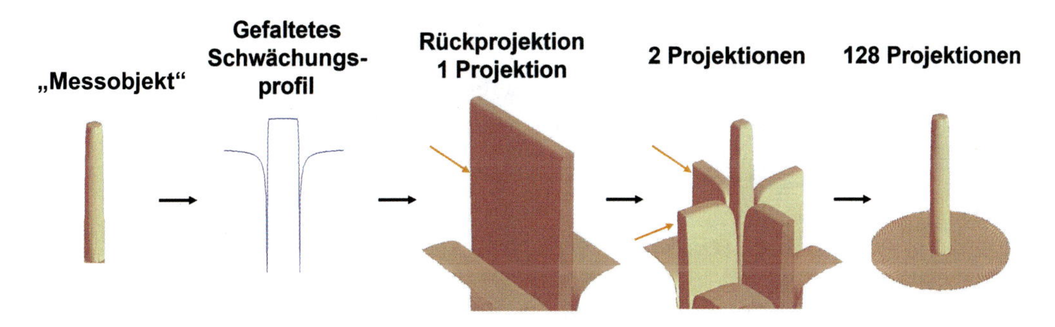

Abb. 1.5 Rückprojektion der gefalteten Schwächungsprofile. Man erhält ein getreues Bild des Messobjekts

abgebildet sind, allerdings um den Preis hohen Bildrauschens. Diese Faltungskerne, die in medizinischen CT-Geräten mit Namen wie „edge“ oder „sharp“ oder auch mit Buchstabenkürzeln wie „B70“ oder „Br72“ bezeichnet sind, eignen sich am besten für die Darstellung von Knochen oder anderen Hochkontrastobjekten, wie z. B. die Lunge. „Weiche“ Faltungskerne erzeugen CT-Bilder mit geringerer Bildschärfe und dadurch reduzierter Trennschärfe kleiner Details, aber auch mit geringerem Bildrauschen. Dadurch sind sie prädestiniert für die Darstellung feiner Dichteunterschiede in eher großflächigen Strukturen, die bei der Wahl eines scharfen Faltungskerns im Bildrauschen untergehen könnten. Solche kleinen Dichteunterschiede sind bei Aufnahmen von Weichteilorganen bedeutsam, z. B. bei der Befundung von Leberläsionen. Weiche Faltungskerne werden mit Namen wie „soft“, „smooth“ oder auch mit Kürzeln wie „B30“ oder „Br36“ bezeichnet.

Eine generelle Regel in der CT-Bildgebung ist die direkte Kopplung von Bildschärfe und Bildrauschen – bei vorgegebener Strahlendosis wird höhere Bildschärfe immer mit höherem Bildrauschen erkauft. Die Wahl des richtigen Faltungskerns mit dem bestmöglichen Kompromiss zwischen Bildschärfe und Bildrauschen für eine bestimmte diagnostische Aufgabe ist deshalb sehr wichtig.

Will man bei höherer Bildschärfe das Bildrauschen reduzieren, muss die Strahlendosis erhöht werden. Dabei gilt folgende Faustregel: Eine Verdopplung der räumlichen Auflösung in der Bildebene muss bei gleichbleibendem Bildrauschen mit einer Verachtfachung der Dosis erkauft werden. Dies ist in der Praxis kaum durchführbar – wirkliche Hochauflösungsdarstellungen beschränken sich daher in der Regel auf Knochen- und Lungenaufnahmen, bei denen das Bildrauschen nur eine untergeordnete Rollte spielt. Hier sind neuere Techniken zur Rauschreduktion in CT-Bildern hilfreich, etwa die inzwischen weit verbreitete iterative Rekonstruktion.

1.3.2 Iterative Rekonstruktion und andere Verfahren

Ziel der iterativen Rekonstruktion ist einerseits die Beseitigung von Bildartefakten, z. B. an Knochenstrukturen, andererseits eine Verringerung des Bildrauschens bei gegebener Strahlendosis ohne deutlichen Verlust an Bildschärfe, um so möglicherweise die Strahlendosis für den Patienten reduzieren zu können. Bei der iterativen Rekonstruktion wird eine Korrekturschleife in die Bildrekonstruktion eingeführt. Nachdem ein Bild aus den gemessenen Projektionen z. B. mittels Faltungs-Rückprojektions-Rekonstruktion rekonstruiert wurde, werden daraus synthetische Projektionen berechnet. Bei der sog. «modellbasierten» iterativen Rekonstruktion geschieht dies unter genauer Berücksichtigung der physikalischen Eigenschaften von Detektor und Röntgenstrahler. Die Abweichung zwischen gemessenen und berechneten Projektionen wird verwendet, um daraus ein Korrekturbild zu rekonstruieren und das Originalbild damit zu aktualisieren. Dieser Vorgang wird in einer iterativen Schleife mehrmals wiederholt. Bei jeder Aktualisierung des Bildes werden nichtlineare Bildverarbeitungsalgorithmen eingesetzt. Sie erhalten oder verbessern die räumliche Auflösung an höheren Objektkontrasten und reduzieren das Bildrauschen in kontrastarmen Bereichen. Diese sog. Regularisierung ist verantwortlich für die rauschreduzierenden Eigenschaften einer iterativen Rekonstruktion (◘ Abb. 1.6). Die wiederholte Berechnung von Korrekturprojektionen beseitigt Bildartefakte, weil die Faltungs-Rückprojektions-Rekonstruktion für Mehrschicht-CT Geräte nicht exakt ist.

Herstellerspezifisch sind auch modifizierte Ansätze verbreitet, die z. T. auf die Berechnung von Korrekturprojektionen verzichten und mit iterativ eingesetzten Bildverarbeitungsalgorithmen auf eine reine Rauschreduktion in den CT-Bildern abzielen. Daneben sind weitere Verfahren zur Reduktion des Bildrauschens in CT-Bildern mit möglichst geringem Verlust an Bildschärfe und Bildinformation in Entwicklung, die auf lernbasierten Ansätzen beruhen – das System «lernt» anhand von Trainingsdaten, wie ein verrauschtes CT-Bild bei höherer Strahlendosis aussehen sollte, und wendet dies dann auf unbekannte CT-Bilder an.

Das tatsächliche Dosisreduktionspotenzial einer iterativen Rekonstruktion (oder anderer Verfahren zur Rauschreduktion in CT-Bildern) lässt sich nicht allein aus der Verringerung des Bildrauschens ableiten – typische Niedrigkontrastobjekte, wie z. B. Leberläsionen, müssen auch bei verringerter Strahlendosis erkennbar bleiben.

Wichtig

CT-Bilder werden durch eine Faltungs-Rückprojektions-Rekonstruktion aus den gemessenen Projektionen berechnet.

Die Wahl des Faltungskerns beeinflusst Bildschärfe und Bildrauschen der CT-Bilder.

Bei gleichbleibender Strahlendosis wird höhere Bildschärfe immer mit höherem Bildrauschen erkauft.

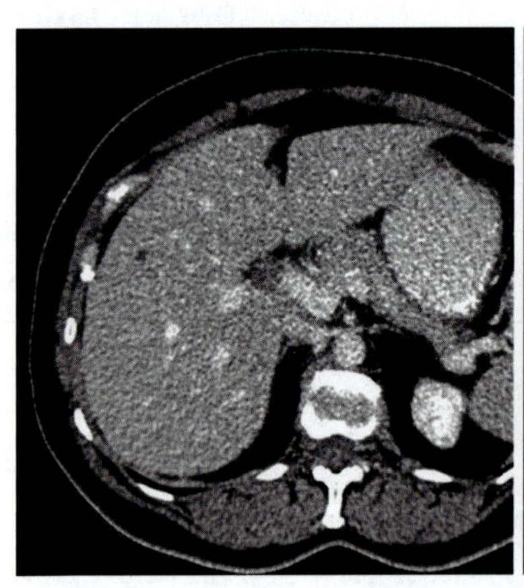
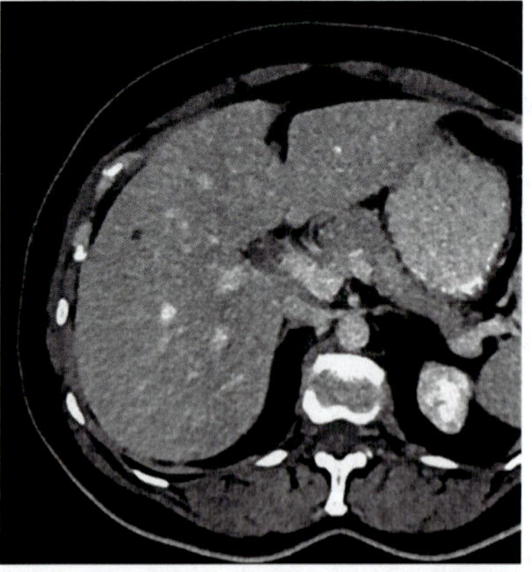

◘ **Abb. 1.6** Darstellung einer CT-Leberaufnahme mit Faltungs-Rückprojektions-Rekonstruktion (links) und iterativer Rekonstruktion (rechts). Beachte das reduzierte Bildrauschen bei weitgehend erhaltener Bildschärfe

Iterative Rekonstruktion verringert das Bildrauschen bei weitgehend erhaltener Bildschärfe und ermöglicht so die Reduktion der Strahlendosis.
Der Umfang der Dosisreduktion hängt von der Art der Untersuchung und vom verwendeten iterativen Rekonstruktionsverfahren ab.

1.4 Darstellung der Röntgen-Absorptionskoeffizienten im CT-Bild

Die lokalen Röntgen-Absorptionskoeffizienten μ in jedem Pixel des zweidimensionalen CT-Bildes werden gemäß folgender Skalierung in Grauwerte (CT-Werte) umgesetzt, die in Hounsfield-Einheiten (HU) gemessen werden:

$$CT\ Wert = 1000 \cdot (\frac{\mu - \mu_w}{\mu_w}) \quad (in\ HU)$$

$\mu_w \approx 0{,}192$/cm ist der Röntgen-Absorptionskoeffizient von Wasser.

CT-Bilder sind also so skaliert, dass Wasser – unabhängig vom Röntgenspektrum – immer den CT-Wert 0 HU hat. Luft hat – wie sich aus obiger Gleichung mit $\mu = 0$ leicht ableiten lässt – den CT-Wert −1000 HU. Lunge hat aufgrund des hohen Luftanteils negative CT-Werte im Bereich −700 bis −950 HU, Fett liegt bei etwa –100 HU, Muskelgewebe liegt im positiven Bereich um 50 HU, und Knochen kann schließlich sehr hohe CT-Werte bis zu 2000 HU erreichen (◘ Abb. 1.7). Die CT-Werte menschlicher Gewebe hängen vom verwendeten Röntgenspektrum ab und können z. B. bei einer Spannung der Röntgenröhre von 80 kV anders als bei 120 kV sein.

Die CT-Werte-Skala eines CT-Bildes erstreckt sich von −1024 HU bis 3071 HU. Das menschliche Auge wäre nicht in der Lage, diese 4096 Grauwerte bei gleichzeitiger Darstellung visuell zu unterscheiden. Deshalb wird – je nach klinischer Anwendung – ein kleinerer Bereich dieser CT-Werte herausgegriffen und auf die verfügbaren Grauwerte des Darstellungsmediums (Bildschirm, Film)

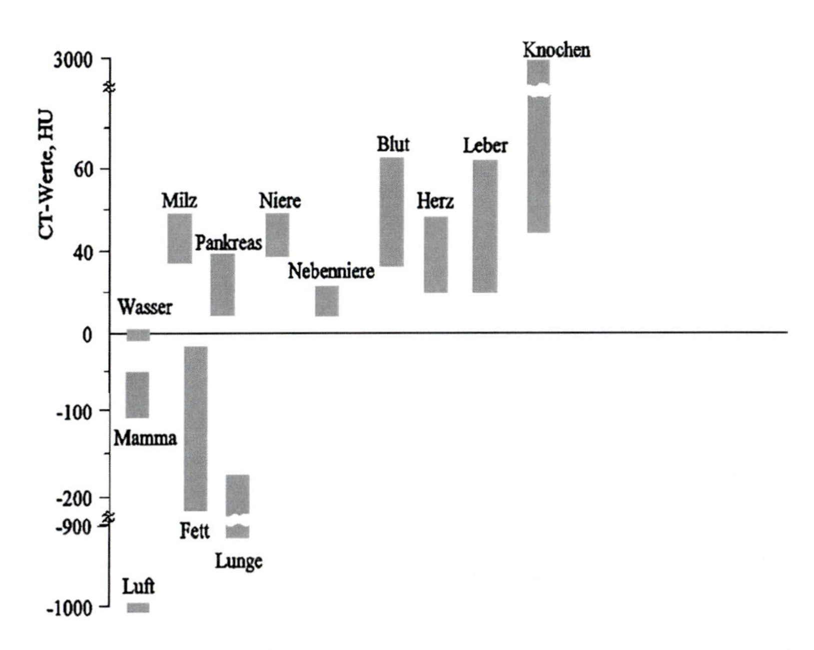

◘ **Abb. 1.7** CT-Werte (in Hounsfield-Einheiten HU) verschiedener Materialien und Organe. Die Skala ist so geeicht, dass Wasser immer 0 HU hat. Je höher der CT-Wert ist, desto heller erscheint der Pixel im CT-Bild

gespreizt – das nennt man Fenstereinstellung (◘ Abb. 1.8). Alle CT-Werte, die höher sind als die obere Grenze des Fensters, erscheinen im CT-Bild weiß, alle CT-Werte, die kleiner sind als die untere Grenze des Fensters, erscheinen im CT-Bild schwarz. CT-Bilder mit einem sehr weiten Bereich von CT-Werten, z. B. Thoraxaufnahmen, sollten immer mit verschiedenen Fenstereinstellungen betrachtet werden, um die gesamte diagnostische Information zu erhalten (◘ Abb. 1.9).

CT-Werte in HU
3000
Beispiele:
Gehirnfenster: C= 40 HU, W= 80 HU
Mediastinumfenster: C= 40 HU, W= 450 HU
Lungenfenster: C= -700 HU, W= 1500 HU
Knochenfenster: C= 300 HU, W= 2000 HU
Graustufen
C+W/2
Fensterbreite W
0
Fenstermitte C
C-W/2
-1000

◘ **Abb. 1.8** Schematische Darstellung der Fensterung von CT-Bildern. Die CT-Werte innerhalb des gewählten Fensters von C−W/2 bis C+W/2 werden auf die Grauwerte des Darstellungsmediums gespreizt

Wichtig

In CT-Bildern werden die Röntgen-Absorptionskoeffizienten in Hounsfield-Einheiten (HU) dargestellt.

Die Skala ist so geeicht, dass Wasser immer 0 HU und Luft immer −1000 HU hat.

Die CT-Werte menschlicher Gewebe dagegen hängen vom verwendeten Röntgenspektrum ab.

Fett liegt bei etwa −100 HU, Muskelgewebe bei etwa 50–100 HU, Knochen bei bis zu 2000 HU.

Je höher der CT-Wert ist, desto heller ist der entsprechende Bildpixel.

1.5 Die verschiedenen Generationen von CT-Scannern

In den vergangenen fünf Jahrzehnten hat sich die CT rasant entwickelt.

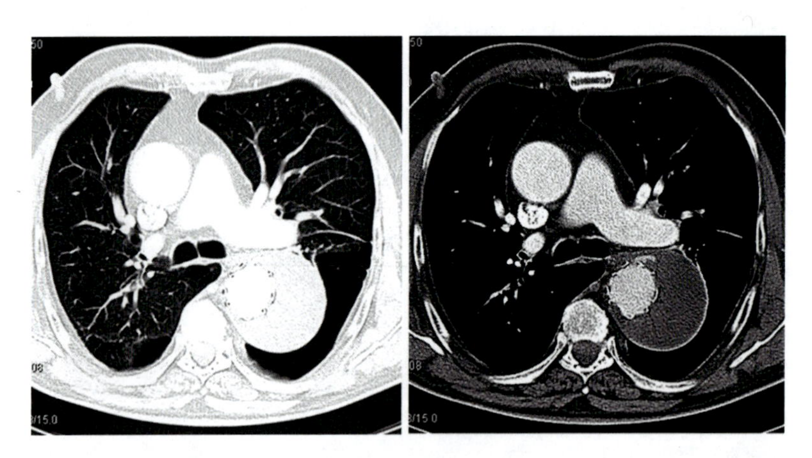

◘ **Abb. 1.9** Darstellung einer Thoraxaufnahme im Lungenfenster (links, Fenstermitte −700 HU, Fensterbreite 1000 HU) und im Mediastinumfenster (rechts, Fenstermitte 40 HU, Fensterbreite 450 HU). Im Mediastinumfenster erscheint die Lunge schwarz, weil ihre CT-Werte kleiner sind als die untere Fenstergrenze bei −185 HU

Das erste medizinische CT-Gerät, Hounsfields Kopfscanner EMI Mark I von 1972, verwendete einen dünnen Nadelstrahl und ein Detektorpaar, das gleichzeitig zwei benachbarte Schichten des Patienten abtastete – dieses Geräteprinzip wird heute als erste Generation bezeichnet. Die Messwerte einer Projektion wurden sequenziell aufgenommen, durch lineare Verschiebung von Röntgenstrahler und Detektor. Danach folgte eine Rotation des Messsystems um einen kleinen Winkel, und der Messvorgang begann von neuem. ◘ Abb. 1.10 zeigt den 1974 eingeführten Kopfscanner Siemens SIRETOM 1, der ähnlich aufgebaut war wie der EMI Mark I. Die Aufnahmezeit für eine Doppelschicht betrug etwa 7 min, das Bild wurde mit einer Matrix von 80 × 80 Pixeln dargestellt. Das Messfeld hatte einen Durchmesser von 25 cm, die räumliche Auflösung betrug etwa 1,3 mm (4 Linienpaare pro cm).

Die nächste, zweite Generation von CT-Geräten basierte auf dem gleichen Translations-Rotations-Prinzip, anstelle eines einzelnen Detektors wurde aber bereits ein Fächerdetektor mit etwa 30 Detektorelementen eingesetzt, der einen Fächerwinkel von etwa 10° abdeckte. Dadurch konnte die Aufnahmezeit auf etwa 18 s pro Schicht verringert werden. Allerdings waren die CT-Geräte der zweiten Generation wieder Einzelschichtsysteme. Mehrere Detektoren in Patientenlängsrichtung, wie sie die erste Generation von CT-Geräten aufwies, wurden erst wieder mit der breiten klinischen Einführung der Mehrschicht-CT in den neunziger Jahren verwendet.

Heutzutage gebräuchlich sind CT-Geräte der dritten Generation, in denen der Röntgenstrahler und der Detektor gemeinsam um den Patienten rotieren. Der Fächerwinkel des Detektors ist mit 45–55° groß genug, um ein Messfeld von etwa 50 cm Durchmesser abzudecken – eine Projektion muss so nicht mehr länger aus Einzelmessungen sequenziell aufgebaut werden, sondern kann gleichzeitig von den etwa 700–900 Detektorelementen im Fächer aufgenommen werden. Auf diese Weise ließ sich die Rotationszeit und damit die Messzeit pro Schicht auf Werte von deutlich weniger als eine Sekunde verringern – im Jahr 2020 wies der schnellste CT-Scanner eine Rotationszeit von 0,25 s auf. Die räumliche Auflösung moderner CT-Geräte beträgt heute etwa 0,3–0,4 mm in allen Raumrichtungen, wobei für ultra-hochauflösende Abbildungen inzwischen auch 0,2 mm erreicht werden. ◘ Abb. 1.11 zeigt einen Blick in einen Mehrschicht-CT-Scanner der dritten Generation.

Zeitweise verwendet wurden auch CT-Geräte der vierten Generation, in denen sich nur der Röntgenstrahler um den Patienten dreht. Der Detektor ist stationär und überdeckt den vollen Umfang der Gan-

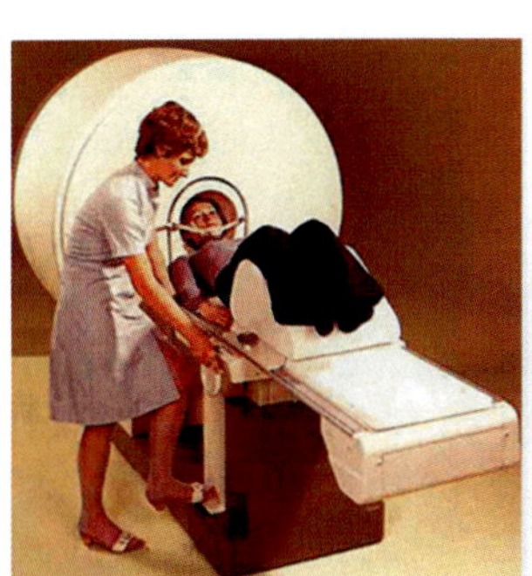
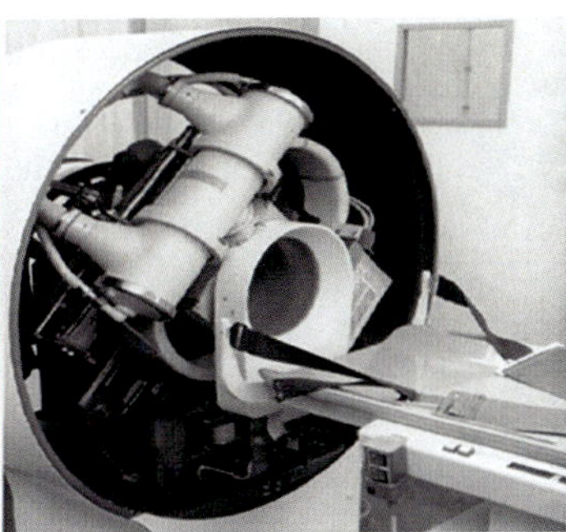
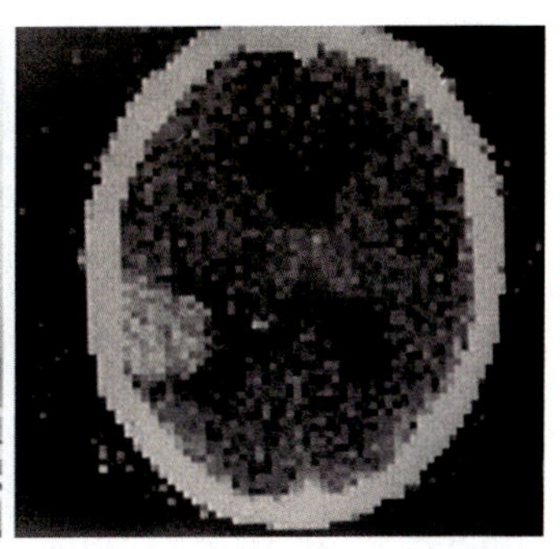

◘ **Abb. 1.10** Ein CT-Scanner der ersten Generation, der Kopfscanner Siemens SIRETOM 1, mit einem typischen CT-Bild aus dieser Zeit (Bildmatrix 80 × 80 Pixel)

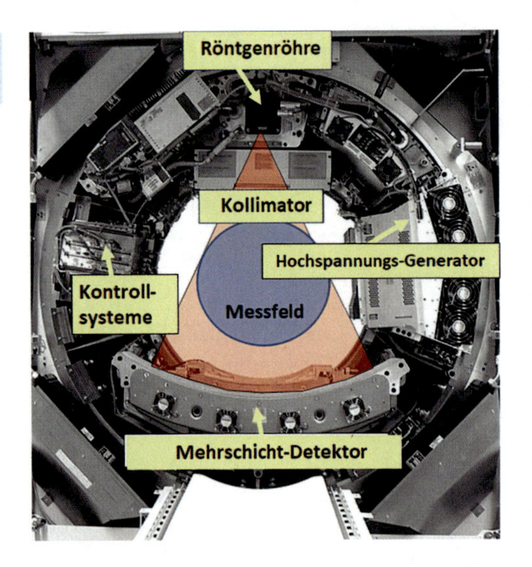

Abb. 1.11 Blick in einen Mehrschicht-CT-Scanner der dritten Generation. Der Detektor des abgebildeten Gerätes kann in jeder Projektion 64 Schichten mit etwa 800 Messwerten pro Schicht aufnehmen. Pro Rotation werden mehr als 1000 Projektionen gemessen, die Rotationszeit beträgt 0,28 s

try. Aufgrund der hohen Kosten – durch die große Anzahl von Detektorelementen – und inhärenten Bildqualitätsproblemen – bedingt z. B. durch fehlende Möglichkeiten zur Streustrahlunterdrückung – wurde dieses Geräteprinzip jedoch aufgegeben.

> Moderne CT-Scanner sind CT-Geräte der dritten Generation, in denen ein Röntgenstrahler und ein Fächerdetektor mit 700–900 Detektorelementen pro Schicht gemeinsam um den Patienten rotieren.

1.6 Spiral-CT

Ein wesentlicher Entwicklungsschritt der CT war die Einführung der Spiral-CT in den frühen neunziger Jahren des vergangenen Jahrhunderts. Bis dahin musste das Untersuchungsgebiet durch die sequenzielle Aufnahme einzelner axialer Schichten abgedeckt werden. Während der Aufnahme der Einzelschichten stand der Patiententisch still, zwischen den Aufnahmen wurde er von einer Schichtposition zur nächsten bewegt. Dies führte zu langen Untersuchungszeiten, die die Aufnahme ganzer Organe wie Lunge oder Leber sehr erschwerten. Außerdem wurden anatomische Details, die sich zwischen zwei Schichtaufnahmen durch Patientenbewegung, Atmung oder Herzschlag aus der Schicht bewegten, möglicherweise gar nicht oder doppelt registriert.

Bei der Spiral-CT wird der Patiententisch kontinuierlich vorgeschoben, und es werden bei dauernder Rotation der Gantry kontinuierlich Messdaten erfasst.

Auf diese Weise können Volumendaten ohne die Gefahr der Fehl- oder Doppelregistrierung anatomischer Strukturen aufgenommen werden. Bilder lassen sich an beliebigen Positionen rekonstruieren. Durch überlappende Bildrekonstruktion – mit einem Schichtinkrement kleiner als die Schichtdicke – erhöht sich die räumliche Auflösung in Patientenlängsrichtung, und die Qualität dreidimensionaler Bildnachverarbeitungen verbessert sich.

Ein wichtiger Parameter in der Spiral-CT ist der Pitch p. Er ist definiert als $p=$ Tischvorschub pro Gantry-Umdrehung/Breite des Strahlenfächers in Patientenlängsrichtung im Drehzentrum des Systems.

Diese Definition gilt für die Einzelschicht-CT und für die Mehrschicht-CT (siehe unten). In der Einzelschicht-CT ist die Breite des Strahlenfächers in Patientenlängsrichtung die kollimierte (eingeblendete) Schichtdicke. Für ein CT-Gerät mit z. B. 5 mm kollimierter Schichtdicke[1] und einem Tischvorschub von 6,25 mm pro Umdrehung beträgt der Pitch $p=6{,}25/5=1{,}25$. In der Mehrschicht-CT

1 Alle Angaben zu Schichtdicken und kollimierten Detektorbreiten beziehen sich auf das Drehzentrum des CT-Gerätes.

ist die Gesamtbreite aller kollimierten Detektorzeilen einzusetzen. Für ein CT-Gerät mit z. B. 64 Zeilen mit je 0,6 mm Schichtdicke ist die Breite des Strahlenfächers $64 \times 0{,}6\,\text{mm} = 38{,}4\,\text{mm}$. Bei einem Tischvorschub von 48 mm pro Umdrehung ergibt sich ein Pitch von $48/38{,}4 = 1{,}25$.

Der Pitch p gibt an, ob die Datenaufnahme überlappend ($p<1$) oder mit Lücken ($p>1$) erfolgt.

Als Folge der kontinuierlichen Tischbewegung werden bei einem Umlauf des Messsystems die Messdaten nicht in einer Ebene aufgenommen. Zur Rekonstruktion eines Bildes müssen Projektionen in der gewünschten Bildebene erzeugt werden durch Interpolation zwischen den vor und hinter der Bildebene gemessenen Daten. Durch die Spiralinterpolation entsteht aus der trapezförmigen kollimierten Schicht ein glockenförmiges Schichtempfindlichkeitsprofil. Dessen Halbwertsbreite wird als effektive Schichtdicke bezeichnet (◘ Abb. 1.12).

Die effektive Schichtdicke wächst in der Einzelschicht-Spiral-CT mit zunehmendem Pitch, dadurch verschlechtert sich die räumliche Auflösung in Patientenlängsrichtung. Außerdem nehmen die typischen Spiralartefakte an Kontrastsprüngen, z. B. Knochenkanten, zu. CT-Untersuchungen, die besonders hohe Bildqualität erfordern, werden deshalb häufig mit kleinem Pitch durchgeführt. Wenn der Röhrenstrom (der mAs-Wert) unverändert bleibt, ist das Bildrauschen unabhängig vom Pitch. Die Strahlendosis dagegen nimmt mit abnehmendem Pitch wegen der zunehmend überlappenden Abtastung zu. Um die Dosis zu reduzieren, wird deshalb bei Untersuchungen ohne besondere Herausforderungen durch Spiralartefakte oft der Pitch erhöht.

Wichtig

Die Spiral-CT ermöglicht die Aufnahme von Volumendaten ohne Fehlregistrierung anatomischer Details.

Ganze Organe lassen sich in einer Atemanhaltephase des Patienten abbilden.

Der Pitch p ist definiert als Tischvorschub pro Gantry-Umdrehung geteilt

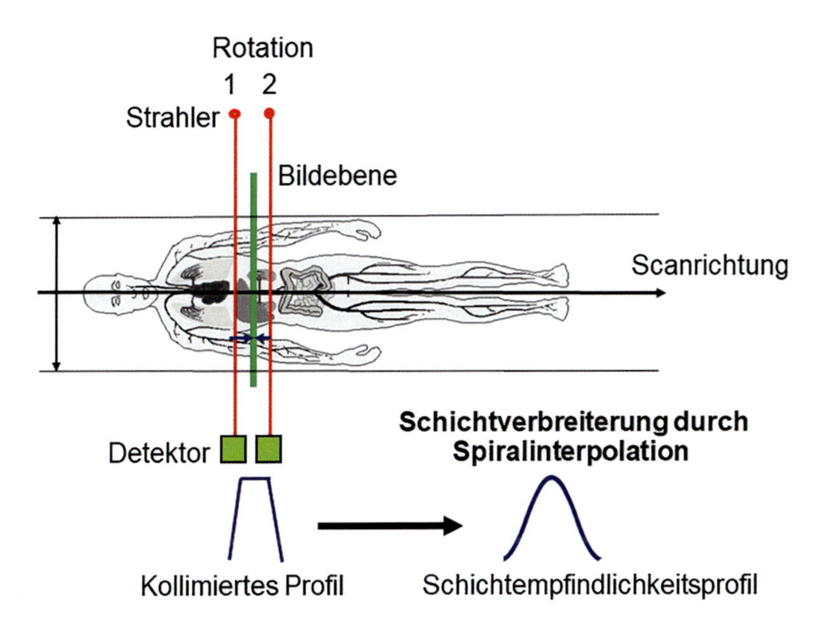

◘ **Abb. 1.12** Prinzip der Spiralinterpolation. In der gewünschten Bildebene (grün) müssen für jeden Projektionswinkel Messwerte durch Interpolation aus den vor und hinter der Bildebene in aufeinanderfolgenden Rotationen gemessenen Projektionen erzeugt werden

durch die Gesamtbreite des kollimierten Strahlenfächers in Patientenlängsrichtung im Drehzentrum des CT-Gerätes.
In der Einzelschicht-Spiral-CT nimmt die effektive Schichtdicke mit zunehmendem Pitch durch die Spiralinterpolation zu. Die Strahlendosis für den Patienten nimmt mit zunehmendem Pitch bei gleichbleibendem Röhrenstrom ab.

1.7 Mehrschicht-CT

Im Jahre 1998 wurden von verschiedenen Herstellern CT-Geräte vorgestellt, die gleichzeitig mehrere benachbarte Schichten in Patientenlängsrichtung aufnehmen konnten. Dies ermöglichte eine signifikant vergrößerte Volumenabdeckung in der gleichen Untersuchungszeit (oder alternativ verkürzte Untersuchungszeiten), verbesserte Auflösung in Patientenlängsrichtung durch die Wahl dünnerer kollimierter Schichten und eine bessere Nutzung der Röntgenröhre. Die erste Generation von 4-Schicht-CT-Geräten wurde rasch abgelöst durch Systeme mit mehr Detektorzeilen. Innerhalb von etwa 10 Jahren wurden in schneller Folge 6-, 8-, 16-, 64-, 128- und sogar 256-Schicht-CT-Geräte eingeführt (◘ Abb. 1.13). Klinischer Standard heute sind 64-Schicht-CT-Geräte. Diese rasante Entwicklung gab der CT als klinische Untersuchungsmethode neue Impulse, selbst auf Gebieten, die längst an andere Modalitäten wie MR verloren schienen.

Klinische Applikationen profitieren vielfältig von der Mehrschicht-Technologie:

- durch kürzere Untersuchungszeiten, wichtig z. B. für Trauma- und Notfallpatienten und in der Pädiatrie,
- durch größere Volumenabdeckung, wichtig z. B. für Gefäßdarstellungen (CT-Angiographien) oder kombinierte Thorax-Abdomen-Untersuchungen,
- durch verbesserte Auflösung in Patientenlängsrichtung, wichtig insbesondere bei Gefäßdarstellungen und wenn 3D-Bildnachverarbeitungsschritte geplant sind.

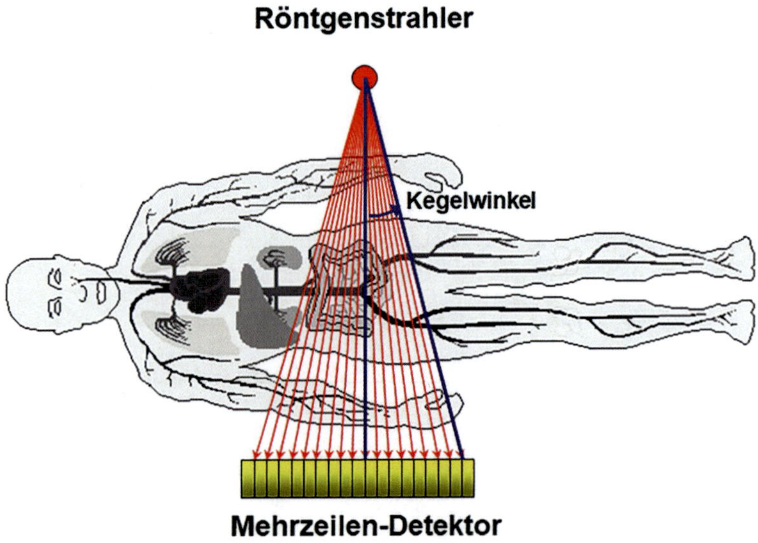

◘ **Abb. 1.13** Prinzip der Mehrschicht-CT. Mehrere, nebeneinander angeordnete Detektorzeilen nehmen gleichzeitg mehrere Schichten des Patienten auf

Die meisten Untersuchungsprotokolle nutzen je nach klinischer Anforderung eine Kombination dieser Vorteile in verschiedenen Ausprägungen. Die Einzelschicht-CT litt an einem Missverhältnis zwischen guter räumlicher Auflösung in der Schichtebene und schlechter Auflösung senkrecht dazu, bedingt durch die Wahl dicker Schichten für ausreichende Volumenabdeckung. In der Mehrschicht-CT erlaubt die nahezu isotrope, d. h. in allen drei Raumrichtungen gleiche räumliche Auflösung 3D-Volumendarstellungen in diagnostischer Qualität nicht nur für Spezialanwendungen, sondern bei Routineuntersuchungen. Geneigte multiplanare Reformatierungen (MPR) oder Maximum-Intensity-Projektionen (MIP) erreichen dabei eine der axialen Schicht gleichwertige Bildqualität (◘ Abb. 1.14).

Eine Herausforderung bei der Bildrekonstruktion mit Mehrschicht-CT-Daten ist der sog. Kegelwinkel („cone angle") der Messstrahlen. Anders als bei der Einzelschicht-CT stehen die Messstrahlen nicht senkrecht auf der Patientenlängsachse, sondern sie sind um den Kegelwinkel geneigt (◘ Abb. 1.13). Der Kegelwinkel wird größer mit zunehmender Anzahl an Detektorzeilen und kann bei CT-Geräten mit mehr als 8 Zeilen bei der Bildrekonstruktion nicht mehr ignoriert werden. Durch 3-dimensionale Rückprojektionsverfahren werden die Messstrahlen nicht wie in der Einzelschicht-CT entlang der Messlinien in eine Bildebene, sondern in ein 3-dimensionales Bildvolumen rückprojiziert. Betrachtet man eine Bildebene innerhalb dieses Bildvolumens, so tragen zu jedem Bildpixel

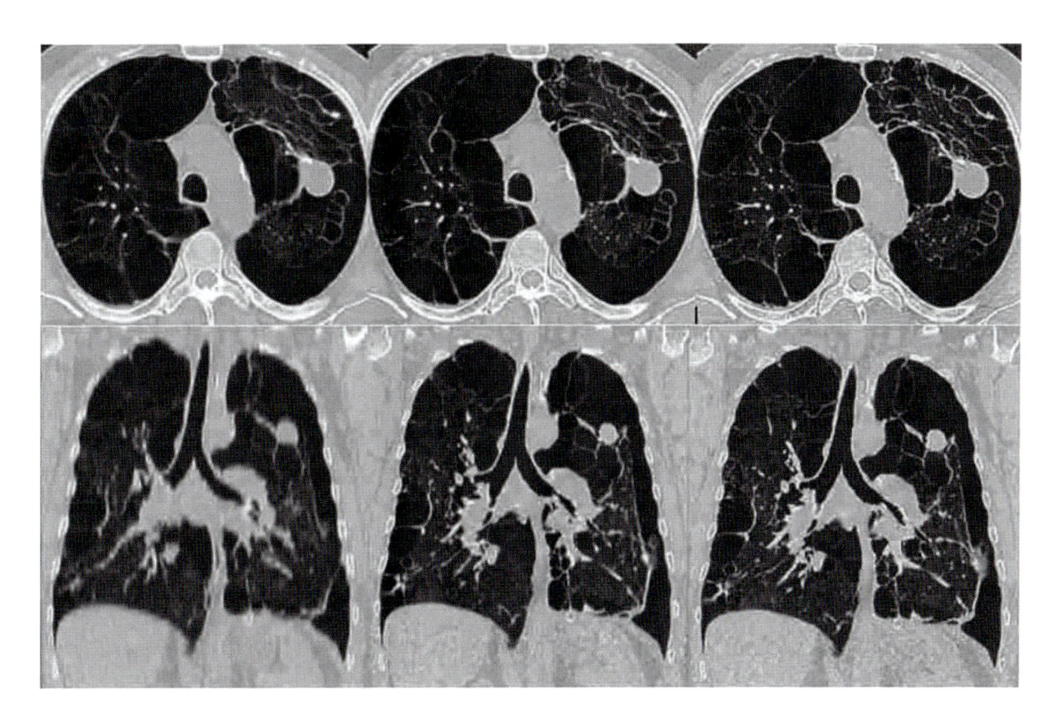

◘ **Abb. 1.14** Axiale Schichten und koronare Reformatierungen einer Thoraxaufnahme, um die Bildqualität verschiedener Generationen von CT-Geräten zu illustrieren: Einzelschicht-Spiral-CT mit 8-mm-Schichten (links), 4-Schicht-Spiral-CT mit 1,25-mm-Schichten (Mitte) und 16-Schicht-Spiral-CT mit 0,75-mm-Schichten (rechts). Die Unterschiede werden in den Reformatierungen am deutlichsten. Mit der 16-Schicht-CT kommt man dem Ideal der isotropen Auflösung, d. h. der gleichen Auflösung in allen drei Raumrichtungen, sehr nahe

für jeden Projektionswinkel die Messstrahlen bei, die durch das entsprechende Bildpixel verlaufen oder am nächsten benachbart sind – dann sind Interpolationen zwischen vor und hinter der Bildebene aufgenommenen Messwerten erforderlich.

Für die Mehrschicht-CT wurden hier neuartige Interpolationsverfahren eingeführt, wie die sog. z-Filterung, bei der alle Strahlen innerhalb eines vorgebbaren Abstandes von der Bildebene gewichtet zum Bild beitragen. Die Gewichtsfunktion ist frei wählbar, dadurch lassen sich Form und Breite des Schichtempfindlichkeitsprofils und damit die effektive Schichtdicke (Rekonstruktionsschichtdicke) einstellen. Bei manchen Mehrschicht-CT-Geräten (z. B. den Scannern der Fa. Siemens Healthineers) nimmt die effektive Schichtdicke – anders als bei der Einzelschicht-Spiral-CT – mit höherem Pitch nicht zu, sondern sie bleibt unabhängig vom Pitch konstant. Damit ist auch die räumliche Auflösung in Patientenlängsrichtung unabhängig vom Pitch immer gleich. Um bei dieser Technik pitchunabhängiges Bildrauschen zu erhalten, muss der Röhrenstrom (mAs-Wert) mit zunehmendem Pitch vergrößert werden. Bei den entsprechenden CT-Geräten wählt der Benutzer einen sog. effektiven mAs-Wert, der dem tatsächlichen mAs-Wert beim Pitch 1 entspricht. Die Anpassung an andere Pitchwerte erfolgt automatisch. Als Konsequenz daraus nimmt allerdings die Strahlendosis – anders als bei der Einzelschicht-Spiral-CT – mit zunehmendem Pitch nicht ab, sondern sie bleibt konstant. Die aus der Einzelschicht-Spiral-CT bekannte Regel, zur Verringerung der Dosis den Pitch zu erhöhen, lässt sich hier nicht anwenden.

Die Rekonstruktionsschichtdicke der Bilder ist bei den meisten Mehrschicht-CT-Systemen unabhängig von der Kollimierung in weiten Bereichen wählbar, sie kann nur nicht kleiner als die kollimierte Schichtdicke werden. Bei vielen klinischen Anwendungen ist die Untersuchung mit enger Kollimierung die Methode der Wahl, unabhängig von der später bei der Bildrekonstruktion eingestellten Schichtdicke. Die in der CT übliche Unterscheidung der Auflösung in der Schichtebene und der Auflösung in Patientenlängsrichtung, der transversalen Auflösung, verliert mit der breiten Verfügbarkeit der Mehrschicht-CT allmählich an Bedeutung, und die traditionelle Befundung axialer Schichten am Monitor oder auf Film wird in zunehmendem Maße durch die interaktive Befundung isotroper Volumendatensätze mit geneigten MPRs oder MIPs ersetzt.

Wichtig

Die Mehrschicht-CT ermöglicht die Untersuchung größerer Volumenbereiche, die Verkürzung der Untersuchungszeit und die Aufnahme dünnerer Schichten.

Mit der Mehrschicht-CT lässt sich isotrope Auflösung erreichen, d. h. gleiche räumliche Auflösung in allen drei Raumrichtungen.

Die Rekonstruktionsschichtdicke der Bilder ist bei den meisten Mehrschicht-CT-Systemen unabhängig von der Kollimierung retrospektiv wählbar.

Bei manchen Mehrschicht-CT-Geräten sind effektive Schichtdicke, Bildrauschen und Strahlendosis unabhängig vom Pitch.

1.8 Volumen-CT

In Fortführung des Mehrschicht-CT-Konzeptes haben einige CT-Hersteller Systeme mit 16 cm Detektorbreite in Patientenlängsrichtung (projiziert auf das Drehzentrum) eingeführt. Diese CT-Geräte nehmen gleichzeitig bis zu 320 Schichten auf und können ausgewählte Organe, wie das Herz, die Nieren oder das Gehirn, in einem axialen Scan ohne Tischbewegung abdecken. Vorteile ergeben sich insbesondere bei Untersuchungen des Herzens – durch die Aufnahme des gesamten Herzvolumens in einem Herzschlag werden Stufenartefakte vermieden, die bei CT-Geräten mit geringerer Detektorbreite entstehen können, wenn Daten aus mehreren Herzzyklen zum Bild des Herzens beitragen. Auch ist die Erfassung von dynamischen CT-Volumen-Daten, z. B. für die Untersuchung der Gehirnperfusion, mit hoher zeitlicher Auflösung möglich. Bei einem axialen Scan ist das rekonstruierte Bildfeld kegelförmig (◘ Abb. 1.15). Größere Untersuchungsbereiche werden durch „Stitching" abgedeckt, d. h. durch Aneinanderhängen von in Patientenlängsrichtung verschobenen axialen Scans, oder durch Spiralscans mit reduzierter Detektorbreite (gegenwärtig nicht mehr als 8 cm).

1.9 Dual-Source-CT

Im Jahre 2005 wurde das erste Dual-Source-CT-Gerät vorgestellt. Auf der Gantry sind zwei Messsysteme – bestehend aus einem Röntgenstrahler und dem dazugehörigen Detektor – unter einem Winkel von etwa 90° angeordnet (◘ Abb. 1.16). Beide Messsysteme nehmen gleichzeitig Daten auf. Um den zur Bildrekonstruktion notwendigen Halbumlauf an Messdaten zu erhalten, genügt eine Viertelumdrehung der Gantry, denn die Daten beider Messsysteme ergänzen sich zum Halbumlauf. Damit entspricht die kürzeste Aufnahmezeit für ein CT-Bild gerade etwa einem Viertel der Gantry-Rotationszeit – bei der ersten Generation der Dual-Source-CT waren das 83 ms bei 0,33 s Rotationszeit, bei aktuellen Systemen sind es 66 ms bei 0,25 s Rotationszeit. Diese kurze Aufnahmezeit ist besonders vorteilhaft bei der Untersuchung bewegter Organe wie dem Herzen. Klinische Studien haben gezeigt, dass es mit der Dual-Source-CT möglich ist, die Herzkranzgefäße in diagnostischer Qualität auch bei Patienten mit hohen und unregelmäßigen Herzraten darzustellen.

Das Dual-Source-Aufnahmeprinzip ermöglicht Spiraluntersuchungen mit doppelt so hohem Pitch wie bei entsprechenden Single-Source-CT-Geräten. Damit werden sehr hohe Volumenabdeckungs-Geschwindigkeiten bei gleichzeitiger kurzer Aufnahmezeit pro CT-Bild erreicht – beim höchsten Pitch von 3,2 bis zu 737 mm/s. Diese Technik ist vorteilhaft bei Untersuchungen von unkooperativen Patienten, für schnelle CT-Angiographien oder für Lungenuntersuchungen. Auch lassen sich die Koronararterien in einem Herzschlag mit niedriger Strahlendosis aufnehmen, allerdings sollte für Hochpitch-Scans die Herzrate des Patienten niedrig und regelmäßig sein.

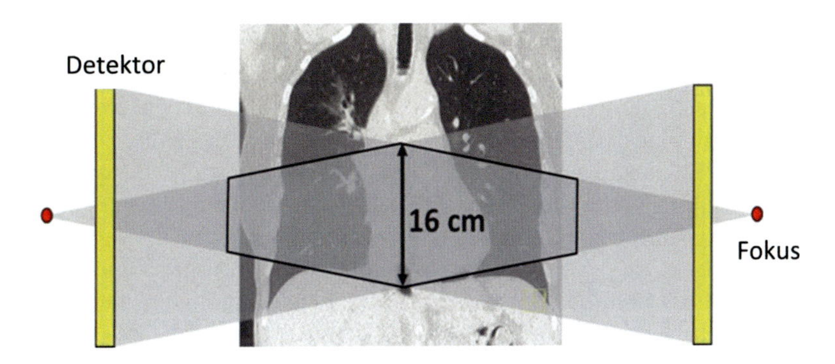

◘ **Abb. 1.15** Aufnahme des Herzens in einem axialen Scan mit einem Volumen-CT-Gerät. Das rekonstruierte Bildfeld hat die Form eines Doppelkegels, im Drehzentrum beträgt die Abdeckung 16 cm

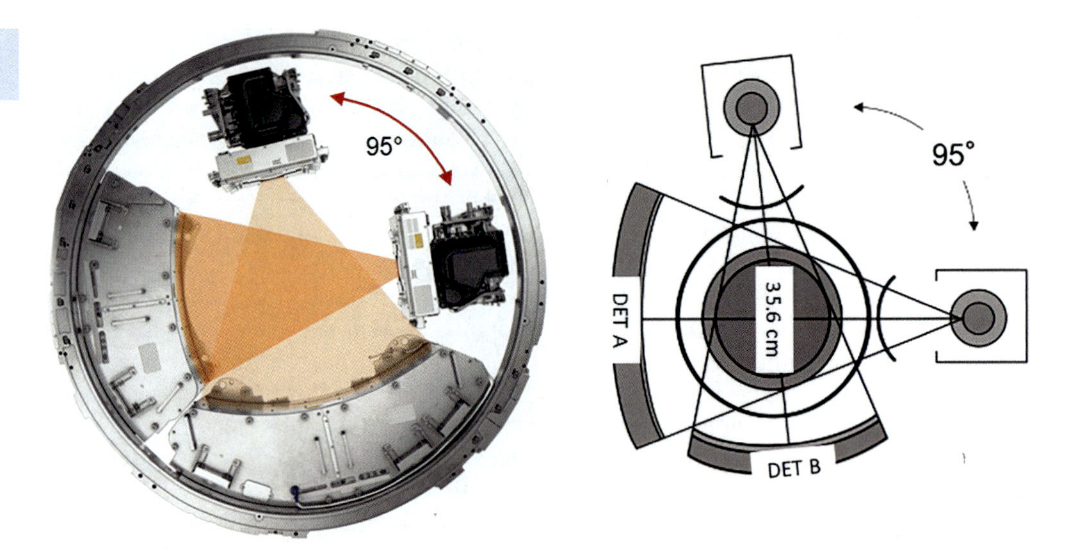

Abb. 1.16 Prinzip eines Dual-Source-CT-Gerätes. Gezeigt ist ein System der 3. Generation, in dem die zwei Messsysteme um einen Winkel von 95° versetzt angeordnet sind. Beide Detektoren sind unterschiedlich groß – Detektor A (DET A) deckt ein Messfeld von 50 cm Durchmesser ab, Detektor B (DET B) ein Messfeld von 35,6 cm Durchmesser

1.10 Dual-Energy-CT

Unter Dual-Energy-CT (manchmal auch spektrale CT genannt) versteht man die gleichzeitige Aufnahme von zwei Messdatensätzen mit unterschiedlichen Röntgenspektren, eines mit niedriger mittlerer Energie, das andere mit hoher. Verschiedene Gewebetypen und jodhaltiges Kontrastmittel zeigen dabei eine charakteristische Änderung ihrer Röntgenabsorption und können so identifiziert und unterschieden werden – selbst dann, wenn sie in einer herkömmlichen CT-Aufnahme die gleichen CT-Werte im Bild haben. Grundlage der Datenverarbeitung ist eine Materialzerlegung in zwei Basismaterialien, die in getrennten Bildern dargestellt werden. Wählt man dafür Wasser und Jod, entstehen in einer verbreiteten Anwendung aus kontrastverstärkten CT-Bildern virtuelle Nativbilder („virtual non-contrast images"), aus denen das Kontrastmittel entfernt ist, und Jodbilder, die die Jodaufnahme im Gewebe quantitativ darstellen. Eine andere Anwendung sind virtuell monoenergetische Bilder. Diese zeigen die CT-Werte, die jodhaltiges Kontrastmittel bei einer fiktiven CT-Aufnahme mit monoenergetischen Röntgenstrahlen der gewünschten Energie (in keV) hätte – so lässt sich durch die Wahl niedriger Energien der Jodkontrast im Bild ähnlich wie bei einer Aufnahme mit niedriger Röhrenspannung erhöhen. Die Wahl hoher Energien reduziert Metallartefakte. Mit anderen Materialzerlegungen lassen sich Nierensteine differenzieren oder Gicht eindeutig diagnostizieren. Inzwischen zeichnen sich erste Routineanwendungen der Dual-Energy-Technik ab, wie z. B. die Charakterisierung von Gicht und Nierensteinen oder die Verwendung virtuell monoenergetischer Bilder in der Routinebefundung.

Herstellerabhängig sind verschiedene technische Lösungen zur Aufnahme von Dual-Energy-Daten realisiert (Abb. 1.17). So werden bei Dual-Source-CT-Systemen beide Röntgenstrahler mit unterschiedlichen

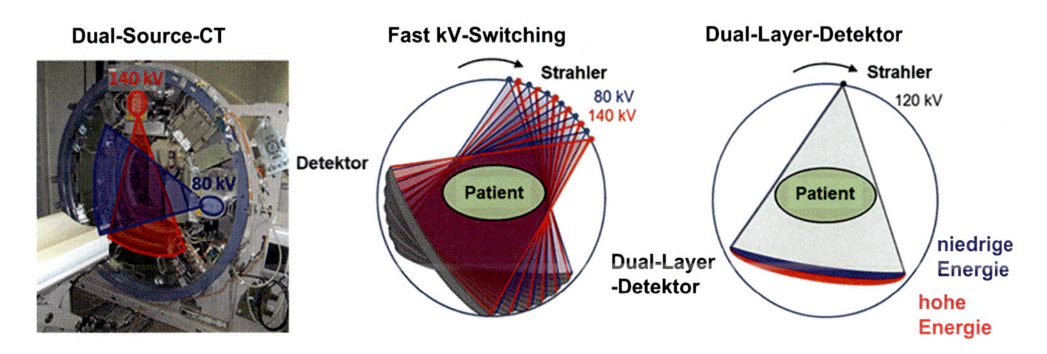

Abb. 1.17 Schematische Darstellung verschiedener technischer Möglichkeiten zur Aufnahme von Dual-Energy-CT-Daten

Röhrenspannungen betrieben. Bei manchen Single-Source-CT-Geräten wird die Röhrenspannung schnell zwischen aufeinanderfolgenden Projektionen hin und her geschaltet (Fast kV-Switching). Auch gibt es Geräte mit zwei in Strahlrichtung übereinander angeordneten Detektoren (Dual-Layer-Detektoren) – der obere Detektor absorbiert niederenergetische Röntgenstrahlen, der darunter liegende Detektor die verbleibenden höherenergetischen Röntgenstrahlen.

Wichtig

Dual-Energy-CT ist die gleichzeitige Aufnahme von zwei CT-Datensätzen mit unterschiedlichen Röntgenspektren.

Durch ihren charakteristischen Schwächungsunterschied können so verschiedene Gewebetypen und jodhaltiges Kontrastmittel identifiziert und differenziert werden.

Weiterführende Literatur

Kalender W (2006) Computertomographie – Grundlagen, Gerätetechnologie, Bildqualität, Anwendungen, 2. Aufl. Publicis Publishing, Erlangen

Flohr TG, Schaller S, Stierstorfer K, Bruder H, Ohnesorge BM, Schoepf UJ (2005) Multi-detector row CT systems and image-reconstruction techniques. Radiology 235:756–773

Petersilka M, Bruder H, Krauss B, Stierstorfer K, Flohr TG (2008) Technical principles of dual source CT. Eur J Radiol 68(3):362–368

Computertomographie – Gerätetechnologie

Thomas Flohr

Inhaltsverzeichnis

H. Alkadhi und S. Leschka (Hrsg.), *Wie funktioniert CT?*,
https://doi.org/10.1007/978-3-662-68480-1_2

2.1 Aufbau eines CT-Gerätes

Ein modernes CT-Gerät besteht aus der rotierenden Gantry, auf der die wesentlichen Komponenten wie Röntgenstrahler mit dem dazugehörigen Hochspannungsgenerator und dem Detektor untergebracht sind. Eine röhrenseitige Blende begrenzt die Breite des Röntgenfächers in Patientenlängsrichtung auf die gewünschte Anzahl von kollimierten Detektorzeilen. Dazu kommen Elektronikkomponenten und Systeme zur Übertragung von Stromversorgung, Mess- und Kontrollsignalen zwischen stationärem und rotierendem Teil der Gantry. Wichtig sind darüber hinaus Computersysteme zur Steuerung des CT-Gerätes und zur Bildrekonstruktion, Kühleinrichtungen sowie die präzise in Vertikal- und Horizontalrichtung verfahrbare Patientenliege. Im Folgenden werden einige wesentliche Komponenten etwas genauer beschrieben.

2.2 Detektor

Der Detektor ist die Schlüsselkomponente eines CT-Systems. Bei Mehrschicht-CT-Geräten enthält der Detektorbogen eine matrixartige Anordnung von 16–320 Detektorzeilen (in Patientenlängsrichtung) mit je 700–900 einzelnen Detektorelementen, die ein Messfeld von meistens 50 cm Durchmesser abdecken. In den gängigen Festkörper-Szintillationsdetektoren besteht jedes Detektorelement aus einem strahlenempfindlichen kristallinen oder keramischen Material (wie z. B. Gadolinium-Oxysulfid) mit geeigneten Dotierstoffen, in dem die auftreffende Röntgenstrahlung absorbiert und in sichtbares Licht umgewandelt wird. Dieses Licht wird von einer mit dem Szintillator verbundenen Silizium-Photodiode detektiert und in elektrischen Strom umgewandelt. Der Strom wird verstärkt und schließlich in ein digitales Signal umgesetzt (◘ Abb. 2.1 und 2.2).

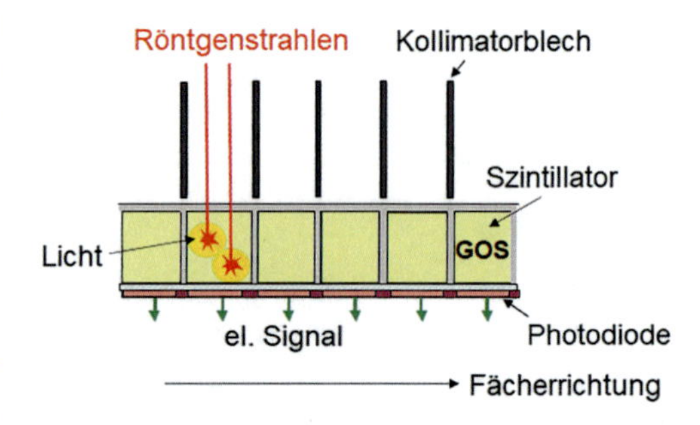

◘ **Abb. 2.1** Detektionsprinzip eines Festkörper-Szintillationsdetektors. In diesem Bild sind 6 in Fächerrichtung nebeneinanderliegende Detektorelemente gezeigt – ein einzelnes Detektorelement hat etwa 1 mm Seitenlänge

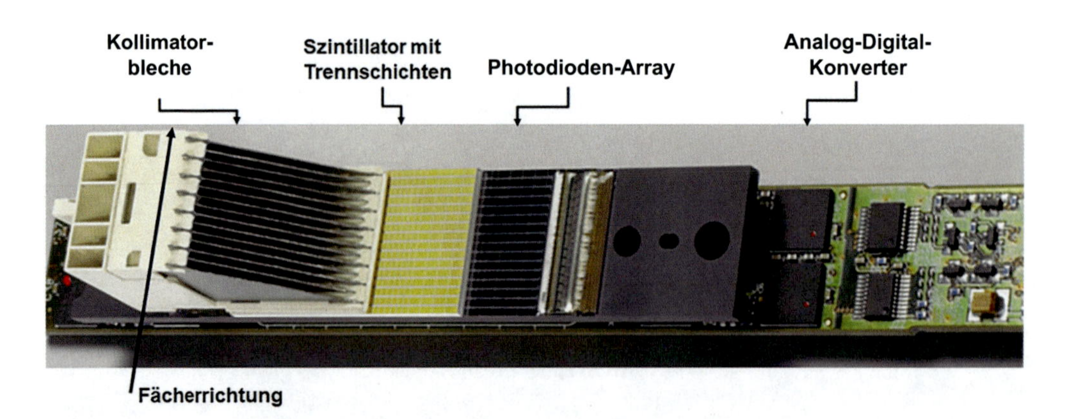

◘ **Abb. 2.2** Aufbau eines Festkörper-Szintillationsdetektors für ein Mehrschicht-CT-Gerät

Neben den Szintillationsdetektoren gibt es inzwischen photonenzählende Detektoren, die im nächsten Kapitel ausführlich behandelt werden.

Ein geeignetes Detektormaterial muss hohe Quanteneffizienz aufweisen, d. h. es muss möglichst alle auftreffenden Röntgenquanten absorbieren und deshalb aus Elementen mit hoher Ordnungszahl bestehen. Die Abklingzeit des Signals, nachdem der Detektor von einem kurzen Röntgenpuls getroffen wurde, sollte möglichst kurz sein. Nur so ist es möglich, die schnelle Gantry-Rotation moderner CT-Geräte mit Umlaufszeiten von 0,25 s zu realisieren. Um dabei die für artefaktfreie Bildrekonstruktion notwendige Anzahl von etwa 1000 Projektionen pro Umlauf zu erhalten, müssen die einzelnen Projektionen in rascher Abfolge aufgenommen werden, ohne dass Signale zwischen ihnen durch Nachleuchten übertragen werden. Die maximale Abtastfrequenz eines modernen CT-Detektors liegt bei etwa 5 kHz, d. h. der Detektor kann eine Projektion in etwa 200 µs messen und so bis zu 5000 Projektionen pro Sekunde aufzeichnen.

Die einzelnen Detektorelemente eines Szintillationsdetektors werden mithilfe undurchsichtiger Trennschichten separiert, um optisches Übersprechen von einem Detektorkanal zum nächsten zu vermeiden. Röntgenquanten tragen nicht zum Messsignal bei, wenn sie auf die Trennschichten treffen. Diese müssen deshalb dünn sein, damit die aktive Fläche des Detektors bezogen auf die Gesamtfläche möglichst groß ist. CT-Detektoren haben heute einen geometrischen Wirkungsgrad von etwa 80 %.

Zwischen den einzelnen Detektorelementen in Kanalrichtung sind in der Regel dünne, etwa 10–30 mm hohe Bleche aus Wolfram oder Molybdän angebracht. Sie verhindern, dass Streustrahlung aus dem Messobjekt auf den Detektor trifft (▫ Abb. 2.1 und 2.2). Streustrahlung stellt eine zusätzliche diffuse Strahlenquelle dar, die Kontraste im CT-Bild verringert und Artefakte erzeugt. Der relative Beitrag der Streustrahlung wächst mit zunehmender Detektorbreite in Patientenlängsrichtung. Insbesondere bei Mehrschicht-Detektoren mit vielen Detektorzeilen ist wirkungsvolle Streustrahlunterdrückung unverzichtbar. Deshalb werden bei diesen Geräten mittlerweile gitterartige, sowohl in Kanal- als auch in Zeilenrichtung strukturierte Streustrahl-Kollimatoren eingesetzt.

Weitere Anforderungen an einen CT-Detektor sind ein hoher Dynamikbereich von mehr als 16 Bit, eine streng lineare Änderung des Signals mit der auftreffenden Röntgenintensität, wenig Strahlungsdrift und geringes Elektronikrauschen. Das Elektronikrauschen sollte so klein sein, dass das Bildrauschen im CT-Bild vom Quantenrauschen der Röntgenquanten dominiert wird. Insbesondere bei dicken Patienten ist das nicht immer der Fall – hier ist das Messsignal oft so klein, dass Elektronikrauschen eine wesentliche Rolle zu spielen beginnt und sich das Bildrauschen deshalb stärker erhöht als man aufgrund des Patientendurchmessers erwarten würde.

Wichtig

Die heute etablierten CT-Detektoren sind Festkörper-Szintillationsdetektoren. Der Detektionsprozess ist zweistufig:
- Röntgenquanten werden in einem strahlenempfindlichen keramischen oder kristallinen Szintillator-Material absorbiert und in sichtbares Licht umgewandelt.
- Das sichtbare Licht wird von einer Si-Photodiode registriert und in einen elektrischen Strom umgesetzt.

CT-Detektoren müssen die Einstellung verschiedener kollimierter Schichtdicken ermöglichen, um für jede Applikation den optimalen Kompromiss aus Untersuchungszeit, Auflösung in Patientenlängsrichtung und Bildrauschen zu erhalten.

Bei Einzelschicht-Detektoren erfolgt die Schichtdickeneinstellung mit der röhrenseitigen Blende (◘ Abb. 2.3).

Bei Mehrschicht-Detektoren ist dieses einfache Kollimationsprinzip nicht mehr möglich. Um hier verschieden dicke kollimierte Schichten zu erhalten, wird einerseits mit der röhrenseitigen Blende die gewünschte Gesamtbreite des Strahlprofils eingestellt, andererseits werden die Signale mehrerer Detektorelemente in Patientenlängsrichtung elektrisch kombiniert. Dies lässt sich am Beispiel etablierter 16-Schicht-Detektoren erläutern. Der Detektor eines 16-Schicht-CT-Gerätes der Fa. Siemens Healthineers z. B. ist aus 16 zentralen Zeilen mit je 0,6 mm kollimierter Schichtdicke aufgebaut, an die sich in Patientenlängsrichtung in beide Richtungen je 4 Zeilen mit 1,2 mm kollimierter Schichtdicke anschließen – insgesamt hat der Detektor 24 Zeilen mit 19,2 mm Gesamtbreite im Drehzentrum. Werden durch die röhrenseitige Blende nur die inneren 16 Zeilen beleuchtet, liefert der Detektor 16 Schichten mit je 0,6 mm Schichtdicke. Wird die röhrenseitige Blende so weit geöffnet, dass der gesamte Detektor bestrahlt wird, werden je zwei innere Zeilen mit 0,6 mm Schichtdicke elektronisch zu einer Schicht mit 1,2 mm Schichtdicke zusammengefasst – dies ergibt 8 zentrale 1,2-mm-Schichten, zusammen mit den vier 1,2-mm-Schichten auf beiden Seiten also wiederum 16 Schichten (◘ Abb. 2.4). Ähnlich aufgebaut sind die 16-Schicht-Detektoren anderer Hersteller, die z. B. wahlweise 16 kollimierte 0,625-mm-Schichten oder 16 kollimierte 1,25-mm-Schichten liefern.

Mit zunehmender Schichtanzahl wird der Aufbau des Detektors aus unterschiedlich breiten Detektorzeilen aufgegeben – so bestehen gängige Mehrschichtdetektoren aus 64 gleichen Detektorzeilen, mit – je nach Hersteller – 0,6 mm oder 0,625 mm kollimierter Schichtdicke oder aus 80 Detektorzeilen mit 0,5 mm kollimierter Schichtdicke. Diese Detektoren decken etwa 40 mm in Patientenlängsrichtung ab (im Drehzentrum

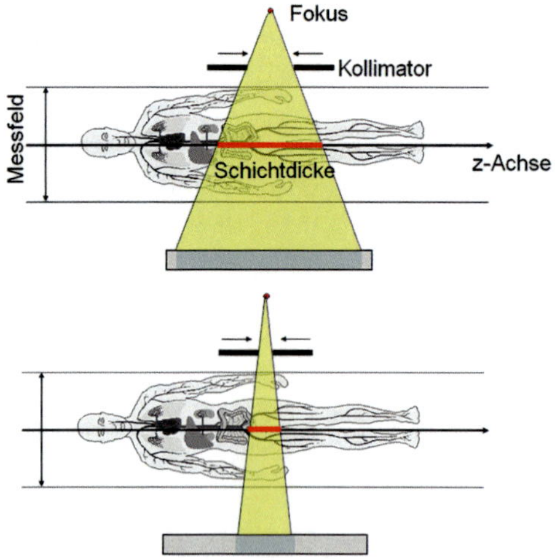

◘ **Abb. 2.3** Schichtdickeneinstellung bei Einzelschicht-Detektoren. Durch Öffnen und Schließen der röhrenseitigen Blende wird die gewünschte kollimierte Schicht eingestellt (oben weit, unten eng). Die Schichtdicken sind nicht maßstabsgetreu gezeichnet – sie liegen zwischen 0.5 mm und 10 mm. Schichtdickenangaben beziehen sich immer auf das Drehzentrum des CT-Gerätes

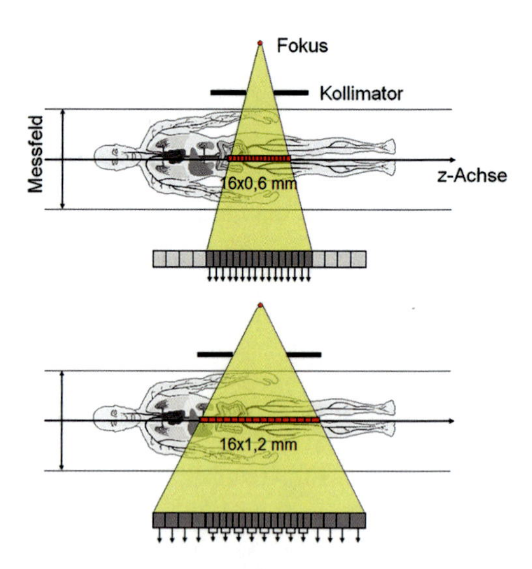

◘ **Abb. 2.4** Schichtdickeneinstellung bei Mehrschicht-Detektoren am Beispiel eines Detektors, der je 16 kollimierte 0,6-mm-Schichten oder 16 kollimierte 1,2-mm-Schichten auslesen kann

des CT-Gerätes), die damit ausgestatteten CT-Geräte sind heute weit verbreitet. Inzwischen gibt es auch CT-Detektoren mit etwa 6 cm (96×0,6 mm) und mit 8 cm (128×0,625 mm oder 160×0,5 mm) Abdeckung im Drehzentrum. Die momentan breitesten in einem medizinischen CT-Gerät eingesetzten Detektoren decken 16 cm ab (256×0,625 mm oder 320×0,5 mm).

Bei manchen Herstellern kann die Zahl der aufgenommenen Schichten durch einen z-Springfokus verdoppelt werden. Dabei wird der Brennfleck des Röntgenstrahlers periodisch zwischen zwei Positionen auf dem Anodenteller hin und her bewegt. Die Amplitude dieser Bewegung wird so eingestellt, dass aufeinanderfolgende Projektionen in Patientenlängsrichtung gerade um eine halbe kollimierte Schichtdicke verschoben sind, bei 0,6 mm kollimierter Schichtdicke also um 0,3 mm (◘ Abb. 2.5). Je zwei solche Projektionen werden dann zu einer Projektion mit doppelter Schichtanzahl, aber halbem Abtastabstand, verschachtelt. Aus 64 Schichten mit 0.6 mm Schichtdicke und 0,6 mm Abtastabstand werden so 128 überlappende 0,6-mm-Schichten mit 0,3 mm Abtastabstand. Durch den z-Springfokus und die damit erzielte feinere Abtastung verbessert sich die Auflösung in Patientenlängsrichtung, und typische, windmühlenartige Spiralartefakte an Knochenkanten werden wirkungsvoll unterdrückt.

Die kollimierte Schichtdicke ist die Schichtdicke, mit der die Messdaten aufgenommen wurden – also die Zeilenbreite des Detektors auf das Drehzentrum des CT-Gerätes projiziert. Bei praktisch allen Mehrschicht-CT-Geräten ist es möglich, aus Messdaten mit einer bestimmten kollimierten Schichtdicke Bilder mit verschiedenen rekonstruierten Schichtdicken zu erhalten. Dies geschieht durch moderne Spiralinterpolationsverfahren bei der Bildrekonstruktion, wie in ▶ Kap. 1 beschrieben. Auf diese Weise können aus einem Datensatz retrospektiv mehrere Bildvolumina mit verschiedenen Schichtdicken erzeugt

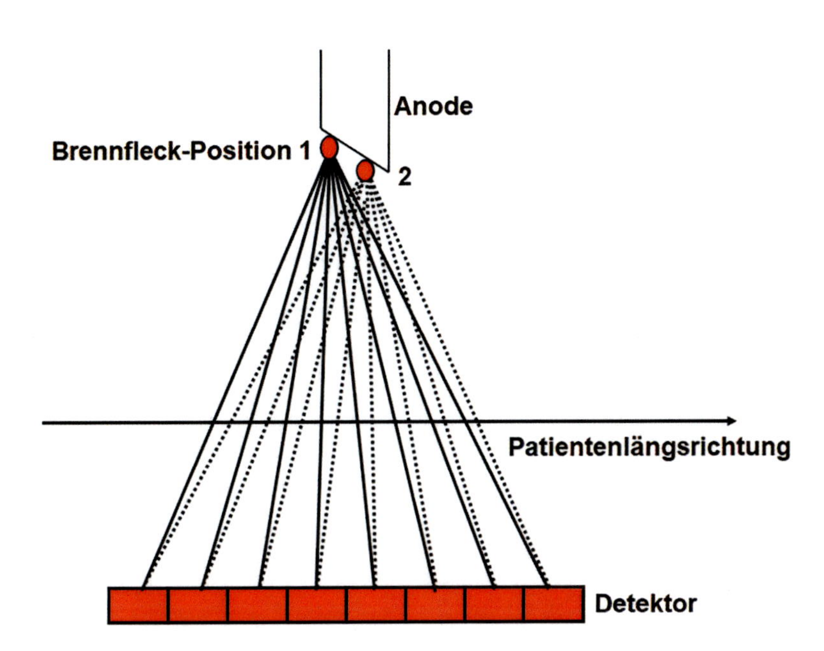

◘ **Abb. 2.5** Prinzip des z-Springfokus. Durch die periodische Bewegung des Brennflecks auf dem Anodenteller werden aufeinanderfolgende Projektionen im Drehzentrum um eine halbe kollimierte Schichtdicke verschoben. So können je zwei Projektionen zu einer Projektion mit doppelter Schichtanzahl und halbem Abtastabstand verschachtelt werden

werden, die allerdings nie kleiner sein können als die kollimierte Schichtdicke. Diese Einschränkung sollte bei der Wahl der kollimierten Schichtdicke bedacht werden.

Wichtig

Schichtdickenangaben und Angaben zur Detektorbreite beziehen sich immer auf das Drehzentrum des CT-Gerätes.

Die kollimierte Schicht ist die Schichtdicke, mit der der CT-Datensatz aufgenommen wurde.

Um bei Mehrschicht-Detektoren verschieden dicke kollimierte Schichten zu erhalten, wird einerseits mit der röhrenseitigen Blende die gewünschte Gesamtbreite des Strahlprofils eingestellt, andererseits werden die Signale mehrerer Detektorelemente in Patientenlängsrichtung elektrisch kombiniert.

Bei der Rekonstruktion ist es möglich, aus Messdaten mit einer bestimmten kollimierten Schichtdicke Bilder mit verschiedenen rekonstruierten Schichtdicken zu erzeugen, die allerdings nicht kleiner als die kollimierte Schichtdicke sein können.

2.3 Röntgenstrahler und Generator

Die Entwicklung von Röntgenstrahlern für CT-Geräte war in den letzten Jahren durch den Bedarf an höherer Röhrenleistung aufgrund von immer kürzeren Gantry-Rotationszeiten bestimmt. Ein konventioneller Röntgenstrahler besteht aus einer in einem Vakuumgefäß angeordneten Kathode, der eine rotierende Anode gegenübersteht (Drehanoden-Strahler, ◘ Abb. 2.6). Die Kathode wird elektrisch geheizt und emittiert Elektronen, die durch eine hohe Spannung zwischen 70 kV und 140 kV von der Kathode zur Anode beschleunigt werden. Fokussierungseinrichtungen sorgen dafür, dass die Elektronen auf der Anode in einem wohldefinierten Brennfleck von etwa 0,7–2 mm Breite und 7–10 mm Länge auftreffen. Dabei wird die Bewegungsenergie der Elektronen teilweise in Wärme und teilweise in Röntgenstrahlung umgewandelt. Es entsteht sowohl charakteristische Röntgenstrahlung, die durch scharfe Intensitätsmaxima bei bestimmten, für das Anodenmaterial (meistens Wolfram) charakte-

Drehanodenstrahler

Vakuum
Anode
Kathode
Röntgenstrahlen

Drehkolbenstrahler

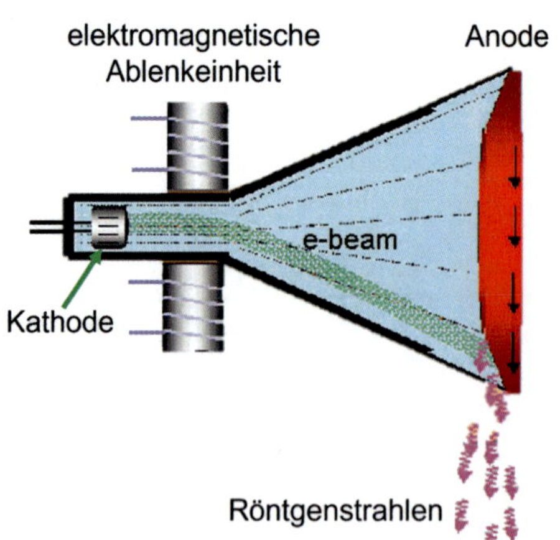

◘ **Abb. 2.6** Schemazeichnung eines Drehanoden-Strahlers (links) und eines Drehkolbenstrahlers (rechts) für die CT

ristischen Energien gekennzeichnet ist, als auch Röntgenbremsstrahlung, die ein breites Energiespektrum aufweist. Allerdings kann die höchste vorkommende Energie nicht höher sein als durch die Spannung zwischen Kathode und Anode vorgegeben – bei 120 kV Anodenspannung zum Beispiel können die erzeugten Röntgenquanten eine Maximalenergie von 120 keV aufweisen. Durch die Neigung der Anodenoberfläche von 7 bis 8° erscheint der Brennfleck in Strahlrichtung nur etwa 1–2 mm lang – er ist also praktisch quadratisch.

Die Anode in Drehanoden-Strahlern hat einen Durchmesser von 160–220 mm und rotiert mit einer Frequenz von bis zu 200 Hz. Die Wärmespeicherkapazität des Anodentellers und des Röhrengehäuses – gemessen in Mega Heat Units (MHU) – bestimmt die Leistungsfähigkeit der Röntgenröhre. Sie entscheidet, wie schnell und mit welcher Leistung CT-Scans wiederholt werden können, ohne den Anodenteller zu überhitzen. Typischerweise hat ein konventioneller CT-Strahler eine Wärmespeicherkapazität von 5–9 MHU, die durch dicke Graphitschichten an der Rückseite des Anodentellers erreicht wird (◘ Abb. 2.7). Bei der Konstruktion von Röntgenröhren versucht man, die Wärmespeicherkapazität und die Rate, mit der Wärme abgegeben werden kann, zu vergrößern. Das kann dadurch erreicht werden, dass man den Durchmesser des Anodentellers vergrößert, oder dass man spezielle Flüssigmetall-Lager verwendet, die eine schnellere Rotation des Anodentellers und eine bessere Wärmeabfuhr zulassen. So liefern moderne Drehanoden-Strahler Leistungen von bis zu 120 kW, die z. B. in der Kardio-CT zum Einsatz kommen, wo die gesamte Dosis für ein CT-Bild innerhalb einer kurzen Bildaufnahmezeit deponiert werden muss.

Im Drehkolben-Strahler (Straton, Siemens Healthineers, ◘ Abb. 2.6) ist ein anderes Konstruktionsprinzip verwirklicht. Hier rotiert das gesamte Röhrengehäuse einschließlich der Kathode, und die Anode bildet eine Außenwand des Gehäuses. Sie kann daher durch direkten Kontakt mit einer Kühlflüssigkeit sehr effizient gekühlt werden, besser als bei einem konventionellen Design, bei dem Wärmeabfuhr nur durch thermische Strahlung und durch Wärmeleitung über das Anodenlager erfolgt. Durch die sehr hohe Rate, mit der Wärme abgeführt wird, ermöglichen Röhren vom Drehkolben-Typ hohe Leistungsreserven und rasche Wiederholraten von Scans. Die Abwesenheit mechanisch bewegter Teile und Lager im Vakuum erlaubt ein kompaktes Strahlerdesign mit einem Anodendurchmesser von nur 12 cm und dennoch einer maximalen Leistung von 100 kW (◘ Abb. 2.8). Allerdings sind Drehkolben-Strahler in ihrer kurzzeitig erreichbaren Spitzenleistung im Vergleich zu Drehanoden-Strahlern mit großem Anodendurchmesser begrenzt. Auch muss der Elektronenstrahl auf dem Weg von der Kathode zur Anode permanent elektromagnetisch abgelenkt werden, um einen stabilen Brennfleck an der gewünschten Stelle der Anode herzustellen. Diese elektromagnetische Fokusablenkung wird gleichzeitig zur Erzeugung eines Springfokus in der Bildebene und senkrecht dazu (z-Springfokus)

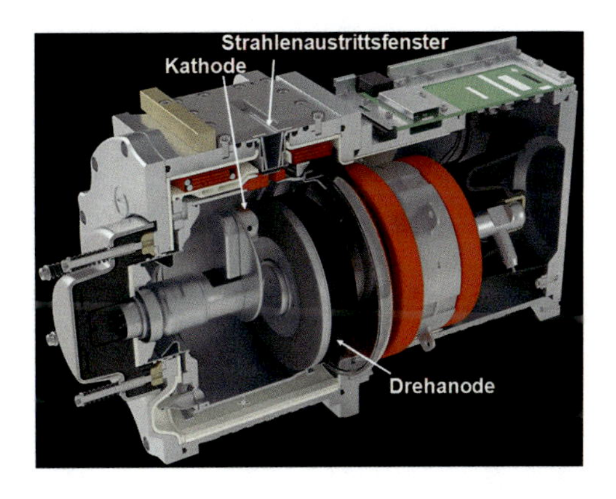

◘ **Abb. 2.7** Schnitt durch einen CT-Drehanoden-Strahler mit Antriebseinheit (Athlon, Siemens Healthineers)

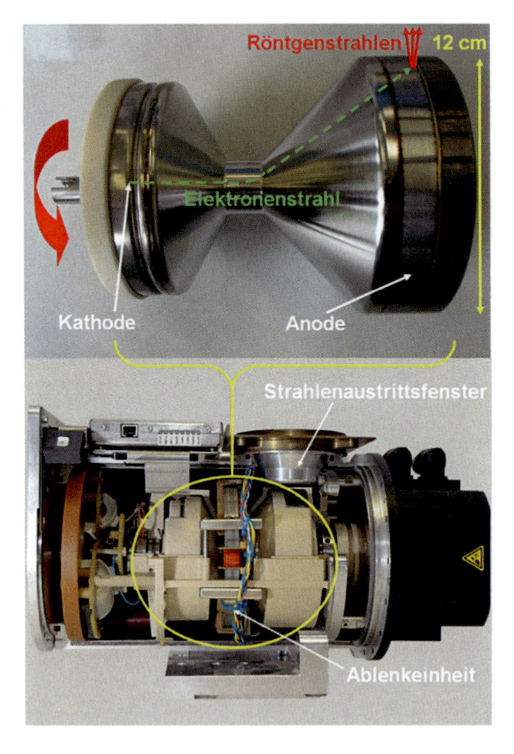

Abb. 2.8 Abbildung einer Drehkolben-Röntgenröhre (Straton, Siemens Healthineers) für die CT (oben) und des gesamten Drehkolben-Strahlers einschließlich Antriebseinheit (unten). Drehkolben-Röntgenröhren können durch den direkten Kontakt der Anode, die eine Außenwand des Gehäuses bildet, mit einem Kühlmedium effizient gekühlt werden

genutzt. Auch Drehanoden-Strahler sind zum Teil mit Springfokus-Technologie ausgerüstet.

Der Generator versorgt den Röntgenstrahler in der CT-Gantry mit der notwendigen elektrischen Leistung. Je nach Geräteklasse sind dabei Leistungsreserven von 40–120 kW verfügbar, bei verschiedenen, vom Benutzer wählbaren Röhrenspannungen zwischen 70 kV und 140 kV. Der maximale Röhrenstrom, den ein CT-Generator liefert, kann heute bis zu 1200 mA betragen.

Die Wahl der Röhrenspannung richtet sich nach der klinischen Applikation. Bei niedrigen Röhrenspannungen erhöhen sich die Kontraste im Bild, was insbesondere bei kontrastmittelunterstützten Untersuchungen wie CT-Angiographien vorteilhaft ist und zur Reduktion der Strahlendosis eingesetzt wird, weil durch den größeren Kontrast der kontrastmittelgefüllten Gefäße höheres Bildrauschen toleriert werden kann. Alternativ kann die Kontrastmitteldosis reduziert werden. Die Anwendung niedriger Röhrenspannungen im Bereich von 70–100 kV war lange Zeit auf Kinder und schlanke Patienten begrenzt, weil die zur CT-Untersuchung normalgewichtiger oder gar adipöser Patienten notwendige Röhrenleistung nur bei höheren Röhrenspannungen verfügbar war. Neuere Röntgenstrahler bieten aber hohe Leistungsreserven auch bei niedrigen Röhrenspannungen, um dosiseffiziente CT-Untersuchungen mit Kontrastmittel in der klinischen Routine zu ermöglichen.

CT-Generatoren müssen sehr schnell stabile Röhrenspannungen und Röhrenströme erreichen. Das ist insbesondere im Hinblick auf die immer kürzeren Scan-Zeiten moderner CT-Geräte bedeutsam, die heute – z. B. bei EKG-getriggerten axialen Untersuchungen des Herzens – nur wenige 100 ms pro Scan betragen. Weiterhin wichtig ist die Fähigkeit eines Generators, den Röhrenstrom rasch und kontrolliert zu ändern, um eine effiziente anatomische Dosismodulation bei immer schnellerer Gantry-Rotation zu ermöglichen. Anatomische Dosismodulation, unter Markennamen wie z. B. CAREDose 4D für jeden modernen CT-Scanner verfügbar, ist die wesentliche Technik zur Anpassung der Strahlenexposition an die Patientengeometrie und zur Reduktion der Strahlendosis.

Wichtig

In CT-Geräten werden Drehanoden-Strahler und Drehkolben-Strahler eingesetzt.

Ein Drehanoden-Strahler besteht aus einer in einem Vakuumgefäß angeordneten Kathode, der eine im Vakuum rotierende Anode gegenübersteht.

Bei einem Drehkolben-Strahler rotiert das gesamte Röhrengehäuse einschließlich der Kathode, und die Anode bildet eine Außenwand des Gehäuses.
Die Leistungsfähigkeit eines Röntgenstrahlers wird bestimmt durch die Wärmespeicherkapazität und durch die Rate, mit der Wärme abgegeben werden kann.

2.4 Gantry und Patiententisch

Eine wesentliche Anforderung an die Gantry ist die Stabilität der Abtastgeometrie, also insbesondere der Brennfleckposition und der Position des Detektors während der Rotation mit immer kürzer werdenden Rotationszeiten (0,75 s im Jahre 1994, 0,25 s im Jahre 2020). Die mechanische Aufhängung des Röntgenstrahlers, der röhrenseitigen Blende und des Detektors muss daher sehr stabil sein, um den enormen Gravitationskräften bei der Rotation zu widerstehen. Darüber hinaus muss die Gantry exakt ausgewuchtet sein, damit sie bei Drehung nicht vibriert.

Der klassische Riemenantrieb einer Gantry, der bei CT-Geräten mit langsamer Rotation weit verbreitet war, wurde inzwischen durch Direktantriebe verdrängt, die präziser und stabiler sind und höhere Rotationsgeschwindigkeiten ermöglichen. Direktantriebe bestehen aus einem Rotor mit Permanentmagneten und einem vielpoligen Stator.

Bei positionsgetriggerten Systemen wird die aktuelle Winkelposition der Gantry während der Drehung mit Hilfe eines auf der rotierenden Trommel befestigten Encoders gemessen, und Projektionen werden an vorgegebenen äquidistanten Winkelpositionen aufgenommen. Zeitgetriggerte Systeme nehmen ein festes Zeitintervall pro Projektion an und ordnen die entsprechenden Winkelpositionen zu. Hier wird bei jedem Umlauf die Gantry anhand einer Referenzposition neu synchronisiert.

Enorme technische Anforderungen stellt die elektrische Verbindung zwischen stationärem und rotierendem Teil der Gantry. Einerseits müssen sehr hohe elektrische Leistungen für den Betrieb des Röntgenstrahlers übertragen werden, entweder konventionell z. B. durch Kohlebürsten und Schleifringe oder inzwischen auch kontaktlos. Andererseits müssen die Messsignale mit sehr hoher Datenrate vom rotierenden auf den stationären Teil der Gantry transportiert werden – Mehrschicht-CT-Geräte produzieren heute Datenmengen im Bereich von GB/s. Hier wird generell kontaktlose Datenübertragung eingesetzt, entweder durch Laser-Systeme oder elektromagnetisch mittels rotierender Sendeantenne und stationärer Empfangsantenne.

Der Patiententisch sorgt für eine exakte Positionierung des Patienten sowohl in horizontaler als auch in vertikaler Richtung und für eine exakt kontrollierte Bewegung bei sequenziellen Scans und bei Spiralscans. Dabei deckt der Tischvorschub in horizontaler Richtung einen weiten Bereich von 1 mm/s bis zu 740 mm/s für die Hochpitch-Spirale mancher Dual-Source-CT-Geräte ab, und das mit einer Positioniergenauigkeit von weniger als 0,5 mm und bei einem maximalen Patientengewicht von 220–240 kg und mehr bei Schwerlast-Tischen.

Weiterführende Literatur

Kalender W (2006) Computertomographie – Grundlagen, Gerätetechnologie, Bildqualität, Anwendungen, 2. Aufl. Publicis Publishing, Erlangen

Photon-Counting-CT

Thomas Flohr

Inhaltsverzeichnis

H. Alkadhi und S. Leschka (Hrsg.), *Wie funktioniert CT?*,
https://doi.org/10.1007/978-3-662-68480-1_3

3.1 Nachteile herkömmlicher Szintillationsdetektoren

Herkömmliche Szintillationsdetektoren, wie in ▶ Kap. 2 beschrieben, haben einige Nachteile. Wegen der undurchsichtigen Trennschichten zwischen den einzelnen Detektorelementen können diese nicht wesentlich verkleinert werden, wenn ein akzeptabler geometrischer Wirkungsgrad erhalten bleiben soll. Deshalb lässt sich auch die räumliche Auflösung der damit ausgestatteten CT-Geräte nicht signifikant über den heutigen Stand hinaus steigern. Bei niedriger Röntgenintensität auf dem Detektor, also bei niedriger Strahlendosis oder wenn adipöse Patienten untersucht werden, überwiegt das Elektronikrauschen das Quantenrauschen der Röntgenquanten – die Folgen sind eine starke Zunahme des Bildrauschens und Strichartefakte, z. B. in der Schulter oder im Becken. Letztendlich wird die weitere Absenkung der Strahlendosis bei herkömmlichen CT-Geräten vom Elektronikrauschen limitiert. Szintillationsdetektoren liefern auch keine energieaufgelösten Messwerte – die Aufnahme spektraler CT-Daten ist nur über technische Umwege möglich, wie schnelle Umschaltung der Röhrenspannung zwischen den Projektionen (Fast kV-Switching) oder Betrieb zweier Strahler mit unterschiedlichen Spannungen (Dual-Source-CT).

3.2 Aufbau und Funktionsweise photonenzählender Detektoren

Photonenzählende Detektoren sind eine neue Technologie, die die Nachteile herkömmlicher Szintillationsdetektoren überwindet. Sie wurden – nach mehrjähriger Erprobungsphase in präklinischen CT-Prototypen – im Jahr 2021 erstmals in einem klinisch zugelassenen und kommerziell erhältlichen CT-Gerät eingesetzt.

Photonenzählende Detektoren bestehen aus Halbleitern wie Cadmium-Tellurid (CdTe), Cadmium-Zink-Tellurid (CZT) oder Silizium (Si). Wegen der hohen Röntgenabsorption genügen bei CdTe- oder CZT-Detektoren Halbleiterschichten von 1,4–2 mm Dicke, während Si-Detektoren viel dicker (30–60 mm) sein müssen. Wir fokussieren uns hier auf CdTe- und CZT-Detektoren. Die Halbleiterschicht ist auf der Oberseite mit einer großflächigen metallischen Kathode versehen, auf der Unterseite mit einem Array von einzelnen Anodenelektroden – jede dieser Anoden definiert ein Detektorelement (◘ Abb. 3.1). Zwischen der Kathode und den Anoden liegt eine Hochspannung von 800–1000 V an. Der Halbleiter absorbiert die auftreffenden Röntgenquanten (auch Röntgenphotonen genannt), dabei werden elektrische Ladungen freigesetzt. Die erzeugten Elektronen wandern in dem durch die Hochspannung

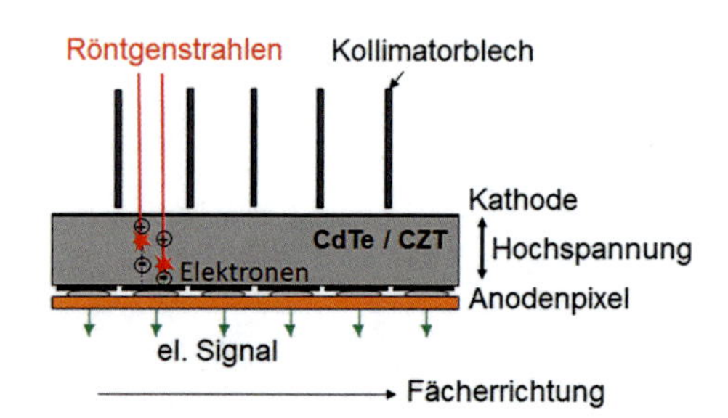

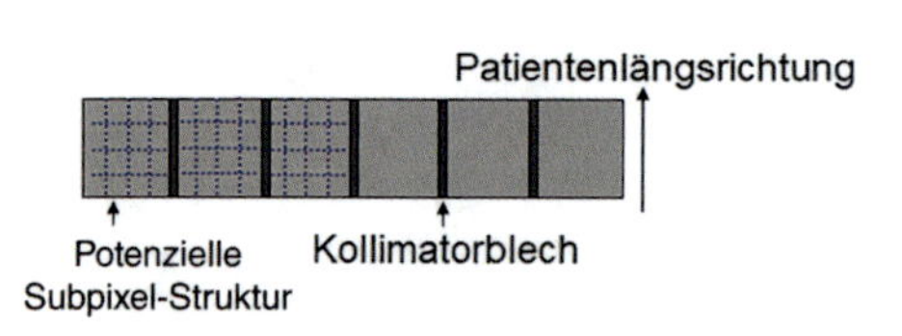

◘ **Abb. 3.1** Detektionsprinzip eines photonenzählenden Detektors. Blick von der Seite (oben) und aus der Richtung der Röntgenstrahlen (unten). Die einzelnen Detektorelemente müssen nicht durch Trennschichten voneinander separiert werden (siehe ◘ Abb. 3.2), das lässt eine feinere Unterteilung in Subpixel zu (unten für die linken drei Pixel gezeigt). Jedes dieser Subpixel hat etwa 0,2–0,4 mm Seitenlänge, der Detektor ist 1,4–2 mm dick. Vergleiche auch mit dem Szintillationsdetektor in ◘ Abb. 2.1.

hervorgerufenen starken elektrischen Feld zu den Anodenpixeln und lösen dort kurze Stromimpulse aus. Diese werden von einer Elektronik in Spannungsimpulse umgewandelt, deren Höhe proportional zur Energie der absorbierten Röntgenquanten ist. Jeder Spannungsimpuls wird von einer Zählelektronik registriert, sobald seine Höhe einen Schwellenwert überschreitet – deshalb der Name „photonenzählender" oder „quantenzählender" Detektor.

Wichtig
Photonenzählende Detektoren sind eine neue Technologie für die CT-Bildgebung. Röntgenquanten werden in einem Halbleiter absorbiert und direkt in Strompulse umgesetzt, die von einer Elektronik gezählt werden.

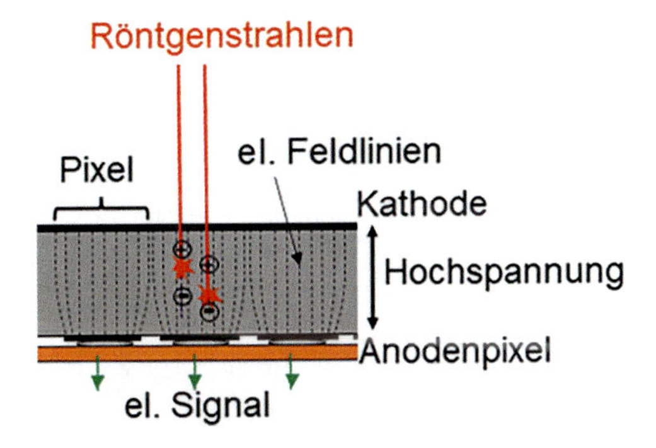

Abb. 3.2 Trennung einzelner Detektorpixel beim photonenzählenden Detektor allein durch das elektrische Feld ohne Zwischenschichten

3.3 Vorteile photonenzählender Detektoren und ihre klinische Relevanz

Photonenzählende Detektoren haben im Vergleich zu herkömmlichen Szintillationsdetektoren mehrere Vorteile.

3.3.1 Höhere räumliche Auflösung für schärfere Bilder

Die Detektorelemente werden allein durch das starke elektrische Feld zwischen gemeinsamer Kathode und Anodenpixeln definiert (Abb. 3.2). Zusätzliche Trennschichten wie bei Szintillationsdetektoren sind unnötig.

Zwar gibt es weiterhin Kollimatorbleche, die die geometrische Dosiseffizienz reduzieren, doch jedes von Kollimatorblechen begrenzte Detektorelement lässt sich in kleinere Subpixel unterteilen, die separat ausgelesen werden (Abb. 3.1). So verbessert sich die räumliche Auflösung ohne Verlust an geometrischer Dosiseffizienz deutlich. Ein photonenzählendes CT-Gerät erreicht eine Auflösung von bis zu 40 Linienpaaren pro cm, das ist etwa doppelt so viel wie ein herkömmliches CT (Abb. 3.3). Höhere räumliche Auflösung bringt Vorteile bei der Untersuchung knöcherner Strukturen wie z. B. dem Innenohr, bei der Diagnose von Lungenkrankheiten und bei der Darstellung kleiner Gefäße wie den Koronararterien (Abb. 3.4).

3.3.2 Bessere Bildqualität bei niedriger Strahlendosis

Um gezählt zu werden, müssen die durch absorbierte Röntgenquanten erzeugten Spannungsimpulse eine Schwelle überschreiten, die einer Mindestenergie von 20–25 keV entspricht. Das unvermeidbare Elektronikrauschen liegt weit darunter und kann deshalb keine Zählung auslösen. Selbst bei sehr niedriger Röntgenintensität auf dem Detektor ist das Signal nur vom statistischen Quantenrauschen der Röntgenquanten geprägt – Elektronikrauschen spielt keine Rolle. CT-Aufnahmen bei sehr niedriger Strahlendosis oder Untersuchungen adipöser Patienten zeigen daher weniger Bildrauschen und weniger gerichtete Strichartefakte als vergleichbare

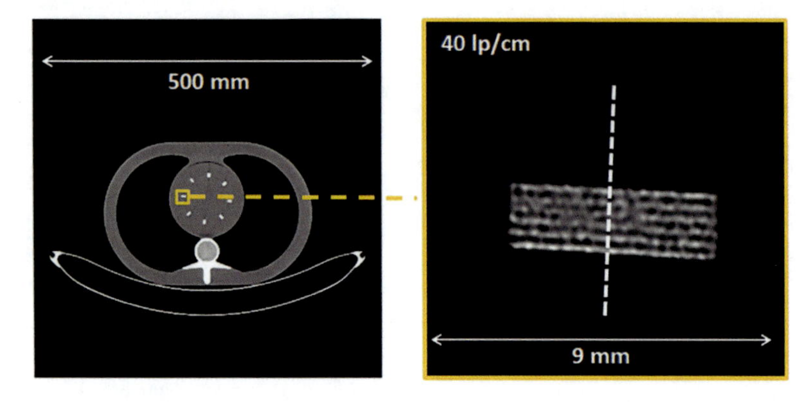

Abb. 3.3 Demonstration ultrahoher räumlicher Auflösung von 40 lp/cm an einem photonenzählenden CT-Gerät mit Hilfe eines Auflösungsphantoms

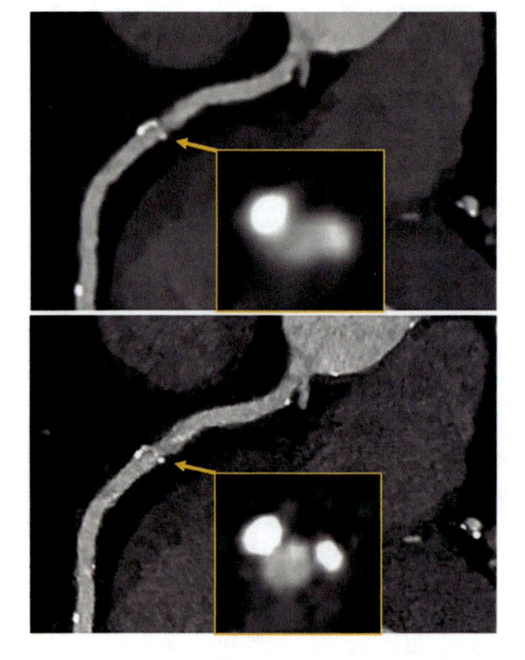

Abb. 3.4 Klinisches Beispiel einer CT-Angiographie (CTA) der rechten Koronararterie eines 62 Jahre alten Patienten an einem photonenzählenden CT-Gerät mit ultrahoher räumlicher Auflösung (unten) im Vergleich zur Standardauflösung (oben). Beachte die deutlich schärfere Darstellung der kalzifizierten Plaques (Pfeile) und die bessere Beurteilbarkeit des Gefäßlumens. (Bilder mit freundlicher Genehmigung von H. Alkadhi, US Zürich, Schweiz)

Aufnahmen mit Szintillationsdetektoren (Abb. 3.5). Auch sind die CT-Werte bei Niedrigdosisuntersuchungen z. B. des Lungenparenchyms stabiler. Insgesamt scheint mit photonenzählenden Detektoren eine weitere Reduzierung der Strahlendosis über heutige Grenzen hinaus möglich.

3.3.3 Höhere Bildkontraste

In einem photonenzählenden Detektor tragen alle gezählten Röntgenquanten unabhängig von ihrer Energie gleichermaßen zum Signal bei. Bei Szintillationsdetektoren dagegen liefern niederenergetische Röntgenquanten weniger Signal, weil sie weniger Licht erzeugen. Insbesondere bei CT-Aufnahmen mit jodhaltigem Kontrastmittel werden die Kontrastunterschiede im Bild aber im Wesentlichen von den niederenergetischen Röntgenquanten bestimmt. Photonenzählende Detektoren können deshalb CT-Bilder mit höheren Weichteilkontrasten und insbesondere höheren Jodkontrasten liefern, was wiederum Möglichkeiten zur Reduktion der Strahlendosis oder der Kontrastmitteldosis eröffnet.

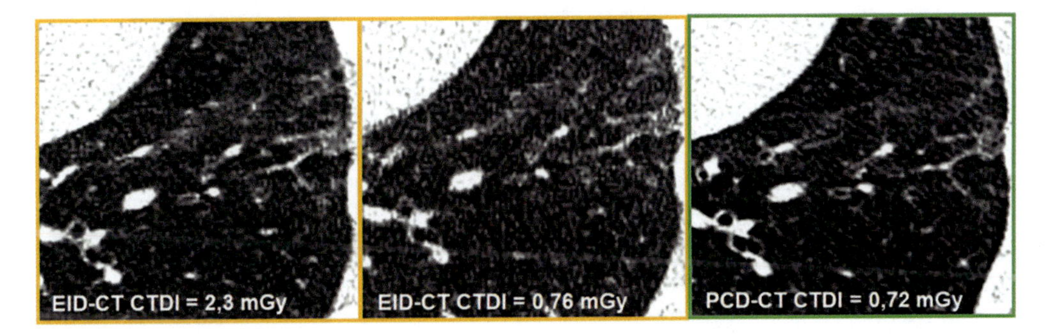

Abb. 3.5 Klinisches Beispiel zur Veranschaulichung der besseren Bildqualität photonenzählender CT-Geräte bei sehr niedriger Strahlendosis. CT-Aufnahme der Lunge eines Patienten mit interstitieller Lungenerkrankung auf einem konventionellen CT mit Standarddosis (links) und mit um 66 % reduzierter Strahlendosis (Mitte). Beachte die starke Zunahme des Bildrauschens. In der Folgeuntersuchung auf einem photonenzählenden CT bei reduzierter Strahlendosis (rechts) ist das Bildrauschen deutlich geringer und entspricht etwa dem Bildeindruck des konventionellen CT-Geräts bei Standarddosis. (Bilder mit freundlicher Genehmigung von H. Alkadhi, US Zürich, Schweiz)

3.3.4 Intrinsische spektrale Bildgebung

Wir haben bisher photonenzählende Detektoren mit nur einem Schwellenwert und einem Zähler betrachtet (Abb. 3.1). In der Regel werden aber mehrere Zähler eingesetzt, die gleichzeitig mit unterschiedlichen Schwellenwerten arbeiten. In einem Detektor mit 4 verschiedenen Schwellenenergien E_1, E_2, E_3 und E_4 zählt der erste Zähler alle detektierten Röntgenquanten mit einer Energie größer als E_1. Gleichzeitig zählt der zweite Zähler alle Röntgenquanten, deren Energie auch den höheren Schwellwert E_2 überschreitet – das ist ein Teil der Quanten, die bereits vom ersten Zähler registriert wurden. Zähler drei wiederum registriert nur noch diejenigen Quanten, deren Energie größer als E_3 ist, und Zähler vier zählt die hochenergetischen Röntgenquanten, deren Energie selbst E_4 übersteigt (Abb. 3.6). So liefert der photonenzählende Detektor in diesem Beispiel gleichzeitig vier Detektorsignale mit unterschiedlicher Mindestenergie der detektierten Röntgenquanten und damit energieaufgelöste Messwerte für die spektrale CT-Bildgebung – ohne technische Umwege wie bei herkömmlichen Dual-Energy-CT-Geräten.

Die heute etablierten Dual-Energy-CT-Anwendungen, die auf einer Materialzerlegung in zwei Basismaterialien beruhen (► Abschn. 1.10), sind mit einem photonenzählenden Detektor mit zwei Energieschwellen routinemäßig durchführbar. Die Kombination von spektraler Datenerfassung mit hoher zeitlicher und räumlicher Auflösung bietet darüber hinaus neue Möglichkeiten, wie die Entfernung von Kalzifikationen aus CTAs der Koronararterien zur besseren Beurteilung des Gefäßlumens (Abb. 3.7).

Datenerfassung mit mehr als zwei Energieschwellen öffnet die Tür zu Materialzerlegung in drei oder mehr Basismaterialien. Das funktioniert jedoch nur, wenn die zusätzlichen Basismaterialien eine K-Kante im für die CT zugänglichen Röntgenenergiebereich (40–140 keV) haben. Leider kommen solche Materialien mit hoher Ordnungszahl wie Gadolinium, Wolfram,

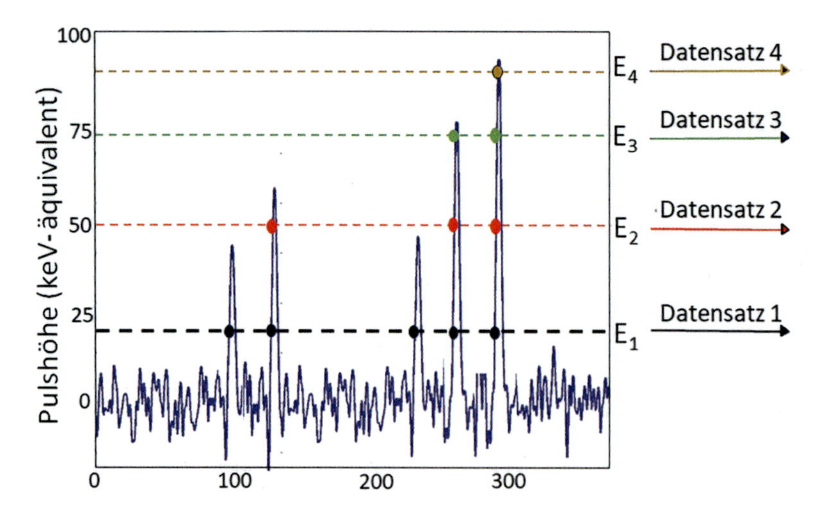

Abb. 3.6 Registrierung von Röntgenquanten unterschiedlicher Energie und damit unterschiedlicher Höhe der erzeugten Spannungspulse in einem photonenzählenden Detektor mit vier Zählern mit unterschiedlichen Schwellenenergien. Dieser Detektor liefert gleichzeitig vier Signale mit unterschiedlichem Energiebereich der detektierten Röntgenquanten

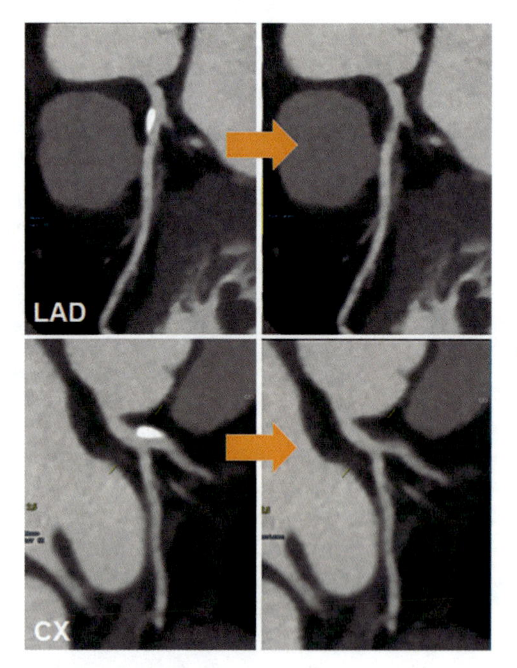

Abb. 3.7 Klinisches Beispiel zur Entfernung von Kalzifikationen aus den Koronararterien eines Patienten mit Hilfe spektraler Techniken an einem photonenzählenden Dual-Source-CT-Gerät bei 66 ms zeitlicher Auflösung. (Bilder mit freundlicher Genehmigung von H. Alkadhi, US Zürich, Schweiz)

Wismut oder Gold im menschlichen Körper nicht vor. Sie sind zum Teil als experimentelle Kontrastmittel verfügbar, die durch Mehrmaterialzerlegung getrennt voneinander dargestellt werden können. Dabei handelt es sich im Moment aber um rein experimentelle Anwendungen, die noch einen weiten Weg bis zu einer möglichen klinischen Anwendung vor sich haben.

> Photonenzählende Detektoren bieten mehrere klinisch relevante Vorteile:
> - Höhere räumliche Auflösung für deutlich schärfere Bilder
> - Bessere Bildqualität bei sehr niedriger Strahlendosis
> - Höhere Bildkontraste, insbesondere höheren Jodkontrast
> - Intrinsische spektrale Bildgebung

Weiterführende Literatur

Flohr T, Schmidt B (2023) Technical Basics and Clinical Benefits of Photon-Counting CT. Invest Radiol 58(7):441–450

Mergen V, Sartoretti T, Baer-Beck M, Schmidt B, Petersilka M, Wildberger JE, Euler A, Eberhard M, Alkadhi H (2022) Ultra-High-Resolution Coronary CT Angiography With Photon-Counting Detector CT: Feasibility and Image Characterization. Invest Radiol 57(12):780–788. ▶ https://doi.org/10.1097/RLI.0000000000000897

Sartoretti T, Wildberger JE, Flohr T, Alkadhi H (2023) Photon-counting detector CT: early clinical experience review. Br J Radiol 96(1147):20220544

Flohr T, Schmidt B, Ulzheimer S, Alkadhi H (2023) Cardiac imaging with photon counting CT. Br J Radiol 96(1152):20230407

Protokollparameter und Bildqualität

Davide Cester

Inhaltsverzeichnis

H. Alkadhi und S. Leschka (Hrsg.), *Wie funktioniert CT?*,
https://doi.org/10.1007/978-3-662-68480-1_4

4.1 Einleitung

Wir unterscheiden zwei verschiedene Aufnahmeverfahren mit der CT: Bilddaten können entweder a) im Spiral-Modus oder b) sequenziell akquiriert werden. In diesem Kapitel werden Protokollparameter dieser Aufnahmeverfahren der CT, wichtige Kenngrößen der Bildqualität sowie deren Zusammenhänge erläutert.

Es ist zu bedenken, dass Bildqualität und Patientendosis zwei Seiten derselben Medaille sind: Die tatsächliche Wahl der Protokollparameter ist immer ein Kompromiss zwischen dem Wunsch nach bestmöglicher Bildqualität und der Notwendigkeit, die Strahlendosis zu minimieren. Dieses Kapitel konzentriert sich auf die Bildqualität; Strahlenexposition und Möglichkeiten der Dosisreduktion werden ausführlicher in ▶ Kap. 13 behandelt, wobei auch hier einige Anmerkungen dazu gemacht werden.

4.2 Protokollparameter

Protokollparameter der CT lassen sich in Parameter der Datenakquisition und solche der Datenrekonstruktion unterscheiden.

4.2.1 Akquisitionsparameter

▪ **Kollimation**

Die Kollimation beschreibt die Dimension (mm) der Kollimatorenöffnungen (▶ Kap. 1). Kollimatoren dienen als Blenden und sind lokalisiert a) an der Strahlenquelle und b) vor den Detektorelementen.

Der Kollimator an der Strahlenquelle kontrolliert und formt den Strahlenfächer und verhindert eine unnötige Strahlenexposition des Patienten. Der Kollimator unmittelbar vor den Detektoren dient der Abschirmung des Detektors vor Streustrahlung.

Die verwendete Kollimation hat Einfluss auf die örtliche Auflösung der Untersuchung. Je kleiner die verwendete Kollimation, desto höher ist die örtliche Auflösung (s. auch Partialvolumenartefakte, ▶ Kap. 5, und ▶ Abschn. 5.3.1).

Die Anzahl der Photonen wird durch die Kollimation reduziert und somit das Pixelrauschen erhöht (▶ Abschn. 5.3.1).

▪ **Pitch**

Der Pitch p (dimensionslos) bei der Datenakquisition mittels Spiral-CT (▶ Abschn. 4.3) beschreibt den kontinuierlichen Tischvorschub während einer vollständigen Umdrehung der Gantry. Normiert ist der Parameter Pitch auf die Breite aller aktiven Detektorzeilen. Je höher der Pitch gewählt wird, desto schneller wird eine bestimmte Körperregion während der Aufnahme abgebildet.

Wichtig

Durch gering unterschiedliche Definitionen des Pitch bei der CT kann es zu Unklarheiten kommen. Die am häufigsten verwendete Definition des Pitch lautet:

$$p = \frac{1}{n \cdot C} TF.$$

p Pitch, ***n*** Anzahl der aktiven Detektorzeilen, ***C*** Kollimation, ***TF*** Tischvorschub

Beachte Diverse CT-Gerätehersteller benutzten den Volumenpitch p_{vol} als Angabe auf der Benutzerkonsole!

▪ **Volumenpitch**

Der Volumenpitch entspricht dem Pitch, jedoch beinhaltet dieser nicht die Anzahl der Detektorelemente.

Die Definition des Volumenpitchs p_{vol} Pitch ist:

$$p_{\text{vol}} = \frac{1}{C}.$$

p_{vol} Volumenpitch, C Kollimation, TF Tischvorschub

Rotationszeit

Die Rotationszeit definiert die Zeit T (ms), die für die Beschreibung einer vollständigen Rotation ($2\pi = 360°$) der Gantry und somit des Röhren-Detektor-Systems benötigt wird. Sie hat Einfluss auf die gesamte Akquisitionsdauer der CT-Untersuchung und gleichzeitig auf die zeitliche Auflösung des Einzelbilds.

Röhrenstrom

Der Röhrenstrom (mA) ist die Menge der Elektronen, die auf dem Weg zwischen Kathode und Anode beschleunigt werden. Die Menge der emittierten Bremsstrahlungsphotonen und damit die Dosis ist direkt proportional zum Röhrenstrom, d. h. bei doppeltem Röhrenstrom entstehen doppelt so viele Photonen.

Die Stromdauer ist auch direkt proportional zur Menge der erzeugten Strahlung; daher verwenden moderne Geräte das Röhrenstrom-Zeit-Produkt (mAs) als aktuellen Parameter. Das Röhrenstrom-Zeit-Produkt, oft als Belichtung beschrieben, definiert das Produkt aus Röhrenstrom und Rotationszeit T.

> **Wichtig**
>
> Bei modernen CT-Systemen wird häufig das sog. effektive Röhrenstrom-Zeit-Produkt angegeben. Dieses effektive Röhrenstrom-Zeit-Produkt normiert das Produkt aus Röhrenstrom und Belichtungszeit auf die einzelne Schicht.
>
> Eine Änderung des Röhrenstrom-Zeit-Produktes ändert das Energiespektrum der Röntgenstrahlung nicht.

Automatische Röhrenstrommodulation Je nach Drehwinkel und Tischposition muss die Röntgenstrahlung unterschiedliche Gewebe und Dicken durchqueren, was bei konstantem Strom zu einer unterschiedlichen Abschwächung mit inhomogenen Auswirkungen auf die Bildqualität und auch die Patientendosis führt. Mit der automatischen Röhrenstrommodulation passt das Gerät den Röhrenstrom während des Scans kontinuierlich an die Konstitution des Patienten an; diese Funktion kann auf unterschiedliche Weise implementiert werden und hat sich als Standardmethode zur Parameteroptimierung etabliert.

Röhrenspannung

Die Röhrenspannung (kVp) definiert die Spannung, die in der Röntgenröhre zwischen Kathode und Anode zur Beschleunigung der Elektronen angelegt wird. Diese bestimmt die maximale Energie der Photonen und somit das Spektrum der Röntgenstrahlung.

Automatische Anpassung der Röhrenspannung Einige Hersteller haben einen Algorithmus für die automatische Röhrenspannung entwickelt. Bei dieser Technik wird – neben dem Röhrenstrom – die Röhrenspannung an die tatsächliche Größe und Dichte der zu untersuchenden Körperregion des individuellen Patienten angepasst, und zwar entsprechend den gemäß Protokoll hinterlegten Referenzwerten. Ein weiterer Faktor zur automatischen Bestimmung der Röhrenspannung ist die Art der geplanten Untersuchung: So werden zum Beispiel bei nativen CT-Untersuchungen höhere und bei CT-Angiographien niedrigere Spannungen verwendet; Letztere, um den dann deutlich höheren Kontrast in den Gefäßen zu erzeugen. Wichtig zu erwähnen ist, dass die automatische Anpassung der Röhrenspannung – im Gegensatz zur kontinuierlich in 3D angepassten automatischen Röhrenstrommodulation – für jeden Scan festgelegt und während der Datenakquisition nicht mehr verändert wird.

EKG-Trigger

Bewegungsartefakte (▶ Kap. 5) sind bei der CT des Herzens und der Aorta ascendens aufgrund der schnellen Bewegung des Organs im Vergleich zur typischen

Rotationszeit relevant. Bei der sequenziellen EKG-getriggerten CT ist der Scanner mit dem EKG des Patienten verbunden, und nur der Teil des Scans, in dem die Bewegung am geringsten ist (in der Regel in der diastolischen Phase), wird zur Bildgebung verwendet. Um das gesamte Herz abzubilden, werden Daten aus mehreren Herzzyklen zusammengefasst.

Es gibt zwei Arten der EKG-getriggerten CT. Bei der *retrospektiven Triggerung* werden die Herzprojektionen und das EKG-Signal kontinuierlich im Spiral-Modus aufgezeichnet, und die Selektion der Daten entsprechend dem Herzzyklus erfolgt nach dem Scan während der Rekonstruktion. Diese Technik ermöglicht eine lückenlose Rekonstruktion des schlagenden Herzens, ist aber dosisintensiver. Bei der *prospektiven Triggerung* ist die Röhre nur aktiv, wenn das EKG-Signal dem gewünschten Teil des Herzzyklus entspricht (sog. sequenzieller Modus).

4.2.2 Rekonstruktionsparameter

Die generierten Rohdaten erlauben eine nachträgliche Rekonstruktion von Schnittbildern. Die erneute Zusammensetzung dieser Bilder ergibt das abgebildete und untersuchte Volumen. Die im Folgenden beschriebenen Parameter sind entscheidende Determinanten der Bildrekonstruktion.

Rekonstruktionsinkrement

Das Rekonstruktionsinkrement definiert die Schichtabstände für die Rekonstruktion der Einzelbilder aus einem akquirierten Datenvolumen. Bei der Spiral-CT ist das Inkrement als Rekonstruktionsparameter frei wählbar. Das Rekonstruktionsinkrement definiert somit den retrospektiv frei wählbaren Überlappungsgrad. Wird das Inkrement kleiner als die Schichtdicke gewählt, entstehen überlappende Bilder. Häufig erleichtern Überlappungen das Stellen von Diagnosen, sie tragen zur Erhöhung der Sicherheit des Radiologen bei.

Tipp

Bei der sequenziellen Datenakquisition lassen sich überlappende Schichten nur dann rekonstruieren, wenn der Tischvorschub zwischen zwei Aufnahmen kleiner gewählt ist als die Kollimation C.

Schichtdicke

Die rekonstruierte Schichtdicke definiert die Dicke des einzelnen Schnittbilds aus dem Datenvolumen. Die minimal zu rekonstruierende Schichtdicke ist durch die benutzte Detektorkollimation limitiert; es können ausschließlich Bilder mit gleicher oder größerer Schichtdicke rekonstruiert werden.

Rekonstruktionsalgorithmen

Grundlegend unterscheiden wir verschiedene Rekonstruktionsverfahren (Abb. 4.1): Rekonstruktion der Daten mittels
1. gefilterter Rückprojektion (engl. »filtered back projection«, FBP),
2. iterativer Rekonstruktion (IR).

Der klassische Rekonstruktionsalgorithmus ist die *gefilterte Rückprojektion*. Dabei wird das Schwächungsprofil in der gemessenen Richtung (Darstellung im Sinogramm) nach entsprechender Filterung in den Bildspeicher addiert. Für die Rekonstruktion eines axialen Schichtbilds sind bei diesem Verfahren akquirierte Projektionsdaten aus mindestens 180° erforderlich. Die Filterung erfolgt durch die Anwendung eines mathematischen Hochpassfilters (sog. Faltungskern) zur Erzeugung von Objektkanten. Wir unterscheiden harte und weiche Faltungskerne, die einen Einfluss auf die Bildqualität haben (▶ Abschn. 4.3).

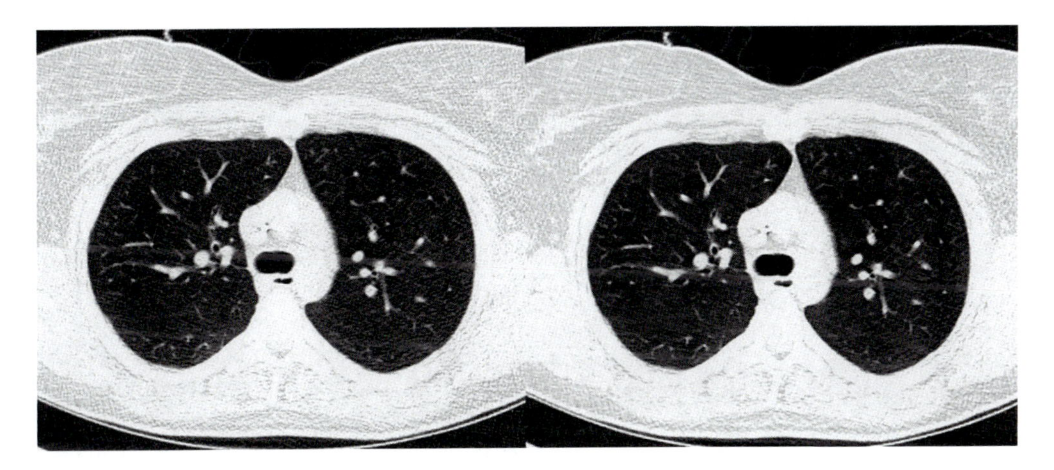

Abb. 4.1 Thoraxuntersuchung – rekonstruiert mittels gefilterter Rückprojektion (**a**) und iterativer Rekonstruktion (**b**)

Bei der Benutzung der *iterativen Rekonstruktion* wird eine Korrekturschleife bei der Bilderzeugung eingeschaltet. Hierbei werden nicht vorhandene Projektionsdaten künstlich erzeugt und mit den gemessenen Rohdaten iterativ (= sich wiederholend) verglichen. Bildauflösung und Bildrauschen sind bei diesem Verfahren entkoppelt und hängen von der Anzahl der Wiederholungen ab. Limitierend sind aktuell begrenzte Rechenleistungen zur mathematischen Messsystem-Simulation.

Durch die Reduzierung des Rauschens können iterative Rekonstruktionsalgorithmen die Bildqualität bei gleicher Dosis verbessern oder alternativ eine Dosisreduktion ermöglichen. Allerdings können sie auch zu künstlichem Bildeindruck führen.

Verschiedene Anwender bieten unterschiedliche iterative Rekonstruktionsalgorithmen an. Sämtlichen Produkten eigen ist eine Reduktion des Bildrauschens und der Artefakte (s. auch ▶ Kap. 13).

4.3 Aufnahmeverfahren

Wichtig

Grundlegend unterscheiden wir verschiedene Aufnahmeverfahren mit der CT.
Die Akquisition der Daten erfolgt

1. als Spiral-CT mit den Kenngrößen: p, n × C, ST/RI
2. sequenziell mit den Kenngrößen: n × C, ST

Dabei ist: ***p*** Pitch, ***n*** Anzahl der aktiven Detektorzeilen, ***C*** Kollimation, ***ST*** Schichtdicke (▶ Abschn. 4.2.2), ***RI*** Rekonstruktionsinkrement (▶ Abschn. 4.2.2)

Bei der Datenakquisition mittels Spiral-CT wird der Patient auf dem Untersuchungstisch in z-Richtung kontinuierlich durch das Messfeld bewegt. Die Gantry mit der Röntgenröhre und dem Detektor kreist um den Patienten mit der Rotationszeit *T*. Aus den Bewegungen des Untersuchungstischs und der Gantry resultiert eine spiralförmige Abtastung des Patienten durch den Röntgenfächer, der die einzelnen Detektorelemente »belichtet«. Die akquirierten Daten beschreiben ein Volumen, welches aus 3-dimensionalen Bildelementen – den Voxeln – zusammengesetzt ist.

Da die Bewegung in z-Richtung inkonsistente Datensätze liefert, müssen zur Bildrekonstruktion Interpolationsverfahren angewendet werden. Diese erlauben die Berechnung eines planaren Datensatzes für jede definierte Tischposition. Es werden somit artefaktfreie Einzelbilder mit beliebigen Überlappungen erzeugt, d. h. rekonstruiert.

Bei der sequenziellen Datenakquisition entstehen Schichtaufnahmen durch das Aufnehmen transversaler Projektionen. Die Röhre und der Detektor rotieren um den Patienten, während eine einzelne – für den Aufnahmezeitpunkt festgelegte – Tischposition eingehalten wird. Die Aufnahme wird entsprechend der Länge des Untersuchungsvolumens, nachdem der Tisch maximal um den Wert $n \times C$ vorgeschoben wurde, wiederholt. Das Bild wird aus den resultierenden Projektionsdaten berechnet.

4.4 Bildqualität

4.4.1 Das Bild

Das CT-Bild bildet die Schwächung der Volumenelemente einer definierten Schicht ab. Das sog. Voxel („volume element") definiert einen 3-dimensionalen Pixel und kodiert Absorptionswerte. Das CT-Bild beschreibt hierbei nicht absolute Schwächungswerte (μ-Werte), sondern Hounsfield-Einheiten (dimensionslos) in Relation zum Schwächungswert von Wasser.

Wichtig

Das CT-Bild repräsentiert die gemessenen Schwächungswerte als Hounsfield-Einheiten, d. h. in Relation zum Schwächungswert von Wasser:

$$HE = \frac{1000(\mu - \mu_{HsO})}{\mu_{HsO}}$$

HE Hounsfield-Einheiten, μ Absorptionswert.

Wasser und Luft haben die Hounsfield-Einheiten 0 und −1000. Medizinische CT-Scanner operieren in einem Bereich von −1024 bis + 3071.

Fensterung

Die abgebildeten Hounsfield-Einheiten im CT-Bild werden als Grauwerte repräsentiert. Da das menschliche Auge jedoch nicht beliebig viele Graustufen gleichzeitig auflösen und zu unterscheiden vermag, werden CT-Bilder in verschiedenen Fenstern betrachtet. Entsprechend des radiologisch-diagnostisch relevanten Dichtebereichs kann dem Bild dynamisch eine HE-Weite und ein HE-Zentrum zugeschrieben werden. Dies bedeutet, dass nur Hounsfield-Einheiten innerhalb des durch Fensterweite und -zentrum definierten Bereichs dargestellt werden. Dies gewährleistet die adäquate Erfassung der Bildinformationen durch das Auge des Radiologen (Abb. 4.2).

4.4.2 Die Qualitätsparameter

Die Bildqualität hängt von der Kollimation und der Fokusgröße ab, welche die Qualität der einzelnen Schwächungsprofile bestimmen.

Die Bildqualität kann quantitativ und qualitativ beurteilt werden.

Pixelrauschen

Das Pixelrauschen setzt sich zusammen aus dem Rauschen der eigentlichen Messwerte (Quantenrauschen), dem elektronischen Rauschen des Detektors und dem Rauschen der Projektionsdaten. Das Pixelrauschen folgt der Poisson-Verteilung. Es wird quantifiziert als Standardabweichung der Hounsfield-Einheiten im CT-Bild (konventionell in der Luft außerhalb des abgebildeten Volumens gemessen). Vereinfacht zusammengefasst gilt, dass das Pixelrauschen proportional Quadratwurzel der zur Dosis ist.

Wichtig

Das Rauschen der Messwerte ist umgekehrt proportional zur Schichtdicke und der Anzahl der Photonen, die auf den Detektor treffen:

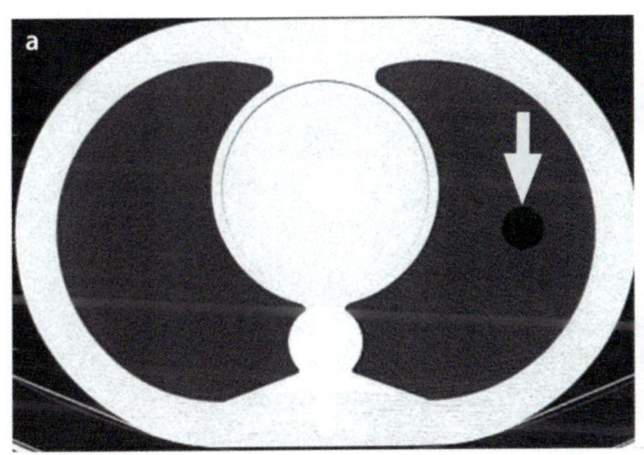

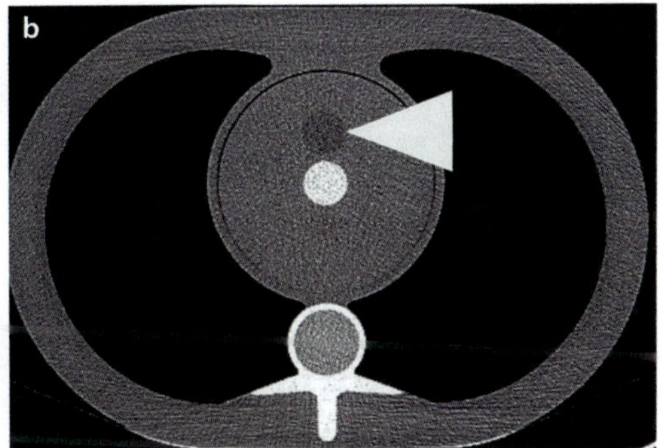

Abb. 4.2 Thoraxphantombild bei unterschiedlicher Fensterung. Das Lungenfester (**a**; Fensterzentrum −600 HE/Fensterbreite 1200 HE) ermöglicht die Detektion der zirkulären hypodensen Läsion links pulmonal (*Pfeil*, nicht sichtbar in **b**); das Weichteilfenster (**b**, 40/400 HE) wiederum ermöglicht die Detektion der median lokalisierten, zirkulären hypodensen Läsion mediastinal (*Pfeilspitze*, vgl. **a**)

$$\sigma = \frac{1}{\sqrt{ST \cdot N}}.$$

σ Rauschen, ***ST*** Schichtdicke, ***N*** Anzahl der Photonen

Aus dieser Formel folgt die radiologische Regel: Entweder führt die Verdoppelung des mAs-Produkts oder die Verdoppelung der Schichtdicke zu einer Verbesserung des Signal-Rausch-Verhältnisses um den Faktor $\sqrt{2}$ (Abb. 4.3).

Tipp

Das Rauschen (Abb. 4.3) kann reduziert werden durch

1. höhere Röhrenstrom-Zeit-Produkte (Röhrenstrom und auch längere Rotationszeiten T),
2. höhere Röhrenspannungen,
3. erhöhte Schichtdicke ST, breitere Detektorkollimation C (cave: verringerte Ortsauflösung),
4. die Verwendung weicherer Faltungskerne oder iterativer Korrekturschleifen bei der Bildrekonstruktion.

Darüber hinaus hängt das Rauschen in der Mehrzeilen-CT vom Pitch ab. Mathematische Algorithmen ermöglichen die Reduktion des Pixelrauschens durch die Interpolation von redundanten Daten. Cave: Dies trifft jedoch nur auf nicht-EKG-getriggerte Untersuchungen zu.

Kontrast

Der Kontrast beschreibt den Helligkeitsverlauf zwischen 2 Bildpunkten eines CT-Bildes. Der Kontrastumfang (oder die Dynamik) beschreibt den Intensitätsunterschied zwischen dem hellsten und dem dunkelsten Punkt eines Bildes. Es besteht eine Proportionalität zwischen der Dosis und dem Kontrast. Der Kontrast bei der CT wird ebenfalls durch die Dichte des Gewebes bestimmt. Häufig und analog zum Signal-Rausch-Verhältnis (s. unten) wird der Kontrast als Verhältnis zum Pixelrauschen ausgedrückt.

Wichtig

Das Röhrenstrom-Zeit-Produkt und die Röhrenspannung bestimmen nicht nur entscheidend die Bildqualität, sondern auch die Dosis (► Kap. 13). Die Auswahl des adäquaten Röhrenstrom-Zeit-Produkts hängt von der jeweiligen Fragestellung und Untersuchung ab. Höhere mAs-Werte verringern das Bildrauschen und verbessern die Erkennbarkeit geringer Kontraste.

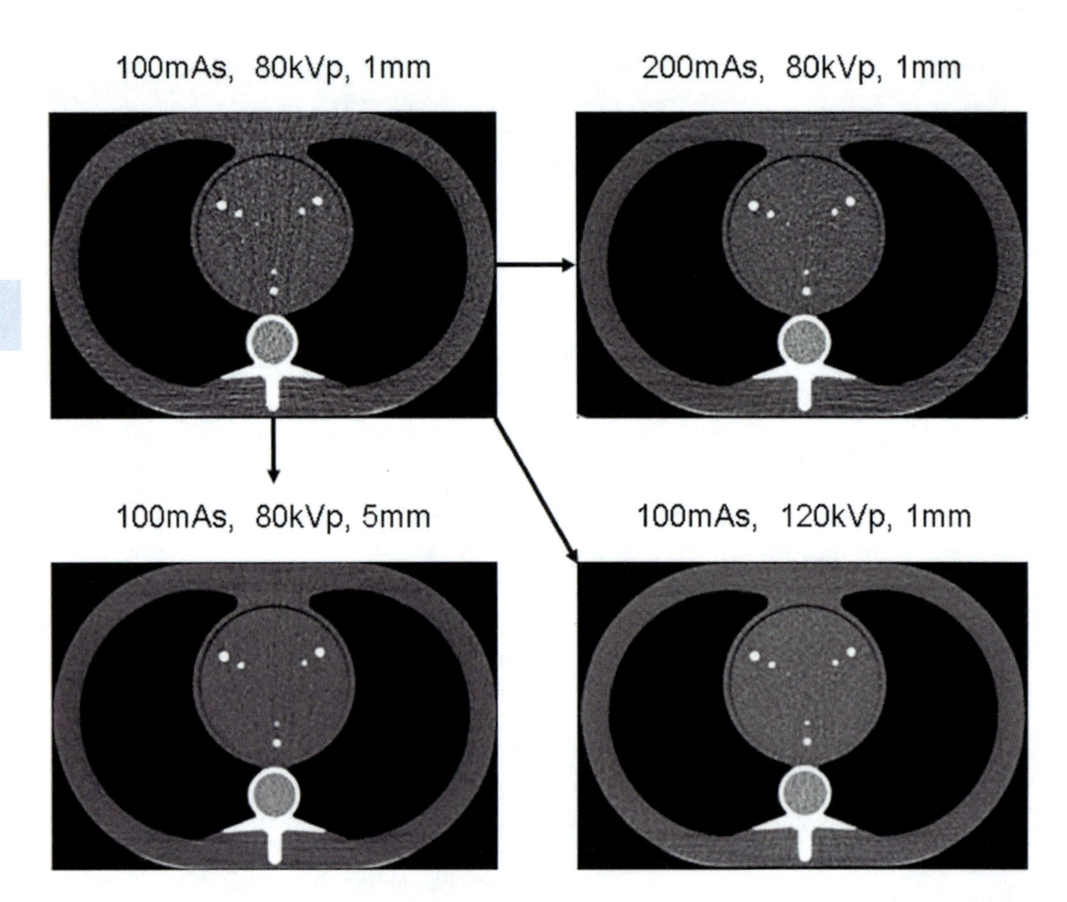

Abb. 4.3 Thoraxphantom mit 100 und 200 mAs, 80 und 120 kVp sowie nach Rekonstruktion mit Schichtdicken von 1 und 5 mm. Identischer Faltungskern und Fensterung

Für Untersuchungsvolumen mit

1. hohem Kontrast (z. B. Skelett, Lunge, nach Kontrastmittelapplikation) sind geringere Dosen für dünne Schichten suffizient;
2. niedrigem Kontrast (z. B. Abdomen, Gehirn) werden höhere Dosen und Schichtdicken für adäquate Kontraste benötigt.

▪ Signal

Durch die Abtastung des Untersuchungsvolumens mit der CT wird ein digitales Signal durch die Detektorsysteme generiert. Beschrieben als Signal-Rausch-Verhältnis verbindet dieser Parameter das Signal mit dem Rauschen und beschreibt die Bildqualität der CT-Untersuchung.

▪ Aufgabenbezogene Kennzahlen

Parameter wie Kontrast und Rauschen tragen zur Definition der Bildqualität bei, berücksichtigen aber nicht die Aufgabe, für die ein Bild verwendet wird (die Fragestellung). Um die Bildqualität im klinischen Kontext zu beurteilen, werden in der Regel eine Reihe von Radiologen gebeten, die Bilder visuell zu bewerten, und die Bewertung muss für jede Änderung der Aufnahmeparameter wiederholt werden.

Als Alternative zur visuellen Bewertung von Bildern wurden aufgabenbezogene Kennzahlen entwickelt, die mit Phantomen gemessen werden können. Zusätzlich zu Rauschen, Kontrast und räumlicher Auflösung umfassen diese Kennzahlen die Beschreibung einer bestimmten Aufgabe (ein Objekt einer bestimmten Größe und eines bestimmten Kontrasts) sowie ein mathematisches Modell, das die menschliche Beobachtung darstellt; eine häufig verwendete aufgabenbasierte Kennzahl ist der "detectability index" *(d')*. Kennzahlen wie *d'* korrelieren nachweislich gut mit der Leistung des Radiologen und werden zu einem wichtigen Instrument für die Verbesserung von Scanprotokollen.

■ Artefakte

Die qualitative Beurteilung der Bildqualität beinhaltet das Erkennen und die Beurteilung von Artefakten und wird in ▶ Kap. 5 erläutert.

Weiterführende Literatur

Buzug TM (2004) Einführung in die Computertomographie: mathematisch-physikalische Grundlagen der Bildrekonstruktion. Springer, Berlin

Image quality in CT: From physical measurements to model observers | Elsevier Enhanced Reader (no date). ▶ https://doi.org/10.1016/j.ejmp.2015.08.007

Merzan D et al (2017) ‚Evaluating the impact of scan settings on automatic tube current modulation in CT using a novel phantom'. Br J Radiol 90(1069):20160308. ▶ https://doi.org/10.1259/bjr.20160308

Primak AN, McCollough CH, Bruesewitz MR, Zhang J, Fletcher JG (2006) Relationship between noise, dose, and pitch in cardiac multi-detector row CT. Radiographics 26:1785–1794

Prokop M (2002) Radiation dose and image quality in computed tomography. Rofo 174:631–636.

Samei E et al (2019) ‚Performance evaluation of computed tomography systems: summary of AAPM task group 233'. Med Phys 46(11). ▶ https://doi.org/10.1002/mp.13763

Willemink MJ et al (2013) ‚Iterative reconstruction techniques for computed tomography part 1: technical principles'. Eur Radiol 23(6):1623–1631. ▶ https://doi.org/10.1007/s00330-012-2765-y

Erkennung und Vermeidung von Artefakten

Nicola Glaser-Gallion und Sebastian Leschka

Inhaltsverzeichnis

H. Alkadhi und S. Leschka (Hrsg.), *Wie funktioniert CT?*,
https://doi.org/10.1007/978-3-662-68480-1_5

5.1 Einleitung

Als Artefakt in der CT gilt die Diskrepanz der abgebildeten Schwächungswerte von der tatsächlich im Untersuchungsvolumen enthaltenen Schwächung. Bei der CT können verschiedene Arten von Artefakten auftreten. Das Erkennen von Artefakten in der CT ist insbesondere für die durchführende Radiologiefachperson wichtig, um Probleme mit dem CT-Gerät bzw. der Bilddatenakquisition zu bemerken und um rechtzeitig mögliche Gegenmaßnahmen zu treffen. Für den interpretierenden Radiologen ist das Erkennen der Artefakte entscheidend, um Fehlinterpretationen zu vermeiden. Dieses Kapitel erklärt die Ursachen verschiedener Artefakte in der CT, gibt Anleitung zu ihrer Erkennung und erläutert Möglichkeiten zur Vermeidung und Reduktion.

5.2 Einteilung der Artefakte

Artefakte in der CT lassen sich nach der Ursache unterscheiden:

1. *Physikalische Artefakte* (▶ Abschn. 5.3): Physikalische Artefakte resultieren aus dem Messprozess während der Datenakquisition.
2. *Patientenbasierte Artefakte* (▶ Abschn. 5.4): Diese Artefakte resultieren aus Patientenbewegung (z. B. Atmung, Herzbewegung) und/oder Fremdkörpern inner- und außerhalb des Untersuchungsvolumens (z. B. Metallimplantate, Schmuck).
3. *CT-System-basierte Artefakte* (▶ Abschn. 5.5): Diese Artefakte entstehen durch Ungenauigkeit oder Fehler der Messtechnik.
4. *Rekonstruktionsartefakte* (▶ Abschn. 5.6): Rekonstruktionsartefakte beschreiben Artefakte, die aus dem Prozess der Bildnachbearbeitung resultieren.

Von diesen qualitativen Artefakten werden stochastische Artefakte wie z. B. das Bildrauschen unterschieden (▶ Kap. 4).

5.3 Physikalische Artefakte

Physikalische Artefakte resultieren aus dem Messprozess der CT-Datenakquisition.

5.3.1 Aufhärtungsartefakte

Die in der CT verwendete Röntgenstrahlung besteht aus einem Spektrum von Photonen mit höherer und niedrigerer Energie. Mit zunehmender Dichte und Dicke des zu untersuchenden Körpers wird die niederenergetische Strahlung stärker als die höherenergetische Strahlung absorbiert, wobei Letztere das Gewebe besser durchdringt. Dieses Phänomen wird als sog. Strahlungsaufhärtung bezeichnet. Die Strahlungsaufhärtung ist dabei umso größer, je länger der Weg durch das Objekt ist und je höher die Elektronendichte des durchstrahlten Objekts ist. Dieser Effekt kann unkorrigiert zu Störungen des rekonstruierten Datensatzes führen.

Strahlungsaufhärtungsartefakte zeigen sich in den rekonstruierten CT-Bildern entweder als sog. Cupping oder als Streifenartefakte.

Da das Schwächungsverhalten eines Materials energieabhängig ist (▶ Kap. 10), hat ein Volumenelement des gleichen Materials in größerer Objekttiefe einen geringeren Schwächungskoeffizienten. Unter Annahme eines bestrahlten zylindrischen Phantoms führt dies zu einem Absinken der gemessenen Schwächungswerte in Richtung des Zentrums (◘ Abb. 5.1). Das gemessene Schwächungsprofil weicht daher vom idealen und wahren Profil ab. Diesen Effekt bezeichnet man als Cupping.

Streifen und/oder dunkle Bänder entstehen ebenfalls durch Strahlungsaufhärtung,

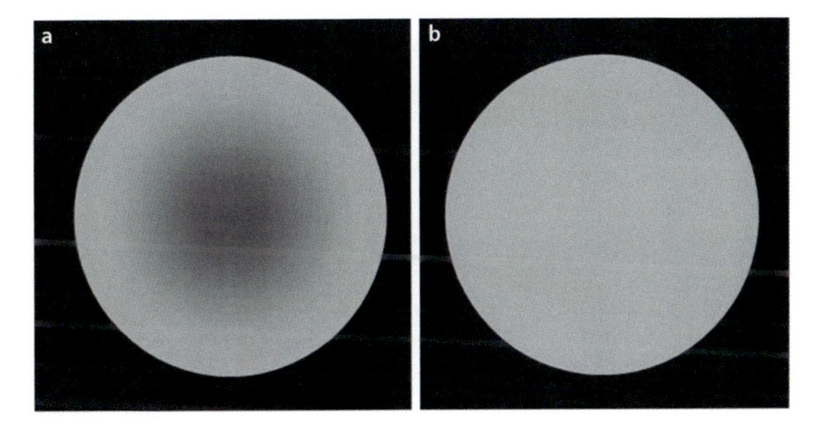

Abb. 5.1 Schematische CT-Abbildung eines zylindrischen Wasserphantoms mit Cupping. Absinken der HU-Werte in Richtung des Zentrums durch Strahlungsaufhärtung ohne Kalibrierung des Systems (**a**) sowie gleichmäßige Darstellung nach Kalibrierung (**b**)

v. a. an Grenzen von Geweben mit stark unterschiedlichen Schwächungswerten (z. B. Knochen und Luft, Knochen und Hirngewebe). Auch durch die Applikation von Kontrastmitteln können Streifenartefakte mit angrenzenden Dichteabsenkungen und Anhebungen durch Aufhärtungsartefakte entstehen (Abb. 5.2).

Verschiedene Filterungen der Röntgenstrahlung werden angewendet, um Artefakte durch Strahlungsaufhärtung zu reduzieren: Der niederenergetische Anteil der Strahlung wird in der Regel durch einen Vorfilter an der Röntgenröhre absorbiert. Ein zweiter Filter härtet das Spektrum in der Peripherie des Untersuchungsvolumens

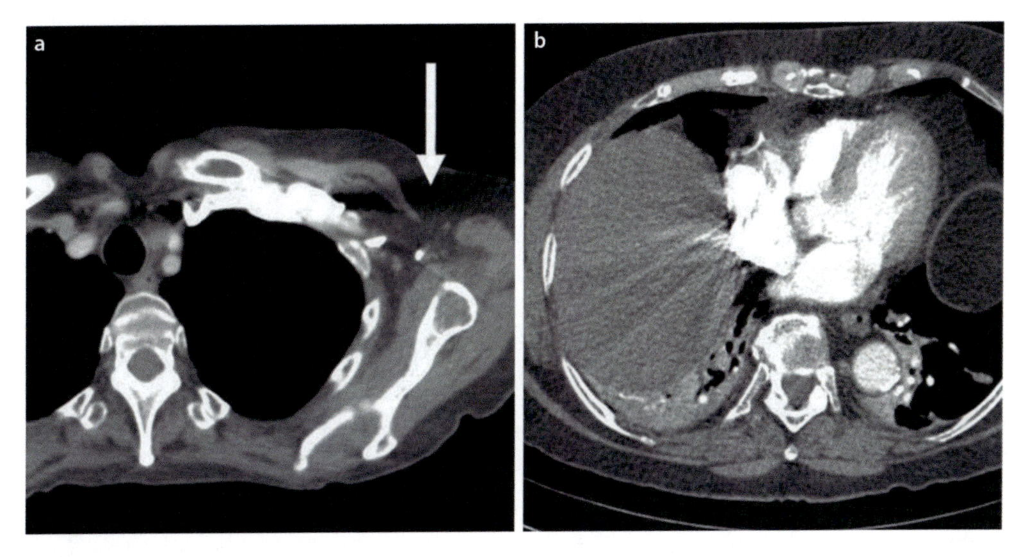

Abb. 5.2 Streifige Aufhärtungsartefakte durch Kontrastmittel in der Vena subclavia links (**a**, *Pfeil*) und in der Vena cava superior sowie im rechten Vorhof bei einer Thorax-CT (**b**)

auf, wo das zu scannende Patientenvolumen geringer ist. Darüber hinaus tragen softwarebasierte Rechenalgorithmen und die Kalibrierung des CT-Systems (◘ Abb. 5.1) durch die Hersteller zur Reduktion von Aufhärtungsartefakten bei.

> **Tipp**
>
> Die Rekonstruktion von Bildern mit größerer Schichtdicke kann die Ausprägung von Aufhärtungsartefakten reduzieren.

5.3.2 Partialvolumenartefakte

Partialvolumenartefakte entstehen, wenn innerhalb des gleichen Voxels Materialien mit unterschiedlichen Absorptionskoeffizienten abgebildet werden. Dringt ein Teil des Strahls durch den Bereich mit dem Röntgenschwächungskoeffizienten μ_1 und ein anderer Teil des Strahls durch einen Bereich μ_2, und treffen diese beiden Teilstrahlen auf den gleichen Detektor, so registriert dieser eine nichtlineare Mittelung aus μ_1 und μ_2 über der verwendeten Kollimation (und/oder Schichtdicke). Dieser vom Computer gemittelte Schwächungswert entspricht somit nicht dem realen Dichteprofil der abzubildenden Struktur. Dieses Mittelungsartefakt ist daher insbesondere bei der Rekonstruktion großer Schichtdicken von Bedeutung.

Darüber hinaus spricht man von Partialvolumenartefakten, wenn Objekte, die sich nicht im Isozentrum des CT-Systems befinden und dadurch teilweise außerhalb des Strahlengangs liegen, mit Projektionen detektiert werden, die zur Bildrekonstruktion nicht ausreichen. Sie entstehen, wenn fern des Isozentrums gelegene Objekte nur partiell – verursacht durch die Divergenz der Röntgenstrahlen – durch Röntgenstrahlen auf dem Detektor gemessen werden (d. h. nur bei bestimmten Projektionswinkeln). Im Bild prägen sich diese Partialvolumenartefakte als Schatten eigentlich dichterer Objekte aus (◘ Abb. 5.3, vgl. Unterabtastung).

> **Tipp**
>
> Partialvolumenartefakte werden durch Verwendung dünnerer Schichtdicken und Erhöhung der gemessenen Projektionen reduziert. Insbesondere bei kontrastreichen Gewebeabschnitten (wie z. B. Lungenparenchym) sollte die Schichtdicke möglichst klein gewählt werden.

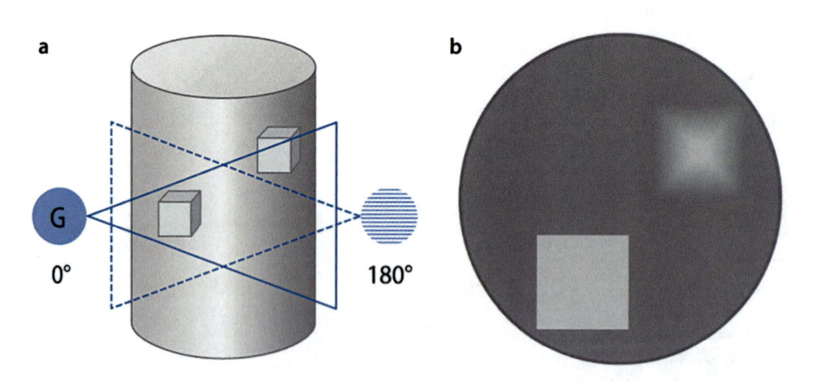

◘ **Abb. 5.3** Schematische Darstellung des Partialvolumenartefakts, resultierend aus partieller Abbildung des oben und lateral lokalisierten hyperdensen Quaders bei Gantry-Position $G=0°$, jedoch nicht bei $G=180°$ (**a**). Die Divergenz der Röntgenstrahlen verursacht Partialvolumenartefakte mit Schattenentstehung (**b**), Quader mit kantenscharfer Abbildung nahe des Isozentrums (**a**, **b**)

5.3.3 Photon Starvation

Das Photon-Starvation-Artefakt (engl. »starvation« = Verhungern, Hungersnot) definiert ein verstärktes Bildrauschen in bestimmten Bildanteilen, das aufgrund einer erhöhten Abschwächung der Röntgenstrahlung durch Unterschiede in der Morphologie verursacht wird. Im Untersuchungsvolumen treffen aus bestimmten Projektionen weniger Photonen auf den Detektor (z. B. stärkere Schwächung bei lateralem Strahlengang durch Schulter). Dies führt bei der Rekonstruktion des CT-Bildes zu streifigen Bildanteilen mit erhöhtem Bildrauschen (◘ Abb. 5.4).

Tipp

Durch die Verwendung einer schwächungswertbasierten Modulation des Röhrenstroms (▶ Kap. 4) und/oder einer adaptiven Filterung (s. ▶ Abschn. 5.3 Aufhärtungsartefakte) können Artefakte durch Photon Starvation reduziert werden.

Falls die Arme während einer Thorax-/Abdomen-CT nicht über dem Kopf gelagert werden können, muss ein genügend hoher Röhrenstrom gewählt werden, um das zusätzliche Durchstrahlungsvolumen auszugleichen. Die Arme sollten dann besser vor dem Körper, also ventral, und nicht seitlich davon gelagert werden (▶ Kap. 6).

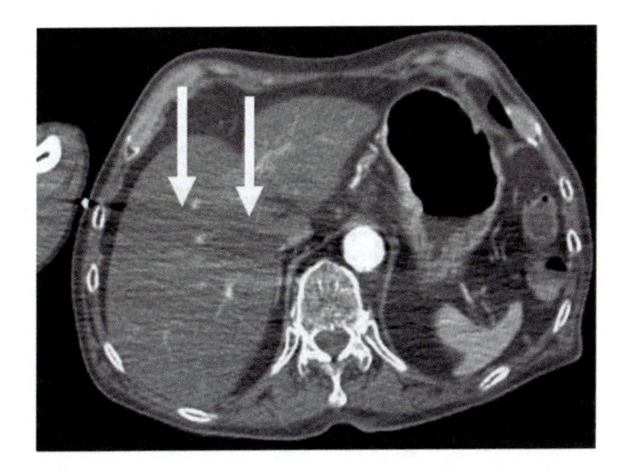

◘ Abb. 5.4 Photon-Starvation-Artefakt durch anliegendem rechten Arm mit streifenförmig erhöhtem Bildrauschen *(Pfeile)*

5.3.4 Unterabtastung

Unterabtastung (engl. »undersampling«) bezeichnet die zu geringe Aufnahme oder Verwendung von Projektionsdaten, die zur artefaktfreien Rekonstruktion von CT-Bildern benötigt werden. Werden zu wenige Projektionsdaten aufgenommen, d. h., wird das zu durchstrahlende Objekt in zu wenigen oder großen Winkelschritten gemessen, treten sog. Aliasing-Effekte auf. Dieser Effekt führt zur Entstehung von feinen, potenziell gitternetzartigen Linien in unmittelbarer Nähe von Objektkanten. Die Wahrscheinlichkeit des Auftretens dieses Aliasing wird minimiert, indem versucht wird, eine ausreichend große Anzahl von Projektionen per Rotation zu akquirieren.

Tipp

Bestimmte CT-Scanner erlauben die Erhöhung der Anzahl der akquirierten Projektionsdaten nur, wenn gleichzeitig eine niedrigere Rotationsgeschwindigkeit der Gantry verwendet wird.

> Artefakte durch Unterabtastung werden dann verursacht, wenn das im Scanner enthaltene Untersuchungsvolumen größer ist (z. B. Adipositas, Arme nicht über Kopf gelagert) oder sich außerhalb (z. B. intravenöser Zugang zur Kontrastmittelapplikation) des Scan-Field-of-View befindet.

Das Untersuchungsvolumen außerhalb des Scan-Field-of-View verursacht Artefakte, es ist jedoch nicht auf dem rekonstruierten Bild sichtbar. Differenzialdiagnostisch kann so Aliasing durch Unterabtastung von Photon Starvation (s. Abschn. 5.3.3 Photon Starvation) abgegrenzt werden.

5.4 Patientenbasierte Artefakte

Patientenbasierte Artefakte resultieren aus Patientenbewegung, Atmung, Herzbewegung und/oder dichten Fremdkörpern inner- und außerhalb des Körpers.

5.4.1 Metallartefakte

Artefakte durch metallische Fremdkörper bewirken eine Aufhärtung der Röntgenstrahlung. Diese Aufhärtung verursacht regelmäßig deutliche Streifen und Schlieren (engl. »streaking«; ◻ Abb. 5.5). Dieses Problem betrifft nicht nur metallische Materialien, sondern ebenfalls Materialien, die signifikant Photonen einer spezifischen Energie absorbieren. Dies führt zu starken Inhomogenitäten der Messdaten.

Chirurgische Implantate (z. B. Zahnimplantate, Hüftprothesen und Osteosynthesematerial) können so zu einer fast vollständigen Strahlenabsorption mit ausgeprägten Streifenartefakten und vollständiger Überlagerung der Nachbarorgane führen. Andererseits verursachen kleine Metallfremdkörper (z. B. chirurgische Klammernähte) aufgrund ihres geringen Volumens kaum Metallartefakte.

Metallartefakte lassen sich in der Computertomographie durch die Verwendung spektraler Bildgebungsverfahren (▶ Kap. 10) und durch spezielle iterative Rekonstruktionsalgorithmen (▶ Kap. 4) reduzieren.

Tipp

Metallobjekte (z. B. Schmuck, Zahnersatz) sollten vor einer geplanten CT-Untersuchung zur Vermeidung von Metallartefakten aus dem Messfeld entfernt werden. Ist eine Entfernung nicht möglich (z. B. Implantate, Osteosynthesematerial), kann u. U. die Gantry anguliert werden, um das Metall nicht im Scanvolumen mitzuerfassen.

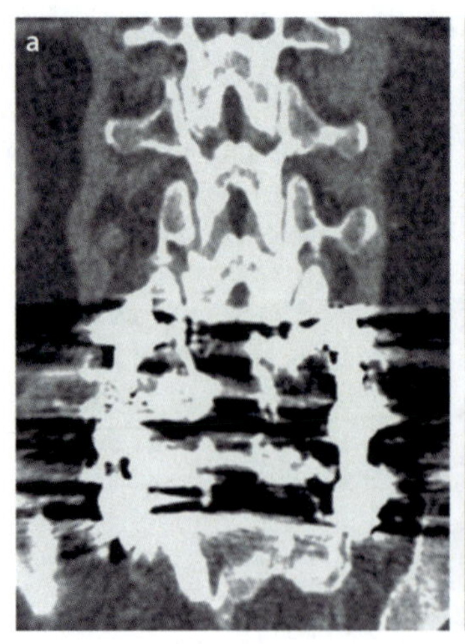

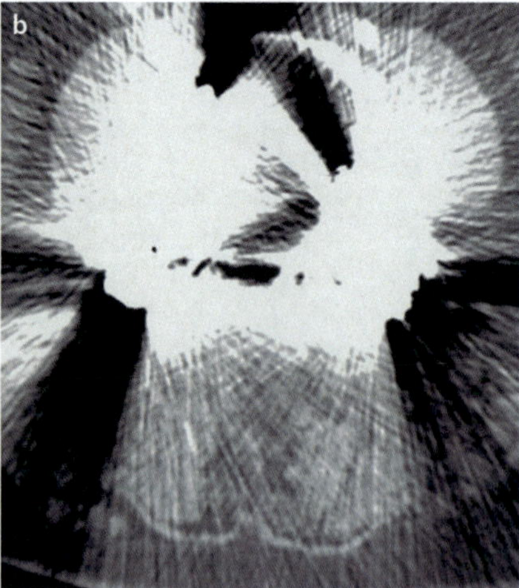

◻ **Abb. 5.5** Metallartefakte auf koronaren (**a**) und axialen (**b**) Reformationen bei Status nach mehrsegmentaler Spondylodese mit Überlagerung der benachbarten Strukturen inkl. des Spinalkanals

5.4.2 Bewegungsartefakte

Bewegungsartefakte können nach der Art der Bewegung in Körperbewegungs-, Herzbewegungs- (sog. Pulsationsartefakte) und Atemartefakte unterteilt werden.

Körperbewegungsartefakte entstehen während der Datenakquisition. Durch die Bewegung des Patienten entstehen anatomische Inkonsistenzen in den gemessenen Projektionsdaten. Die auftretenden Streifen- und Doppelkonturen im rekonstruierten CT-Bild lassen den direkten Rückschluss auf das Ausmaß der Körperbewegung zu. Die Beurteilung vorzugsweise kleiner Strukturen wird durch das Auftreten von Bewegungsartefakten erschwert. Die Unterscheidung dieses Artefakts von einer Fraktur kann schwierig sein.

> Durch Körperbewegung verursachte Doppelkonturen müssen von Frakturen unterschieden werden (◘ Abb. 5.6).

Tipp

Gute Instruktion und Vorbereitung des Patienten trägt zur Reduktion und im Idealfall zur Vermeidung von Körperbewegungsartefakten bei (► Kap. 6). Darüber hinaus können Lagerungshilfen (und allenfalls Sedativa) sowie kurze Messzeiten zur Minimierung von Bewegungsartefakten führen.

Pulsationsartefakte werden durch die Herzbewegung verursacht. Die Pulsation des Herzens kann einerseits zu Mehrfachkonturen der thorakalen Gefäße und/oder andererseits zu einer unscharfen Abbildung der angrenzenden Organe (z. B. Lunge) führen. Bei der Anfertigung einfach oder doppelt schräger Rekonstruktionen verursacht die Herzpulsation eine Zähnelung mit größter Ausprägung entlang der z-Achse (sog. kymographischer Effekt).

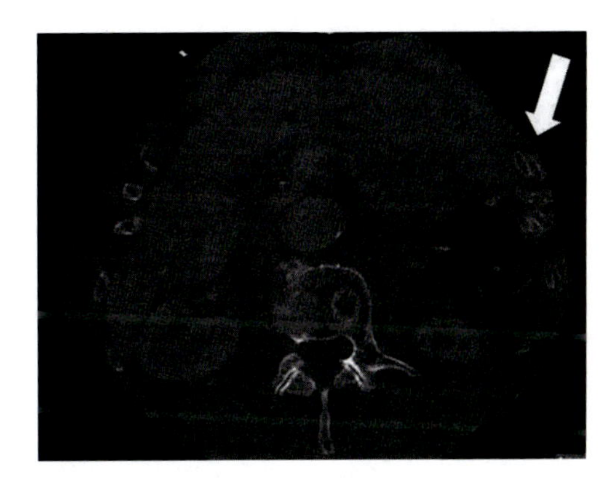

◘ **Abb. 5.6** Potenzielle Rippenfrakturen ***(Pfeil)***, vorgetäuscht durch Körperbewegungsartefakte

> Eine potenziell auftretende Doppelkontur der Aortenwand durch Pulsationsartefakte des Herzens muss differenzialdiagnostisch von einer Dissektion der Aorta ascendens abgegrenzt werden (◘ Abb. 5.7). Zur Beurteilung der Aorta ascendens (z. B. bei Frage nach Typ-A-Dissektion) sind deshalb EKG-getriggerte Protokolle empfehlenswert.

Pulsationsartefakte können grundsätzlich durch die Reduktion der gesamten Scanzeit und/oder durch die Erhöhung der zeitlichen Auflösung reduziert werden. Darüber

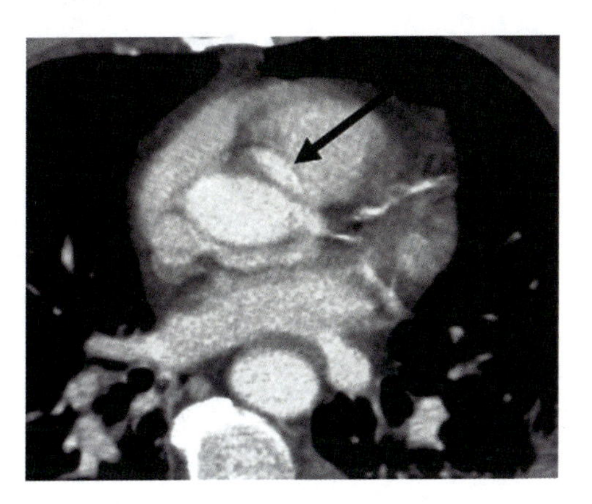

◘ **Abb. 5.7** Pulsationsartefakte durch Herz- bzw. Aortenbewegung mit Vortäuschen einer Dissektionsmembran in der Aorta ascendens ***(Pfeil)***

hinaus sollen EKG-getriggerte CT-Protokolle zur Vermeidung von Pulsationsartefakten eingesetzt werden (▶ Kap. 4 und 9).

Atemartefakte entstehen durch Patientenatmung und werden den Bewegungsartefakten zugerechnet. Durch die Atemverschieblichkeit der Organe (z. B. Niere) können unscharfe Abbildungen oder Doppelkonturen verursacht werden (◘ Abb. 5.8). Erkennbar sind Atemartefakte durch Mehrfachkonturen der ventralen Anatomie und Undulationen der Oberfläche auf multiplanaren Rekonstruktionen. Bei der Benutzung von CT-Systemen sind die axialen Schichten trotz dieser Artefakte diagnostisch beurteilbar.

Tipp

Zusätzlich zur korrekten Anleitung des Patienten führt mehrfaches Ein- und Ausatmen direkt vor der Untersuchung zum Abbau von CO_2 im Blut, wodurch die CO_2-Atemantwort reduziert wird. Eine zusätzliche Sauerstoffapplikation reduziert die O_2-getriggerte Atemantwort.

5.5 CT-System-basierte Artefakte

CT-System-basierte Artefakte entstehen durch Ungenauigkeiten oder Fehler in der Messtechnik.

5.5.1 Ringartefakte

Ringartefakte erscheinen als konzentrische, abwechselnd heller und dunkler erscheinende Ringe und sind Ausdruck einer fehlerhaften Funktion einzelner Detektoren oder der mangelhaften Kalibrierung der Detektoreinheiten zueinander. Da Fehlmessungen konsistent an jeder Winkelposition erhoben werden, sind im CT-Bild exakt kreisförmige Ringe erkennbar (◘ Abb. 5.9). Die Kreismittelpunkte der Ringartefakte sind dabei mit der Rotationsachse des Scanners kongruent.

Die hohe Empfindlichkeit sowie die hohe räumliche Auflösung moderner CT-Systeme erhöhen die Wahrscheinlichkeit des Auftretens dieses technisch bedingten Artefakts. Die optimale Kalibrierung der Detektoren des CT-Systems verhindert das Auftreten von Ringartefakten. Wenn Rin-

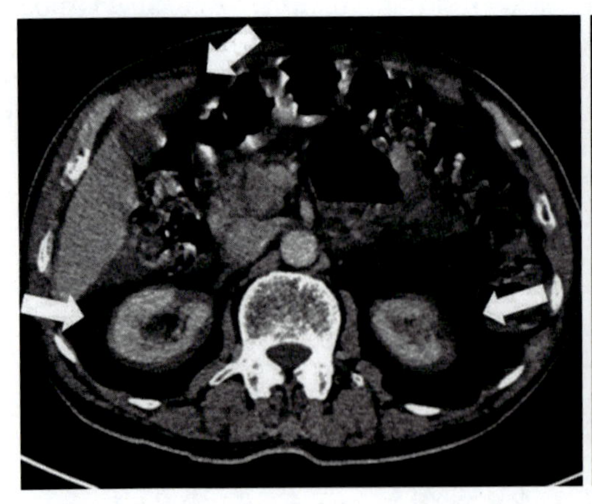

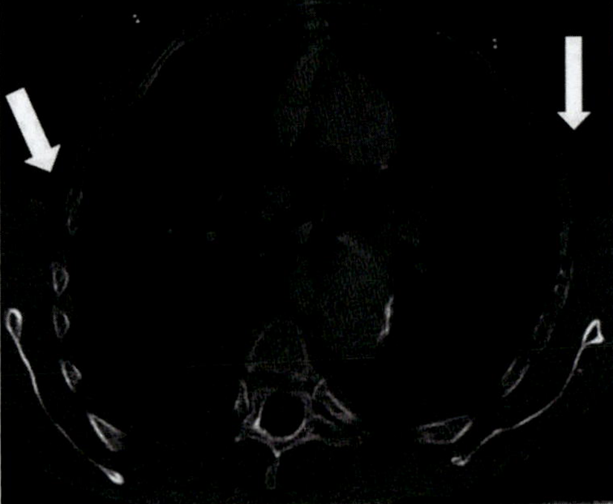

◘ **Abb. 5.8** Atemartefakte mit Doppelkontur der Nieren und der vorderen Bauchwand *(Pfeile)*

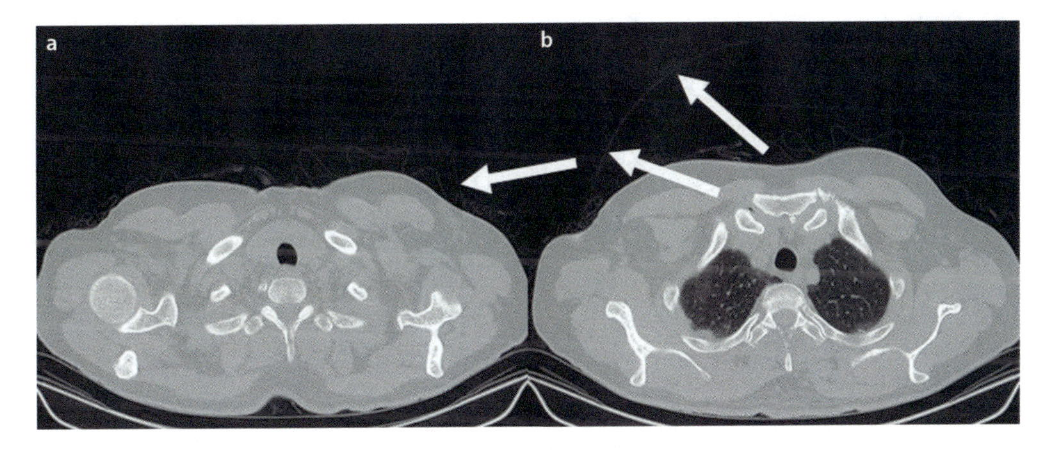

Abb. 5.9 Ringartefakte durch fehlerhafte Kalibrierung einer Detektoreinheit *(Pfeile)* (**a** → **b**, kraniokaudal)

gartefakte auftreten, sollte eine Reparatur bzw. Rekalibrierung des CT-Systems durchgeführt werden.

5.5.2 Spiralartefakte

Spiralartefakte resultieren aus einer notwendigen Interpolation der Messdaten, die zur Bildrekonstruktion der Spiral-CT-Projektionsdaten Voraussetzung ist.

CT-Systeme interpolieren die mittels unterschiedlicher Detektorsysteme gemessenen Projektionsdaten in z-Richtung auf identische Tischpositionen. Dieser mathematische Prozess verursacht Spiralartefakte insbesondere bei der Rekonstruktion von Strukturen mit hohem Kontrast. Er wird anhand seines windmühlenartigen Erscheinungsbilds mit regelmäßigen, radial verlaufenden Hell-Dunkel-Streifen identifiziert (Abb. 5.10). Die »Windmühlenblätter« werden vom Betrachter beim »Blättern« durch kontinuierlich axiale Bilder als rotierend wahrgenommen.

Zur Minimierung von Spiralartefakten gibt es unterschiedliche Technologien, die verschiedene Hersteller einsetzen (»z-sharp-« und »double-z-sampling«).

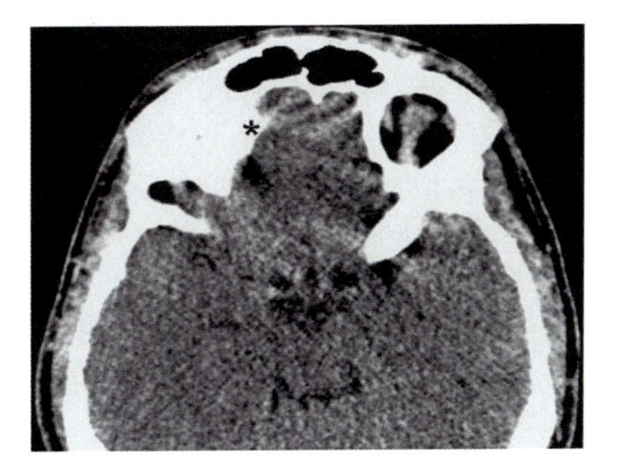

Abb. 5.10 Spiralartefakt mit windmühlenartig angeordneten regelmäßigen Streifen mit Punctum maximum nahe der rechten Orbita *(Stern)* bei der Untersuchung des Neurokraniums mittels Spiral-CT

Die Artefaktausprägung ist am deutlichsten, wenn die rekonstruierte Schichtdicke der CT-Bilder so groß ist wie die verwendete Detektorkollimation während der Akquisition und das Rekonstruktionsinkrement einer halben Detektorkollimation gewählt wird. Dies ist der Fall, da auf den kollimierten und benachbarten Einzelschichten die »Windmühlenblätter« ähnliche Ausrichtungen haben.

> **Tipp**
>
> Die Akquisition der Daten mit dünner Schichtkollimation und die Rekonstruktion von Bildern mit größerer Schichtdicke vermindert Spiralartefakte.

Allerdings sinkt hierdurch die Auflösung in z-Richtung. Die Auswahl des Rekonstruktionsinkrements bedeutet einen Kompromiss zwischen der Vermeidung von Spiralartefakten und der optimalen Abtastung in z-Richtung. Das optimale Rekonstruktionsinkrement eines Protokolls liegt daher zwischen > 0,5 und < 1,0 der verwendeten Detektorkollimation. Da sich Spiralartefakte also minimieren lassen, indem die Abtastung in z-Richtung verbessert wird, erlaubt die Verwendung von geeigneten, meist durch die Hersteller in den vorprogrammierten Protokollen festgelegten Pitches die Reduktion der Spiralartefakte.

> **Tipp**
>
> Zur Vermeidung von Spiralartefakten können Protokolle mit sequenzieller Datenakquisition (▶ Kap. 2) vorgezogen werden.

5.5.3 Kegelstrahlartefakte

Kegelstrahlartefakte (engl. »cone beam artifacts«) resultieren aus der Geometrie des Röntgenfächers bei der Mehrzeilen-CT. Durch die Verwendung mehrerer Detektorzeilen und einer im Idealfall punktförmigen Röntgenquelle divergieren die Röntgenstrahlen auf ihrem Weg durch die Gantry. Trotz dieser physikalischen Divergenz in z-Richtung wird zur Bildrekonstruktion (mittels gefilterter Rückprojektion, ▶ Kap. 2) näherungsweise eine parallele Geometrie der Strahlen angenommen. Da jedoch die Divergenz der Röntgenstrahlung durch Cone-Beam-Geometrie eine geometrische Verzerrung des gemessenen Voxels verursacht, die mit der Entfernung zum Rotationszentrum zunimmt, entstehen Kegelstrahlartefakte.

Je mehr Zeilen ein CT-System zur Messung benutzt, desto stärker ist diese geometrische Verzerrung und die Ausprägung der Kegelstrahlartefakte. Diese Artefakte ähneln im Aussehen den bereits bekannten Partialvolumenartefakten und befinden sich vornehmlich fern des Isozentrums.

Zur Kompensation verwenden die Hersteller sog. Cone-Beam-Rekonstruktionsalgorithmen. Dem Benutzer steht in der Regel keine Möglichkeit zur Verfügung, Kegelstrahlartefakte zu eliminieren.

5.6 Rekonstruktionsartefakte

Rekonstruktionsartefakte beschreiben Artefakte, die aus dem Prozess der Bildnachbearbeitung resultieren.

5.6.1 Multiplanare und 3-D-Rekonstruktionen

Stufenartefakte entstehen, wenn einerseits eine große Kollimation und nichtüberlappende Rekonstruktionsintervalle verwendet werden. Andererseits kann es bei der Verwendung von Protokollen mit sequenzieller Datenakquisition (▶ Kap. 2) zu Stufenartefakten kommen. Tritt zwischen 2 sequenziellen Aufnahmeschritten Bewegung auf (Abschn. 5.4), resultiert eine anatomische Verschiebung mit Stufenbildung auf Reformationen in z-Richtung.

Eine überlappende Datenakquisition und die Rekonstruktion von Bildern mit dünner Schichtdicke reduzieren das Auftreten von Stufenartefakten. Zur Vermeidung von Stufenartefakten bei der Herzbildgebung werden sequenzielle CT-Protokolle mit EKG-Synchronisation eingesetzt.

Weiterführende Literatur

Barrett JF, Keat N (2004) Artifacts in CT: recognition and avoidance. Radiographics 24:1679–1691

Boas FE, Fleischmann D (2012) CT artifacts: causes and reduction techniques. Imag Med 4(2):229–240

Lee MJ, Kim S, Lee SA, Song HT, Huh YM, Kim DH, Han SH, Suh JS (2007) Overcoming artifacts from metallic orthopedic implants at high-field-strength MR imaging and multidetector CT. Radiographics 27:791–803

Mayor A (2015) Artefakte in der Computertomografie. Radiopraxis 8:145–160

Patientenvorbereitung

Medina Serifovic

Inhaltsverzeichnis

H. Alkadhi und S. Leschka (Hrsg.), *Wie funktioniert CT?*,
https://doi.org/10.1007/978-3-662-68480-1_6

6.1 Einleitung

Die Voraussetzung für eine optimale CT-Untersuchung ist eine sorgfältige Patientenvorbereitung. Dazu gehört eine allgemeine Anamnese, die offene Fragen klärt. Des Weiteren sollen vor Untersuchungsstart folgende Punkte abgeklärt werden:

- ob Voruntersuchungen vorhanden sind,
- die Nierenfunktion des Patienten,
- etwaige Schilddrüsenerkrankungen,
- ein etwa bestehender Diabetes mellitus und die damit verbundene Einnahme Metformin-haltiger Medikamente,
- allergische Reaktionen auf Kontrastmittel bei Voruntersuchungen und
- eine mögliche Schwangerschaft.

Die Aufklärung über die Risiken einer Kontrastmittelapplikation erfolgt normalerweise durch den Radiologen oder die Radiologin. Die Patienten werden idealerweise über die bevorstehende CT-Untersuchung und die dazugehörende Vorbereitung informiert. Ängstliche und klaustrophobe Patienten können beruhigt werden, indem ihnen vorher die räumlichen Verhältnisse und die Gantry-Öffnung gezeigt werden. Oftmals hilft es auch zu wissen, dass die eigentliche Untersuchung nur wenige Minuten dauert. Zur direkten Vorbereitung der Untersuchung gehören die Einnahme des oralen Kontrastmittels, das Legen einer peripheren Venenverweilkanüle für die intravenöse Kontrastmittelapplikation oder die Bereitstellung des Materials für einen rektalen Kontrastmitteleinlauf. Die Instruktionen über den Untersuchungsablauf (z. B. das Atemkommando) können direkt vor der Untersuchung auf dem CT-Untersuchungstisch erfolgen.

Die spezielle Vorbereitung für eine Herz-CT ist in ▶ Kap. 9 genau beschrieben.

6.2 Kontrastmittel

Kontrastmittel sind essenziell für die Durchführung vieler CT-Untersuchungen. Dabei wird zwischen 3 verschiedenen Applikationswegen für Kontrastmittel unterschieden: oral, intravasal und rektal.

6.2.1 Orales Kontrastmittel

Enterales Kontrastmittel wird verabreicht, damit der Gastrointestinaltrakt leichter von den umliegenden Weichteilstrukturen abgegrenzt werden kann und ist hilfreich, um Anastomoseninsuffizienzen zu detektieren. Hierbei wird zwischen negativen (Wasser, Luft) und positiven (jodhaltig-wasserlöslich, Bariumsulfat) Kontrastmitteln unterschieden (◻ Tab. 6.1).

Zur Kontrastierung des Magen-Darm-Traktes wird gewöhnlich ionisch-wasserlösliches Kontrastmittel oral verabreicht. Verwendet wird beispielsweise Telebrix® Gastro oder Gastrografin® (3 %; d. h. 30 ml Kontrastmittel verdünnt auf 1 l Wasser), welches innerhalb von 60 min vor der Untersuchung

◻ **Tab. 6.1** Übersicht der oralen Kontrastmittel (KM)

Kontrastmittel oral	Menge	Mischung	Zeit
Positiv: jodhaltiges Kontrastmittel (Telebrix®Gastro oder Gastrografin®)	1 l	3 %, d. h. 30 ml KM auf 1 l Wasser	60 min, die letzten 200 ml direkt vor der Untersuchung
Positiv: $BaSO_4$ (Micropaque®)	1 l	150 ml mit 850 ml Wasser mischen	60 min, die letzten 200 ml direkt vor der Untersuchung
Negativ: Wasser	900 ml		600 ml innerhalb von 30 min, der Rest von 300 ml direkt vor der Untersuchung

getrunken wird. Unmittelbar vor der CT-Untersuchung werden noch einmal 100 ml verabreicht.

Orale Kontrastmittel können abführend wirken, daher sollte bei Patienten mit Neigung zur Diarrhö verdünntes Barium-Sulfat verabreicht werden.

Tipp

- Kontraindiziert ist bariumhaltiges Kontrastmittel bei Verdacht auf Perforation, Ileus oder bei direkt postoperativen CT-Untersuchungen. Hat der Patient eine Schluckstörung, sollte ebenfalls auf bariumhaltiges Kontrastmittel verzichtet werden, da ansonsten die Gefahr einer Aspirationspneumonie besteht. In diesen Fällen sollte zu jodhaltig-wasserlöslichen Kontrastmitteln gegriffen werden.
- Zur geschmacklichen Verbesserung des oralen Kontrastmittels kann Sirup beigemischt werden.

Ein negatives orales Kontrastmittel erleichtert die Beurteilung der Schleimhäute in Kombination mit einer intravenösen Kontrastmittelgabe. Je nach Fragestellung können 500 ml bis 1 l Wasser verabreicht werden, welches verteilt über 30–60 min vom Patienten getrunken wird. Für eine Hydro-CT werden 600 ml Wasser über 30 min getrunken und weitere 300 ml Wasser direkt vor der Untersuchung auf dem CT-Tisch. Bei CT-Untersuchungen des oberen Harntraktes entfällt die Notwendigkeit oraler Kontrastmittel. Dies würde zu störenden Überlagerungen des Darmes führen.

6.2.2 Rektales Kontrastmittel

Bei Fragestellungen im Bereich des Beckens ist oft eine zusätzliche Kontrastierung mit rektaler Füllung des Darmes erforderlich. Hierzu wird 200 ml einer jodhaltigen Kontrastmittellösung über ein Darmrohr appliziert. Für die Mischung eignet sich beispielsweise Telebrix® Gastro oder Gastrografin®.

Ein weiteres negatives Kontrastmittel, welches im Beckenbereich zur Anwendung kommt, ist Luft. Die Luft wird dabei vorsichtig durch ein Darmrohr insuffliert. Die CT-Kolonographie erfordert eine spezielle Vorbereitung. Der Darm wird hierbei wie bei endoskopischen Untersuchungen vorher gereinigt und entleert. Für diese CT-Untersuchung müssen die Patienten allerdings eine Nahrungskarenz einhalten.

Tipp

- Für einen rektalen Einlauf kann als Darmrohr ein dünner Blasenkatheter verwendet werden.
- Das Kontrastmittel mit temperiertem Wasser mischen.
- Bei immunsupprimierten Patienten sollte eine rektale Füllung des Darmes wenn möglich vermieden werden. Bei einer etwaigen neutropenen Kolitis ist der Darm sehr vulnerabel, was bei einer unsachgemäßen rektalen Füllung eine iatrogene Perforation verursachen könnte. Ist jedoch die rektale Füllung aus medizinisch-radiologischer Sicht unverzichtbar, sollte sie mit äußerster Vorsicht durchgeführt werden.

6.2.3 Intravenöses Kontrastmittel

Intravenöses Kontrastmittel dient der Dichteanhebung von Gefäßen und Organen. Für die intravenöse Applikation werden nichtionische, niederosmolare oder isoosmolare Kontrastmittel verwendet, deren Konzentration zwischen 270 und 400 mg Jod/ml liegt. Wichtig vor der Injektion ist die Information und Aufklärung der Patienten über das verwendete Kontrastmittel. In der Regel gelingt die Kontrastmittelgabe ohne Nebenwirkungen, jedoch kann es manchmal zu unerwünschten Begleiterscheinungen und Überempfindlichkeitsreaktionen wie Wärmegefühl, metallischem Geschmack im Mund, leichte Übelkeit oder Hautrötung kommen. Aus diesem Grund ist es wichtig, die Patienten über mögliche Nebenwirkungen bis hin zu den Risiken schwerer Komplikationen in einem Vorgespräch aufzuklären. Mögliche Spätreaktionen sind ebenso nicht außer Acht zu lassen. Diese können Stunden oder auch Tage nach der Kontrastmittelapplikation auftreten (▶ Kap. 15).

6

6.3 Venöser Zugang

6.3.1 Venenverweilkanülen/ Portsysteme

Die Applikation des Kontrastmittels erfolgt bevorzugt über die Antekubitalvene. Die Wahl der richtigen Venenkanüle (◘ Tab. 6.2) ist abhängig von dem gewünschten CT-Untersuchungsprotokoll und den Venenverhältnissen des Patienten. Für CT-Angiographien, die eine höhere Flussrate benötigen, wird ein Venflon® mit großem Lumen (18 G, grün) gelegt. Alle anderen Kontrastmittelinjektionen werden über die rosa 20-G-Venflon®-Kanüle appliziert. Bei schlechten Venenverhältnissen kann alternativ auch über eine Vene am Handrücken mit einer blauen Venflon®-Venenverweilkanüle (22 G) Kontrastmittel injiziert werden. Dies erfordert jedoch eine Reduktion der Flussgeschwindigkeit während der Kontrastmittelinjektion. Mit der entsprechenden Vorsicht ist die Kontrastmittelapplikation auch über einen zentralen Venenkatheter oder über ein Port-à-Cath-System möglich. Für CT-Angiographien sind ältere Port-à-Cath-Systeme generell ungeeignet, da die Flussrate stark reduziert werden muss. Butterfly-Kanülen sind für die Injektion von Kontrastmittel ebenfalls nicht geeignet und sollten daher auch nicht verwendet werden.

Tipp

1. Flussrate für ältere Port-à-Cath- und ZVK-Systeme 1,5 ml/s.
2. Startzeit für den Scan unter diesen Umständen 10–15 s erhöhen.
3. Bei schlechten Venenverhältnissen Arme vorwärmen und den Patienten im Liegen punktieren.

Viele Systeme der zentralen Venenkatheter (ZVK) erlauben grundsätzlich eine Hochdruckinjektion von Kontrastmittel, wodurch eine mehrphasige CT auch bei schwerkranken, stationären Patienten mit sehr schwierigen Venenverhältnissen akquiriert werden kann. Nichtsdestotrotz sollte

◘ **Tab. 6.2** Übersicht verschiedener Venenverweilkanülen

Venflon®			
Farbe	Blau	Rosa	Grün
Gauge	22 G	20 G	18 G
Außendurchmesser	0,8 mm	1,0 mm	1,2 mm
Innendurchmesser	0,6 mm	0,8 mm	1,0 mm
Flussrate in ml/s	1–2	2–4	4–7

das Kontrastmittel bei Durchführung einer CT-Aortographie oder einer Pulmonalisangiographie hauptsächlich über einen peripheren Venenkatheter injiziert werden. Die Injektion von Kontrastmittel über einen ZVK kann Aufhärtungsartefakte in der Vena cava superior verursachen, welche dafür sorgen könnten, dass es Probleme mit dem korrekten Start der Datenakquisition gibt und somit die Kontrastierung der Aorta bzw. der Pulmonalarterien nicht adäquat ist. In diesem Fall wäre die CT-Untersuchung nicht aussagekräftig.

Hochdruckinjektions-Portsysteme

Hochdruckinjektions-Portsysteme (wie z. B. NuPort®-CT) eignen sich für Mehrphasen-CT-Untersuchungen und dementsprechend zur Hochdruckinjektion von Kontrastmittel. Die Verwendung und die Implantationstechnik dieser Portsysteme sind vergleichbar mit denen herkömmlicher Port-à-Cath-Systeme. Der Einsatz dieser Hochdruckinjektions-Portsysteme bietet den Vorteil, dass wiederholte unangenehme Punktionsversuche vermieden werden können. Während ältere Portsysteme bis zu einem Injektionsdruck von etwa 50 PSI zugelassen sind, sind Hochdruckportsysteme bis 300 PSI zugelassen und ermöglichen Flussraten von bis zu 5 ml/s. In der Regel treten keine Komplikationen (Portinfektionen) im Rahmen solcher periinterventionellen Hochdruckinjektionen auf. Hierbei ist die Kontrastierung zentraler Gefäße in CT-Untersuchungen äquivalent zu einer Kontrastmittelapplikation über eine periphere Venenverweilkanüle.

Tipp

Als Vorsichtsmaßnahmen bei der Kontrastmittelinjektion über einen zentralen Venenkatheter oder ein Port-à-Cath-System sollten folgende Aspekte beachtet werden:

- Die Lage der Katheterspitze ist auf dem Topogramm der CT-Untersuchung zu beurteilen. Für eine Kontrastmittelinjektion muss die Katheterspitze am kavoatrialen Übergang sein, da eine zu proximale Lage der Katheterspitze mit einem erhöhten Komplikationsrisiko verbunden ist.
- Zuvor sollte für den individuellen Kathetertyp geklärt werden, wo die Ausgangsöffnung des Katheters liegt. Diese ist nicht zwingend an der Katheterspitze lokalisiert, sondern kann bei einzelnen Kathetertypen auch an der Seite und/oder weiter proximal liegen.
- Ebenso ist für das einzelne Kathetersystem/Portsystem vorab zu klären, ob es eine haftungsrechtlich geklärte Zulassung für die Hochdruckinjektion von Kontrastmittel gibt.
- Bei der Injektion über ein Portsystem sollte der Arm an der Injektionsseite nach unten gelagert werden, da bei einer Elevation der Arme ein erhöhtes Risiko für eine Kontrastmittelextravasation besteht.
- Die Kanülierung von Portsystemen sollte unter aseptischen Bedingungen erfolgen. Zu beachten ist auch, dass die Punktionskanüle gut an der Haut fixiert wird.

6.3.2 Material zur Venenpunktion

Folgende Materialien sollten für die Venenpunktion bereitliegen (▪ Abb. 6.1):

- Stauschlauch
- Handschuhe unsteril
- Ethanoltupfer
- Venflon®
- Fixierpflaster für Venflon®
- Verlängerungsschlauch mit 10-ml-NaCl-Spritze (0,9 %)

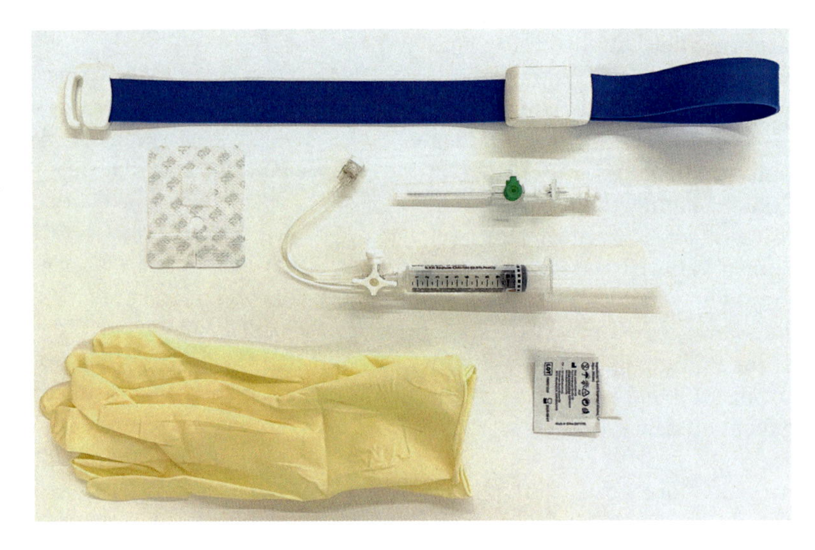

Abb. 6.1 Material zur Venenpunktion

Die bevorzugte Punktionsstelle ist antekubital rechts (Abb. 6.2). Je nach Untersuchungstyp sollte eine geeignete Venenverweilkanüle gewählt werden, welche für die benötigte Injektionsgeschwindigkeit (Flussrate in ml/s) des Kontrastmittels zugelassen ist (Tab. 6.2).

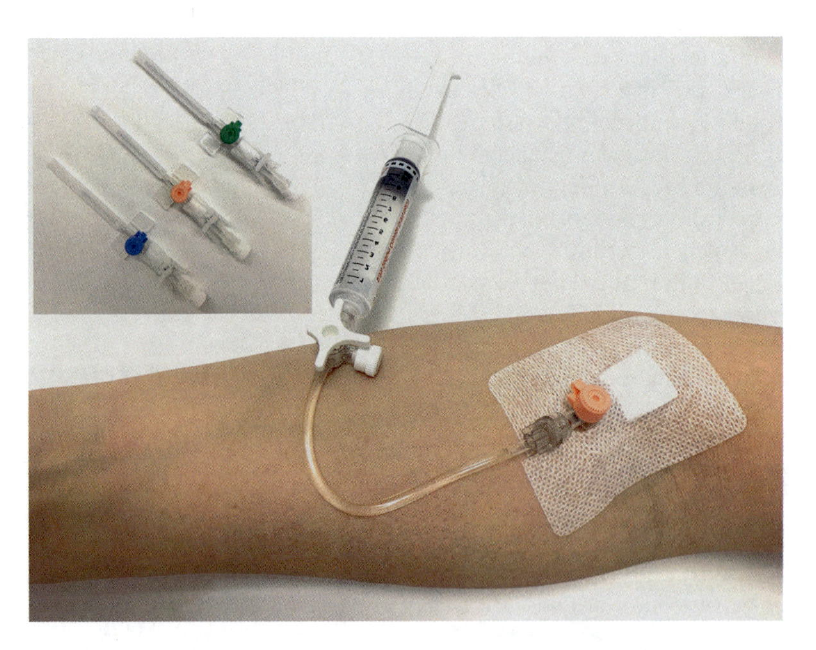

Abb. 6.2 Venflon® antekubital rechts

6.3.3 Komplikationen bei der Venenpunktion

a) Paravenöse Punktion: keine Aspiration von Blut möglich, Quaddelbildung nach Probeinjektion von NaCl 0,9 %.
Maßnahme: Venflon® entfernen und einen Verband anlegen.

b) Venflon® lässt sich während der Punktion nicht vorschieben: Möglicherweise liegt eine Venenklappe vor der Kanülenspitze.
Maßnahme: Venflon® mit NaCl 0,9 % spülen und vorsichtig vorschieben.

c) Arterielle Punktion: pulsierendes, hellrotes Blut in der Spritze, Weißfärbung der Haut bei der Punktionsstelle, Schmerzen bei schneller Injektion.
Maßnahme: Venflon® entfernen und Punktionsstelle gut abdrücken, Druckverband anlegen und Dokumentation erstellen.

Tipp

Um Para-/Extravasate während der Injektion von Kontrastmittel zu vermeiden, kann eine Probeinjektion mit 30 ml NaCl und derselben Flussgeschwindigkeit wie für die anschließende KM-Injektion vorgenommen werden.

6.4 Kontrastmittelinjektor

Für die CT-Bildgebung werden bevorzugt Injektoren mit Doppelkopfkolben zur Injektion von Kontrastmittel und isotoner Kochsalzlösung verwendet. Dies bringt folgende Vorteile mit sich:

- Eine Probeinjektion mit NaCl 0,9 % ist mit derselben Flussrate wie bei der nachfolgenden KM-Injektion möglich.
- Der Venenkatheter (ZVK, PVK, Port-à-Cath) wird direkt nach der Injektion mit der Kochsalzlösung durchgespült.
- Durch das anschließende Nachspülen mit der Kochsalzlösung wird das Kontrastmittel besser ausgenutzt, dadurch wird bei der CT-Angiographie (CTA) das Ausmaß der maximalen arteriellen Kontrastierung erhöht und verlängert.

> Aufgrund der Viskosität sollte das Kontrastmittel immer in einem Wärmeschrank auf 37 °C vorgewärmt werden. Idealerweise sind am Injektor Wärmemanschetten, damit das bereits aufgezogene Kontrastmittel temperiert bleibt.

Vor der Injektion sind die Einstellungswerte am Kontrastmittel-Injektor zu berücksichtigen. Die Kontrastmittelmenge, die Injektionsgeschwindigkeit (Flussrate in ml/s) und der anschließende NaCl-Bolus müssen für eine ideale Kontrastierung auf das CT-Untersuchungsprotokoll abgestimmt sein.

Das sorgfältige Entlüften beider Systeme ist die zwingende Voraussetzung einer komplikationsfreien Injektion

> Eine mangelhafte Entlüftung des Infusionssystems kann eine lebensbedrohliche Luftembolie verursachen.

6.4.1 Bolus-Tracking

Hintergrund

Die Voraussetzung für eine optimale CTA ist eine konstant hohe arterielle Kontrastierung. Der Zeitpunkt der maximalen arteriellen Kontrastierung während einer CTA hängt sehr von physiologischen Faktoren der Patienten ab. Die genaue zeitliche Planung während der Durchführung einer CT-Angiographie ist daher äußerst bedeutsam. Der wichtigste physiologische Faktor ist das Herzminutenvolumen des Patienten. Dieser Faktor beeinflusst das Ausmaß sowie den Zeitpunkt der maximalen arteriellen Kontrastierung bedeutend. Bei jungen Patienten, welche eher ein hohes Herzminutenvolumen haben, wird das injizierte Kontrastmittel schnell verdünnt. Die Gefahr bei diesen Patienten ist, dass die Datenakquisition zu spät erfolgt und die arteriellen Gefäßstrukturen sich infolgedessen flau darstellen. Ältere Patienten, welche beispielsweise eher unter einer Herzinsuffizienz leiden, haben eine reduziertes Herzminutenvolumen, was für einen erheblich höheren Kontrast in der CTA sorgt. Technische Faktoren dürfen bei der CTA nicht außer Acht gelassen werden, was bedeutet, dass die Injektionsgeschwindigkeit von Kontrastmittel (ml/s) und die Kontrastmittelkonzentration (mg Jod/ml) eine wichtige Rolle spielen. Durch diese beiden Parameter wird die Jodflussrate (g Jod/s) gebildet. Die Jodflussrate verhält sich proportional zum Ausmaß der arteriellen Kontrastierung, was heißt, dass eine höhere Injektionsgeschwindigkeit bzw. Jodkonzentration zugleich für eine höhere Jodflussrate sorgt.

Die zeitliche Abstimmung zwischen der Injektion von Kontrastmittel und dem Start der Bildakquisition ist maßgebend für eine gelungene und somit homogen kontrastierte CTA. Damit die Bildakquisition zum richtigen Zeitpunkt gestartet wird, kann das Bolus-Tracking verwendet werden. Beim Bolus-Tracking werden in kurzen Abständen dynamische Schnittbilder auf einer vordefinierten Referenzschicht erzeugt, um die Kontrastmittelanflutung zu detektieren und die CT-Untersuchung im Anschluss bei maximaler arterieller Kontrastierung zu starten.

Der Ablauf eines Bolus-Trackings ist wie folgt:

1. Eine Referenzschicht wird auf dem Topogramm ausgewählt, im Anschluss wird ein sogenanntes Pre-Monitoring gestartet.
2. Die Region of Interest (ROI) wird auf der Referenzschicht definiert; diese variiert je nach Untersuchungsgebiet, liegt jedoch oftmals in der Aorta oder im Truncus pulmonalis. Des Weiteren wird ein bestimmter Schwellenwert (z. B. 100 HE) festgelegt, welcher bei der anschließenden Kontrastmittelanflutung erreicht werden muss.
3. Gleichzeitiger Start von Monitoring und Kontrastmittelinjektion.
4. Mehrere dynamische Schnittbilder werden nun nacheinander auf derselben Position angefertigt. Sobald der vordefinierte Schwellenwert der Hounsfield-Einheiten innerhalb der ROI erreicht wird, startet die Datenakquisition automatisch.

6.4.2 Testbolus

Der Testbolus ist eine weitere Methode für die zeitliche Koordination einer CTA, damit eine homogen arterielle Kontrastierung erreicht werden kann. Eine kleine Menge Kontrastmittel (ca. 15 ml) und ein direkt anschließender NaCl-Bolus (ca. 30 ml) werden zu Beginn mit derselben Flussgeschwindigkeit wie bei der im Anschluss geplanten Bildakquisition injiziert. Zeitgleich werden kontinuierliche Messungen in einem arteriellen Gefäß, normalerweise der Aorta, durchgeführt. Dadurch entsteht eine Anreicherungskurve der Kontrastmittelkonzentration im vordefinierten arteriellen Gefäß. Anhand dieser Kurve wird die Transitzeit des Kontrastmittels bestimmt und der Beginn der Datenakquisition mit einer patientenspezifischen Scanverzögerung festgelegt.

Tipp

- Die Injektionsgeschwindigkeit für eine CTA sollte 4–6 ml/s betragen, die Jodkonzentration des Kontrastmittels liegt idealerweise zwischen 350 und 400 mg Jod/ml.
- Die Injektionszeit sollte nicht länger als die Summe aus Startverzögerung und Bildakquisitionszeit sein.
- Vor Injektionsstart sollten das Volumen von Kontrastmittel und NaCl, die Bildakquisitionszeit und die Injektionszeit überprüft werden.

6.5 Verwendung von Spasmolytika

Spasmolytika werden bei der virtuellen Koloskopie zur Relaxation der Darmwand und zur Reduktion der Peristaltik empfohlen, wobei der Nutzen dieser Medikamente kontrovers diskutiert wird. Die beiden üblicherweise verwendeten Spasmolytika unterscheiden sich in ihrem Wirkmechanismus, ihren Kontraindikationen und ihrem Nebenwirkungsprofil (◘ Tab. 6.3).

6.5.1 Glucagon

Glucagon ist ein üblicherweise von den Langerhans-Zellen sezerniertes Polypeptid, welches u. a. die glatte Muskulatur des Gastrointestinaltraktes relaxiert. Den größten Effekt hat Glucagon auf das Duodenum, einen geringeren distendierenden Effekt auf das Kolon. Glucagon wird in den USA bevorzugt als Spasmolytikum bei der virtuellen Kolonoskopie eingesetzt.

6.5.2 Butylscopolamin

Butylscopolamin (Buscopan®) ist ein Anticholinergikum und bewirkt eine Darmdistension durch seine direkte Wirkung an postganglionären parasympathischen Rezeptoren. Im europäischen Raum wird überwiegend Butylscopolamin bei der virtuellen Kolonoskopie eingesetzt.

6.6 Patientenlagerung inklusive 3D-Kamera

Um störende Artefakte bei der Bildakquisition zu vermeiden, müssen sämtliche metallischen Teile (Schmuck, Gürtel, Zahnersatz) aus der zu untersuchenden Körperregion entfernt werden. Zudem sollten alle einengenden Kleidungsstücke ausgezogen werden, um dem Patienten die Lagerung zu erleichtern. Der Patient muss so bequem wie möglich auf dem CT-Untersuchungstisch gelagert werden, damit er während der Untersuchung ruhig und entspannt liegen kann.

> Sehr angenehm sind Knieauflagen, die als Lordoseausgleich für die Lendenwirbelsäule dienen.

Für CT-Untersuchungen am Körperstamm müssen die Arme über dem Kopf auf einer speziellen Thorax-/Abdomen-Schale gelagert werden. Die Untersuchungen in diesem Bereich werden normalerweise in Inspiration durchgeführt. Das entsprechende Atemkommando sollte immer vor Untersuchungsbeginn mit dem Patienten geübt werden. Eine klare und freundliche

◘ **Tab. 6.3** Übersicht über Anwendung, Kontraindikationen und unerwünschte Wirkung der in der CT verwendeten Spasmolytika

Spasmolytikum	Dosierung	Kontraindikationen	Unerwünschte Wirkungen
Glucagon	1 mg i.v. direkt vor der Untersuchung	– Phäochromozytom – Insulinom – Schlecht kontrollierter Diabetes mellitus – Hypersensitivität gegen Glucagon	– Übelkeit, Erbrechen – Kopfschmerzen
Butylscopolamin	20 mg i.v. direkt vor der Untersuchung	– Engwinkelglaukom – Prostatahyperplasie – Instabile Herzerkrankung – Darmobstruktion, Ileus – Megakolon – Myasthenia gravis – Hypersensitivität gegen Butylscopolamin	– Tachykardie – Hyposalivation – Akuter Harnverhalt – Akute Magendilatation – Schwindel

Instruktion des Atemkommandos verhilft zu einer guten Kooperation des Patienten und somit zu einer möglichst bewegungs- und artefaktfreien Bildakquisition.

Im Thoraxbereich kann es bei der Inspiration zu einer Veränderung des intrathorakalen Druckes kommen. Atmet der Patient sehr tief ein, steigt der Druck im Brustraum. Dieses sogenannte Valsalva-Manöver kann bei der Injektion von Kontrastmittel zu einer kurzzeitigen Verminderung der Gefäßkontrastierung im Pulmonalarteriensystem führen. Der Patient sollte daher keine tiefe Inspiration vornehmen und während des Atemstillstandes nicht pressen.

> Das Atemanhalten bei offenem Mund verhindert ein Valsalva-Manöver.

Für CT-Untersuchungen des Kopf- und Hals-Bereiches wird eine Schale mit entsprechendem Kissen zur Fixation des Kopfes verwendet, sodass der Patient stabilisiert liegen kann. In Anbetracht des Strahlenschutzes und somit zum Schutz der besonders sensiblen Augenlinsen soll bei einer CT der Halsweichteile bzw. der Halswirbelsäule der Kopf in Reklination gelagert werden, sodass der Hals eher überstreckt ist und die Augenlinsen außerhalb des Aufnahmebereiches liegen. Betrifft das Untersuchungsgebiet ausschließlich das Neurokranium, soll der Kopf hingegen aus demselben Grund in Inklination gelagert werden. Während einer Untersuchung des Halsbereiches sollte der Patient nicht schlucken, damit störende Schluckartefakte vermieden werden können.

Zur optimalen Lagerung der oberen und unteren Extremitäten eignen sich spezielle Schaumstoffschienen, die eine exakte Einstellung der Gelenke erleichtern (z. B. Fuß- und OSG-Lagerung im 90° Winkel).

▪ 3D-Kamera

Bei allen Untersuchungsgebieten ist es von großer Bedeutung, dass die aufzunehmende Körperregion sowohl in horizontaler als auch in vertikaler Richtung im Isozentrum der Gantry liegt, um dadurch eine optimale Bildqualität bei möglichst tiefer Strahlendosis zu generieren. Insbesondere eine Dezentrierung des Patienten in vertikaler Ebene kann für eine höhere Strahlenbelastung sorgen. Dies führt nämlich zu einer Fehleinschätzung der Körpergröße, was eine Auswirkung auf die Dosisberechnung der automatischen Röhrenstrommodulation hat. Studien haben gezeigt, dass bereits eine Isozentrum-Abweichung von wenigen Zentimetern zu einer Veränderung der Strahlendosis führt.

Die 3D-Kamera ermöglicht eine präzise und individuelle Patientenpositionierung sowohl in vertikaler als auch in horizontaler Richtung. Durch die automatische Patientenpositionierung kann die Strahlendosis und die Bildqualität optimiert werden. Positioniert ist sie vor der Gantry und somit über dem CT-Untersuchungstisch. Die Bedienung der 3D-Kamera erfolgt über einen Bedienungsbildschirm, welcher sich an der Gantry befindet. Mithilfe dessen kann das entsprechende Untersuchungsprotokoll und/oder die zu untersuchende Körperregion ausgewählt werden.

Nachdem der Patient auf dem Untersuchungstisch gelagert wurde, wird eine Echtzeit-Fotoaufnahme des Patienten erstellt. Im ersten Schritt erfasst die 3D-Kamera durch die Fotoaufnahme dreidimensional die Größe, die Form und die Position des Patienten. Durch abgespeicherte Algorithmen werden die Daten im Anschluss zur Berechnung der Einstellung in z-Richtung (Start- und Endposition des Topogramms) und der idealen Tischhöhe unter Berücksichtigung der Patientenposition

(Fuß voran, Kopf voran, Rücken- oder Bauchlage) verwendet. Der geometrische Mittelpunkt des Patienten in vertikaler Ebene wird durch diese Berechnung genau definiert, was eine exakt isozentrische Einstellung ermöglicht. Die Körperkontur des Patienten wird mithilfe eines Infrarotlichts der 3D-Kamera erkannt, was dafür sorgt, dass beispielsweise etwas dickere Kleidungsstücke für eine präzise Patientenpositionierung ebenso berücksichtigt werden.

Weiterführende Literatur

Fleischmann D, Chin AS, Molvin L, Wang J, Hallett R (2016) Computed tomography angiography: a review and technical update. Radiol Clin N Am 54:1–12

Saltybaeva N, Alkadhi H (2017) Vertical off-centering affects organ dose in chest CT: evidence from Monte Carlo simulations in anthropomorphic phantoms. Med Phys 44(11):5697–5704

Saltybaeva N, Schmidt B, Wimmer A, Flohr T, Alkadhi H (2018) Precise and automatic patient positioning in computed tomography: avatar modeling of the patient surface using a 3-dimensional camera. Invest Radiol 53(11):641–646

Kontrastmittel und Kontrastmittelkinetik

Michael Lell

Inhaltsverzeichnis

H. Alkadhi und S. Leschka (Hrsg.), *Wie funktioniert CT?*,
https://doi.org/10.1007/978-3-662-68480-1_7

Derzeit sind alle in der Computertomographie (CT) verwendeten intravenös zu verabreichenden Kontrastmittel (KM) jodhaltig. Aufgrund der höheren Rate an Nebenwirkungen wurde die i.v.-Gabe von ionischen KM weitgehend verlassen. Die aktuell verwendeten KM unterscheiden sich vor allem durch den Jodgehalt, ihre Osmolalität und Viskosität (◘ Tab. 7.1). Die Viskosität ist temperaturabhängig, isoosmolare KM ("iso-osmolar contract agents", IOCA) und niedrig-osmolare KM ("low-osmolar contrast agents", LOCA) mit hoher Jodkonzentration haben bei Raumtemperatur (20 °C) eine bis zu doppelt so hohe Viskosität wie ein LOCA mit einer Jodkonzentration von 300 mg/ml (z. B. Iopromid 300: 9,2 mPa×s; Iopromid 370: 22 mPa×s; Iodixanol 320: 26,6 mPa×s; siehe ◘ Tab. 7.1). Die Viskosität kann jedoch durch Anwärmen des Kontrastmittels auf Körpertemperatur deutlich (bis ca. 50 %) gesenkt werden. Bei der Verwendung von höher viskösen KM sollten diese regelhaft vor der Injektion auf Körpertemperatur erwärmt werden, dafür sind Wärmeschränke oder -bäder geeignet, moderne Kontrastmittelinjektoren haben lediglich eine Warmhaltefunktion, um einen Temperaturverlust des bereits aufgezogenen Kontrastmittels zwischen zwei Patienten zu verhindern (siehe auch ▶ Kap. 6 – Patientenvorbereitung). Je niedriger die Viskosität von injizierten Flüssigkeiten, desto geringer ist der Druck, der bei der Injektion aufgebracht werden muss. Obwohl es wenig gesicherte Daten dazu gibt, dass ein höherer Injektionsdruck eine höhere Rate an Kontrastmittelextravasaten nach sich zieht, sollte zum einen eine konservative Druckbegrenzung am Injektor eingestellt werden, zum anderen sollten Maßnahmen ergriffen werden, um den Injektionsdruck möglichst gering zu halten. Es ist weiterhin zu beachten, dass viele moderne Kontrastmittelpumpen den Injektionsdruck adaptieren und nicht eine annähernd rechteckige Druckkurve erzeugen, sondern die ansteigende Flanke der Druckkurve ("up-slope") flacher verläuft. Dies kann bei dünnlumigen Kanülen und spiralförmigen dünnlumigen Zuleitungsschläuchen dazu führen, dass die gewünschte Flussrate bei einer CT-Angiographie (CTA; Flussrate 5–7 ml/s; kurze Injektionsdauer) bei viskösem Kontrastmittel gar nicht erreicht wird. Bei der Protokolloptimierung ist es daher sinnvoll, die von der Pumpe aufgezeichneten Injektionsprotokolle auszulesen und gegebenenfalls Anpassungen vorzunehmen.

Jodhaltige Kontrastmittel führen zu einem Anstieg der Absorption von Röntgenstrahlen im Gewebe und Gefäßen. Diese Zunahme der Absorption (= Kontrastverstärkung) lässt sich durch den CT-Wert (Hounsfield-Einheit, HE, oder Hounsfield Unit, HU) quantifizieren. CT-Wert und Jodkonzentration im Gewebe sind bei konstanter Röhrenspannung direkt proportional. Der CT-Wert ist von der Röhrenspannung abhängig. In der CT werden typischerweise Spannungen zwischen 70 und 150 kV verwendet; je niedriger die Röhrenspannung, desto höher der photoelektrische Effekt und damit der CT-Wert von jodhaltigen Geweben (◘ Abb. 7.1), da bei niedrigeren Spannungen die Röntgenenergie näher an der K-Kante von Jod (33,2 keV) liegt. Dieser Effekt wird auch bei der Spektral-CT-Bildgebung genutzt (◘ Abb. 7.2).

Um vergleichbare HU-Werte in der Aorta zu erzielen, reichen im Vergleich zu einem 120-kV-CTA-Protokoll bei 90 kV 70 % und bei 70 kV 50 % der KM-Menge (Jodmenge) aus (bei identischer Jodkonzentration des Kontrastmittels und identischer Injektionszeit).

Wird eine KM-gestützte CT-Untersuchung nun mit verringerter Röhrenspannung (z. B. 80 kV statt 120 kV) durchgeführt, so steigt neben dem Jodkontrast aber auch das Bildrauschen. Dies kann mit einer Anpassung (Erhöhung) des Röhrenstrom-Zeit-Produkts (mAs) ausgeglichen werden, in geringerem Maße auch durch die Verwendung eines breiteren Fensters (Window

Tab. 7.1 Zusammenstellung unterschiedlicher nicht-ionischer Kontrastmittel für die i.v. Applikation (modifiziert nach ACR Manual on Contrast Media. 2022. ISBN: 978-1-55903-012-0)

Produkt	Generischer Name	Jodgehalt (mg/ml)	Viscosität 20 °C (mPa·s)	Viscosität 37 °C (mPa·s)	Osmolalität (mOsm/kg H2O)
Omnipaque™ 140 (GE Healthcare)	Iohexol	140	2,3	1,5	322
Ultravist® 150 (Bayer Health-Care)	Iopromide	150	2,3	1,5	328
Iomeron® 150 (Bracco)	Iomeprol	150	2,0	1,4	301
Omnipaque™ 180 (GE Healthcare)	Iohexol	180	3,1	2	408
Isovue®-200 (Bracco)	Iopamidol	200	3,3	2,0	413
Omnipaque™ 240 (GE Healthcare)	Iohexol	240	5,8	3,4	520
Optiray™ 240 (Guerbet)	Ioversol	240	4,6 (25 °C)	3,0	502
Ultravist® 240 (Bayer Health-care)	Iopromide	240	4,9	2,8	483
Isovue® 250 (Bracco)	Iopamidol	250	5,1	3,0	524
Iomeron® 250 (Bracco)	Iomeprol	250	4,9	2,9	435
Visipaque™ 270 (GE Health-care)	Iodixanol	270	12,7	6,3	290
Isovue® 300 (Bracco)	Iopamidol	300	8,8	4,7	616
Iomeron® 300 (Bracco)	Iomeprol	300	8,1	4,5	521
Omnipaque™ −300 (GE Healthcare)	Iohexol	300	11,8	6,3	672
Accupaque™ –300 (GE Healthcare)	Iohexol	300	11,6	6,1	640
Optiray™ 300 (Guerbet)	Ioversol	300	8,2 (25 °C)	5,5	651
Oxilan® 300 (Guerbet)	Ioxilan	300	9,4	5,1	610
Ultravist® 300 (Bayer Health-care)	Iopromide	300	9,2	4,9	607
Optiray™320 (Guerbet)	Ioversol	320	9,9 (25 °C)	5,8	702
Visipaque™ 320 (GE Health-care)	Iodixanol	320	26,6 (25 °C)	11,8	290
Optiray™ 350 (Guerbet)	Ioversol	350	14,3 (25 °C)	9,0	792
Omnipaque™ 350 (GE Healthcare)	Iohexol	350	20,4	10,4	844
Accupaque™ −350 (GE Healthcare)	Iohexol	350	23,3	10,6	780
Oxilan® 350 (Guerbet)	Ioxilan	350	16,3	8,1	721
Iomeron® 350 (Bracco)	Iomeprol	350	14,5,5	7,5	618

(Fortsetzung)

Tab. 7.1 (Fortsetzung)

Produkt	Generischer Name	Jodgehalt (mg/ml)	Viscosität 20 °C (mPa·s)	Viscosität 37 °C (mPa·s)	Osmolalität (mOsm/kg H2O)
Isovue® 370 (Bracco)	Iopamidol	370	20,9	9,4	796
Ultravist® 370 (Bayer Health-care)	Iopromide	370	22,0	10,0	774
Iomeron® 400 (Bracco)	Iomeprol	400	27,5	12,6	726

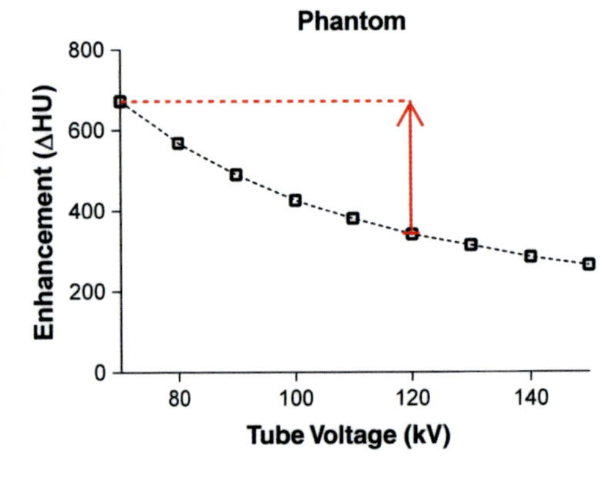

Abb. 7.1 Abhängigkeit des Schwächungswerts von jodhaltigem Gewebe von der verwendeten Röhrenspannung im CT. (Nach Lell M. et al. Invest Radiol. 2015)

Width) bei der Bildbetrachtung. Eine weitere Maßnahme ist die Verwendung komplexer Bildrekonstruktionsverfahren wie iterative Rekonstruktion und AI-basierte Bildrekonstruktion.

Der primäre Verteilungsraum für Kontrastmittel ist das Blut, jedoch sind die Kontrastmittelmoleküle relativ klein und können dadurch rasch ins Interstitium übertreten. Das Blutvolumen (Total Blood Volume, TBV) ist abhängig von Alter, Geschlecht, Größe, Gewicht, Trainingszustand, Vorerkrankungen etc. Als grober Anhaltspunkt kann für erwachsene Männer TBV = Körpergewicht [kg] × 70 ml/kg

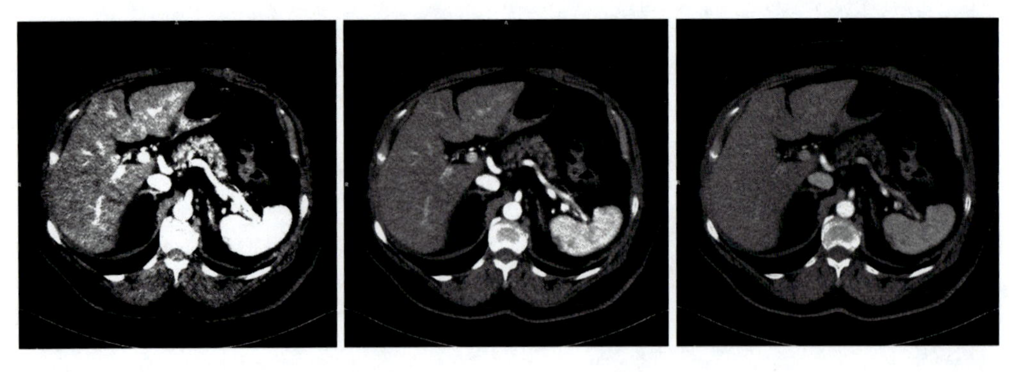

Abb. 7.2 Spektral-CT mit Virtual Monoenergetic Imaging (VMI): links 40 keV, Mitte 70 keV, rechts 100 keV. Je näher der keV-Wert sich der K-Kante von Jod annähert, umso höher ist der HU-Wert (identische Einstellung des Bildfensters [WL/WW])

(ca. 5l) und für erwachsene Frauen TBV = Körpergewicht [kg] × 65 ml/kg (ca. 4,5l) angenommen werden. Schwangere Frauen haben ein ca. 50 % größeres TBV. Das Blutvolumen bei Kindern entspricht in etwa 8–9 % ihres Körpergewichts.

7.1 Parenchymbildgebung

Für KM-gestützte Untersuchungen von parenchymatösen Organen ist eine homogene KM-Aufnahme des Organs (z. B Leber, Milz, Pankreas) wünschenswert. Dabei hängt der Kontrast vor allem von der Menge des eingebrachten Jods ab. Injektionsgeschwindigkeit und Jodkonzentration des KM spielen aufgrund der langen Pause zwischen Kontrastmittelinjektion und dem Start der CT-Untersuchung (für eine portal-venöse Kontrastmittelphase typischerweise 60–70s) eine untergeordnete Rolle. Patientenspezifische Parameter wie Alter, Geschlecht, Gewicht, Herzauswurfleistung etc. haben aber durchaus Einfluss auf den Kontrast. Um die Kontrastierung intra- und interindividuell zu standardisieren, sollte deshalb eine gewichtsadaptierte KM-Gabe (Martens B et al., Invest Radiol 2019; ▶ https://doi.org/10.1097/RLI.0000000000000525) erfolgen und die Startverzögerung bei reduzierter Herzauswurfleistung individuell angepasst werden (Testbolus oder Bolus-Tracking). Wie oben beschrieben, ist die Kontrastmittelmenge an die verwendete Röhrenspannung bei der Untersuchung anzupassen, sowohl das intravenös als auch das oral applizierte Kontrastmittel (◘ Abb. 7.3).

> Die Jodmenge (TID, Total Iodine Dose) ist der zentrale Parameter bei der Parenchymbildgebung.

Zur Anpassung der Joddosis an das Körpergewicht wurden unterschiedliche Vorschläge propagiert. Die lineare Anpassung (doppeltes Gewicht = doppelte KM-Menge) an das Körpergewicht führt zu höheren Kontrastierungen in den Zielorganen als eigentlich intendiert. Grund dafür ist die geringere Durchblutung und damit der geringere Verteilungsraum von Blut im Fettgewebe (subkutanes Fett und intraabdominales Fett) im Vergleich zu parenchymatösen Organen oder der Muskulatur.

Daher wurde die Verwendung des Body-Mass-Index (BMI) oder der fettfreien Körpermasse (FFM) zur Anpassung der Jodmenge empfohlen. Während der BMI einfach berechnet werden kann (BMI = (Körpergewicht [kg])/(Körpergröße [m])^2), ist die Bestimmung der FFM komplexer (bioelektrische Impedanzanalyse, Spektroskopie, DEXA, ^{40}K-Isotopenmessung etc.).

Die Erhöhung des Parenchymkontrasts bei der linearen Anpassung kann jedoch durchaus gewollt sein, um die schlechtere Bildqualität bei stark adipösen Patienten aufgrund der vermehrten Photonenstreuung und -absorption zu kompensieren.

> Erhöhtes Körpergewicht führt zu einer verminderten Kontrastierung im Zielgefäß und im Zielorgan, die Zeit zum Kontrast-Peak ist aber weitgehend unabhängig vom Gewicht.

7.2 Gefäßbildgebung (CT-Angiographie)

Bei der CTA wird ein möglichst hoher Kontrast im Zielgefäß angestrebt, der Parenchymkontrast ist eher nebensächlich, manchmal sogar störend. Bei der Untersuchung der Halsarterien sollten die Venen noch nicht oder lediglich wenig kontrastiert sein. Aufgrund der kurzen zerebralen Transitzeit ist das Zeitfenster eng (ca. 5 s) und damit das KM-Timing von zentraler Bedeutung.

Alle CTA-Untersuchungen sollten mit individueller Bestimmung der Ankunftszeit des Kontrastmittels im Zielgefäß durchgeführt werden. Dafür sind Testbolus und Bolus-Tracking geeignet (siehe auch ▶ Kap. 6 – Patientenvorbereitung).

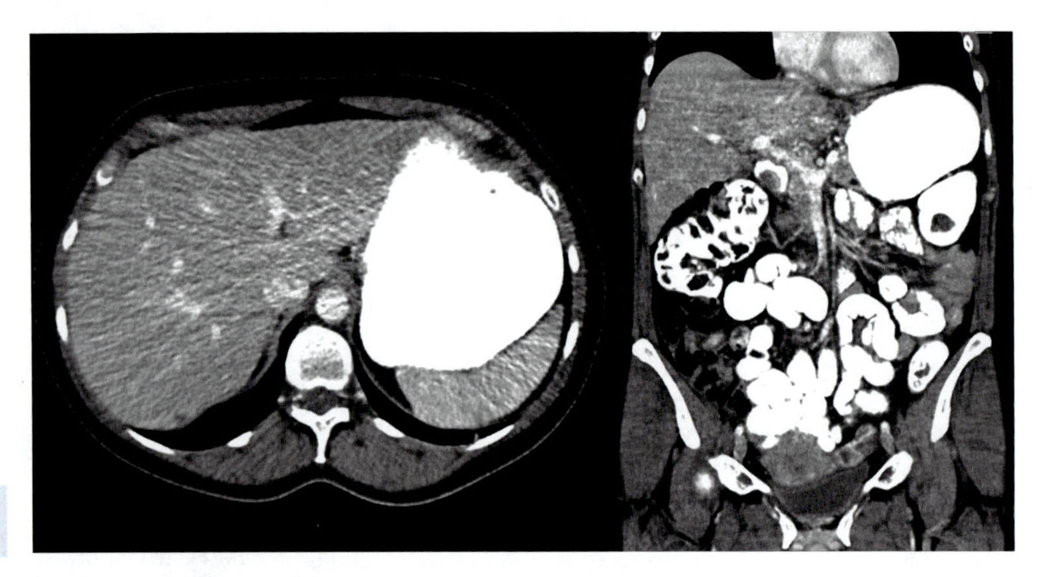

Abb. 7.3 Untersuchung bei 80kV in portal-venöser Phase (Startverzögerung 70s). Die Menge des i.v. applizierten Kontrastmittels ist korrekt angepasst, nicht jedoch die Menge des oral verabreichten Kontrastmittels. Hier wurde die Menge verwendet, die für eine Untersuchung bei 120kV gegeben wird, dies führt zu Aufhärtungsartefakten und vermehrtem Bildrauschen durch die hohe Konzentration von Jod im Magen

Die **Testbolus-Methode** hat den Vorteil, dass die KM-Ankunftszeit exakt sowohl in der Zielarterie als auch den benachbarten Venen bestimmt werden kann. Flussverzögerungen durch vorgeschaltete hochgradige Stenosen oder abschnittsweise Verschlüsse sind damit ebenfalls abzuschätzen. Außerdem bietet sie mehr Freiheit für ein individuelles Atemkommando der CTA. Nachteil dieser Methode ist die zusätzliche Gabe einer kleinen Menge KM (ca. 10–20 ml) sowie die zeitintensivere Auswertung. Das Tracking sollte nicht parallel mit der KM-Injektion gestartet werden, sondern ebenfalls mit einer Startverzögerung, bei einer CTA der supraaortalen Gefäße oder der Aorta thoracica z.B. mit 10 s.

Beim **Bolus-Tracking** wird vor der Untersuchung ein Schwellenwert im Zielgefäß festgelegt, ab dem die CTA gestartet wird. Es wird der gesamte KM-Bolus injiziert, und sobald der Schwellwert erreicht ist, startet automatisch die Datenerfassung für die CTA. Bei diesem Verfahren ist zu berücksichtigen, dass der Umschaltvorgang zwischen den sequenziellen Monitoraufnahmen und dem Spiral-Scan für die CTA sowie das Fahren des Patiententisches in die Startposition zusätzliche Zeit benötigt (ca. 2–4s). Mehr Zeit benötigt man allerdings für ein Atemkommando, bei älteren Patienten sollten dies mindestens 5–10 s sein. Gerade bei der Koronar-CTA ist zu berücksichtigen, dass unmittelbar nach dem Kommando zum Luftanhalten die Herzfrequenz ansteigt und sich erst nach ein paar Sekunden wieder stabilisiert. Somit sollte auch hier auf einen ausreichenden zeitlichen Abstand (ca. 10 s) zwischen Atemkommando und Datenerfassung geachtet werden.

Der wichtigste patientenabhängige Parameter bei der CTA ist die Herzauswurfleistung (oder Herzminutenvolumen). Eine verminderte Herzauswurfleistung führt zu einem verzögerten, aber auch einem stärkeren Kontrastanstieg im Zielgefäß. Eine fixe Startverzögerung würde in solchen Fällen zu einer suboptimalen Gefäßkontrastierung führen, weil das Kontrastmittel unter Umständen noch gar nicht im Zielgefäß angekommen ist. Dieses Problem wird auch bei der Parenchymbildgebung beobachtet, wenn ein festes Delay von 60 s für eine portal-venöse Kontrastmittelphase verwendet wird, aufgrund der verminderten Herzauswurfleistung jedoch eine arteriell dominierte Kontrastmittelphase mit inhomogener Kontrastierung von Leber und Milz resultiert.

Die **Jodzufuhr (Iodine Delivery Rate, IDR)** ist das Produkt aus Jodkonzentration und Injektionsgeschwindigkeit. Die IDR ist der zentrale Parameter bei der CTA, IDR=1,2 bis 2 g J/s werden empfohlen [10.3238/arztebl.2022.LL_Qualitätssicherung_Computertomographie].

Typischerweise wird für unterschiedliche Untersuchungen der Typ des Kontrastmittels nicht gewechselt, sondern der Injektor mit demselben KM bestückt; die IDR wird dann über die Injektionsgeschwindigkeit gesteuert (◘ Tab. 7.2).

Moderne KM-Injektoren ermöglichen eine Verdünnung des Kontrastmittels mit NaCl, sodass die Jodkonzentration frei variiert werden kann. Bei konstanter IDR wird die Kontrastierung im Zielgefäß unabhängig von der Jodkonzentration des Kontrastmittels gleich bleiben. Werden höher konzentrierte KM verwendet, kann mit geringeren Flussraten injiziert werden, niedrig konzentrierte KM müssen mit höheren Flussraten injiziert werden. Eine hohe Flussrate führt zu einem kompakten Bolus. Dies bedeutet, dass bei identischer IDR KM mit mittlerer Jodkonzentration zu gleichem oder sogar höherem Kontrast führen als hochkonzentrierte KM (Faggioni L und Gabelloni M, Invest Radiol 2016; ▶ https://doi.org/10.1097/RLI.0000000000000283).

Viskosität und Flussrate bestimmen den Injektionsdruck, eine gegebene IDR kann mit Kontrastmittel mittlerer Jodkonzentration (z. B. 300 mg J/ ml) bei niedrigem Injektionsdruck realisiert werden.

Mit modernen CT-Geräten dauert eine CTA in hoher Auflösung (Schichtdicke < 1mm) nur wenigen Sekunden. Die Verwendung eines High-Pitch Mode (Pitch-Werte ≥ 3) oder sehr breiter Detektoren (16 cm) ermöglicht die CTA der Herzkranzgefäße sogar innerhalb des Bruchteils einer Sekunde. Bei solch kurzen Untersuchungszeiten kann folglich auch die Injektionsdauer kürzer sein. Allerdings stimmt die Faustregel: Injektionszeit = Scanzeit dann nicht mehr, diese würde selbst bei hohen Flussraten zu sehr geringen KM-Mengen in der Größenordnung eines Testbolus führen. Verdünnungseffekte im venösen System und im Lungenkreislauf führen zu einer insuffizienten arteriellen Kontrastierung im Zielgefäß. Das bereits 2010 propagierte Konzept des „physiologischen Minimums" (Bae TK, Radiology 2010; ▶ https://doi.org/10.1148/radiol.10090908) bleibt zu beachten und die Formel Injektionszeit = 10 s + Scandauer hat sich bei der CTA mit sehr kurzen Scanzeiten bewährt.

Anders ist dies bei der CTA der Becken-Bein-Gefäße. Hier besteht die Gefahr, dass durch langsamen Fluss in den Beinarterien (z. B. durch Stenosen oder Verschlüsse) der Kontrastmittelbolus langsamer voranschreitet als der Scanvorgang. Um ein „Überholen des KM-Bolus" zu verhindern, wird die Datenakquisition bewusst

◘ **Tab. 7.2** Notwendige Flussrate (in ml/s) für eine gegebene IDR (in g Jod/s) bei unterschiedlicher Jodkonzentration der Kontrastmittel (in mg Jod/ml)

Konz \ IDR	1	1,5	2
250	4	6,0	8,0
300	3,3	5,0	6,7
320	3,1	4,7	6,3
350	2,9	4,3	5,7
370	2,7	4,1	5,4
400	2,5	3,8	5,0

verlängert (z. B. auf 20 s). Die Kontrastmittelinjektion muss dann ebenfalls verlängert werden. Zur Verlängerung und Homogenisierung der Kontrastierungsphase eignen sich biphasische Injektionsprotokolle. Dabei erfolgt zunächst die Injektion von unverdünntem Kontrastmittel, gefolgt von einem Anteil mit verdünntem Kontrastmittel (z. B 40 % KM + 60 % NaCl 0,9 %), mit jeweils identischer Injektionsgeschwindigkeit.

Bei jedem Kontrastmittelprotokoll sollte am Ende ein NaCl-Bolus (30–50 ml NaCl 0,9 %) erfolgen, um ein Pooling des KM-Bolus im venösen System zu verhindern.

■ Zusammenfassung der wichtigsten Punkte

Jede CTA und nach Möglichkeit auch jede KM-unterstützte Parenchymuntersuchung sollte individuell mittels Testbolus oder Bolus-Tracking erfolgen. Dabei ist darauf zu achten, dass ein Delay zwischen Start der KM-Injektion und Start der Testbolus- oder Bolus-Tracking-Messungen gegeben ist und nicht gleichzeitig gestartet wird: ca. 10–15 s bei CTA des Körperstamms, ca. 60 s bei der Parenchymbildgebung. Während bei der CTA alle 1–2 s ein Scan erfolgen sollte, kann bei der Parenchymbildgebung die Zykluszeit verlängert werden.

Wichtigster Parameter in der Parenchymbildgebung ist die Jodmenge **(TLD).** Diese sollte an das Körpergewicht des Patienten sowie an die Röhrenspannung angepasst werden. Der entsprechende Parameter bei der CTA ist die Jod-Einbringungsrate **(IDR).** Mithilfe der „10er-Regel" erfolgt jeweils die optimale Anpassung an die Röhrenspannung bei Low-kV-Protokollen:

- Reduktion der Röhrenspannung um 10 kV erlaubt eine Reduktion der TLD um 10 % (Parenchym).
- Reduktion der Röhrenspannung um 10 kV erlaubt eine Reduktion der IDR um 10 % (CTA).

Eine Zusammenstellung von Untersuchungs- und Kontrastmittelprotokollen für eine Vielzahl von CT-Untersuchungen kann der „Leitlinie der Bundesärztekammer zur Qualitätssicherung in der Computertomographie" in der jeweils aktuellen Version entnommen werden (DOI: 10.3238/arztebl.2022.LL_Qualitätssicherung_Computertomographie).

Literatur

Bae KT (2010) Intravenous contrast medium administration and scan timing at CT: considerations and approaches. Radiology 256(1):32–61. ► https://doi.org/10.1148/radiol.10090908. PMID: 20574084

Faggioni L, Gabelloni M (2016) Iodine Concentration and Optimization in Computed Tomography Angiography: Current Issues. Invest Radiol 51(12):816–822. ► https://doi.org/10.1097/RLI.0000000000000283. PMID: 27272541

Lell MM, Jost G, Korporaal JG, Mahnken AH, Flohr TG, Uder M, Pietsch H (2015) Optimizing contrast media injection protocols in state-of-the art computed tomographic angiography. Invest Radiol 50(3):161–167. ► https://doi.org/10.1097/RLI.0000000000000119. PMID: 25478743

Martens B, Hendriks BMF, Eijsvoogel NG, Wildberger JE, Mihl C (2019) Individually Body Weight-Adapted Contrast Media Application in Computed Tomography Imaging of the Liver at 90 kVp. Invest Radiol 54(3):177–182. ► https://doi.org/10.1097/RLI.0000000000000525. PMID: 30721159

Postprocessing

Jürgen Fornaro und Carsten Fechner

Inhaltsverzeichnis

H. Alkadhi und S. Leschka (Hrsg.), *Wie funktioniert CT?*,
https://doi.org/10.1007/978-3-662-68480-1_8

8.1 Einleitung

Die Entwicklung der CT-Technologie in den letzten Jahren hat einerseits zu einer Verbesserung der Diagnostik, aber andererseits zu einer im Alltag kaum zu bewältigenden Bilderflut geführt. Eine CT-angiographische Untersuchung geht beispielsweise mit bis zu 5000 axialen Bildern einher. Es liegt daher nahe, solche Untersuchungen nicht mehr als eine Serie von Bildern zu betrachten, sondern primär als ein Volumen von Informationen. Entwicklungen der Computertechnologie und der Bildbearbeitung ermöglichen es, durch verschiedene Techniken der 2D- und 3D-Visualisierung sowie durch automatische Nachverarbeitungsmethoden dem Radiologen die qualitative und quantitative Auswertung von CT-Datensätzen zu erleichtern. Auch die Ansprüche der zuweisenden Kliniker, insbesondere der chirurgischen Disziplinen, sind gestiegen: Es wird vom Radiologen nicht nur die korrekte Beurteilung der Untersuchung erwartet, sondern auch eine Bilddokumentation, die diese Beurteilung möglichst intuitiv und umfassend ersichtlich macht und den Kliniker in seiner Behandlungswahl unterstützt. Jede der in diesem Kapitel beschriebenen Methoden hat dabei ihre speziellen Vor- und Nachteile, sodass die jeweilige Auswahl dem Anwendungsbereich angepasst werden muss.

Tipp

- Voraussetzung für eine diagnostische Nachverarbeitung ist eine ausreichende Qualität der zugrunde liegenden axialen Bilder. Diese kann sowohl während der Datenakquisition (durch eine falsche Protokollwahl oder fehlende Compliance des Patienten) als auch während der Bildrekonstruktion (durch eine falsche Wahl der Parameter Rekonstruktionsschichtdicke, -intervall und -kernel) beeinträchtigt werden.
- Es sollten möglichst isotrope Datensätze erstellt werden, bei denen die räumliche Auflösung in allen Raumrichtungen annähernd gleich ist.
- In der Regel soll eine Überlappung der axialen Bilder von 50 % gewählt werden.
- Dadurch können die Volumendaten in beliebiger Orientierung bei konstant bleibender Bildqualität ausgewertet werden.

8.2 2D-Verfahren

8.2.1 Multiplanare Reformation

Die multiplanare Reformation (Multiplanar Reformation, MPR) ist die einfachste und wichtigste Nachverarbeitungsmethode, bei der Bilder entlang einer durch den CT-Datensatz gelegten Ebene mit einer Schichtdicke von 1 Voxel generiert werden. Die Orientierung der Rekonstruktionsebene kann dabei orthogonal (koronal, sagittal) zu den axialen Primärbildern oder auch beliebig (oblique) gewählt werden (▢ Abb. 8.1a–d).

Durch die 3D-Anatomie von Blutgefäßen oder des Darmes sind diese Strukturen in axialen Bildern häufig in einem ungünstigen Winkel angeschnitten oder durch Partialvolumeneffekte schwierig zu beurteilen. Die Betrachtung der Bilddaten in einer weiteren, komplementären Orientierung ist deshalb von Vorteil.

Bei der gekrümmten MPR (Curved MPR) erfolgt die Rekonstruktion entlang einer beliebig definierbaren Fläche (▢ Abb. 8.1e, 8.5a).

Durch die gekrümmte MPR kann die Rekonstruktionsfläche an die zu untersuchende Zielstruktur angepasst wer-

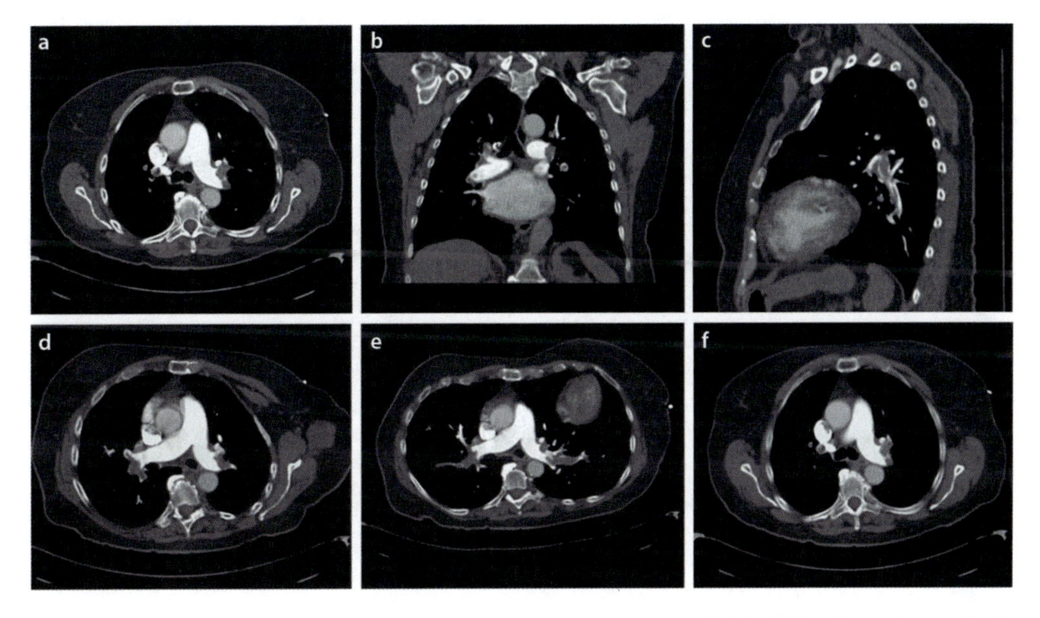

Abb. 8.1 **a–f** 2D-Verfahren. 68-jährige Patientin mit Lungenembolien. **a** Axiales Bild, **b** koronale, **c** sagittale, **d** oblique und **e** gekrümmte MPR, **f** Dickschicht-MPR (AIP)

den. Dadurch kann z. B. der gesamte Verlauf eines Blutgefäßes (jedoch nur in Ausnahmefällen auch dessen Seitenäste) oder des Pankreas in einem einzigen Bild dokumentiert werden. Die manuelle Definition der Rekonstruktionsfläche ist zeitaufwendig und anfällig für die Erzeugung von Pseudoläsionen wie z. B. falsch-positive Gefäßstenosen (Tab. 8.1). Durch automatisierte Methoden konnten hier deutliche Verbesserungen erzielt werden.

Die Dickschicht-MPR (Thick-Slab-MPR) ist eine weitere Variante, bei der mittels verschiedener Projektionsverfahren mehr als nur eine 1 Voxel breite Schicht des CT-Datensatzes orthogonal zur Rekonstruktionsfläche erfasst wird (Abb. 8.1f.).

Mit der Dickschicht-MPR werden bei Auswahl einer geeigneten Schickdicke Strukturen umfassender abgebildet (z. B. ein ganzer Gefäßbaum) unter Vermeidung von Überlagerungen (z. B. durch das Skelett). Die Projektion der mittleren Intensität (Average Intensity Projektion, AIP) bildet die mittleren Dichtewerte der von virtuellen Strahlen geschnittenen Voxel ab. Dadurch wird das Bildrauschen vermindert und der Kontrast erhöht.

Tipp

1. Die Durchsicht des CT-Datensatzes erfolgt initial anhand der axialen Primärbilder.
2. Entsprechend der Fragestellung wird die Rekonstruktionsebene in einem 2. Schritt der Zielstruktur angepasst. Häufig können dadurch Unklarheiten beseitigt werden (Partialvolumeneffekt).
3. Die gekrümmte MPR dient primär der Dokumentation und nicht der Diagnostik.

Tab. 8.1 Vor- und Nachteile der verschiedenen Nachverarbeitungsmethoden

	Methode	Vorteile	Nachteile
2D	MPR	Am wenigsten anfällig für falsche Manipulation	Rekonstruktionsebene kann nur begrenzt der Zielstruktur angepasst werden
	Gekrümmte MPR	Rekonstruktionsfläche kann der räumlichen Ausdehnung der Zielstruktur angepasst werden	Abbildung verzweigter Strukturen in der Regel nicht möglich, ungünstig gewählte Rekonstruktionsfläche kann Pseudoläsionen erzeugen
	MIP	Abbildung verzweigter Strukturen, hoher Bildkontrast, Angiographie ähnliche Bilder	Überlagerung durch umgebende dichte Strukturen, Verlust der räumlichen Beziehungen
	Dünnschicht-MIP	Im Idealfall keine Überlagerung durch umgebende dichte Strukturen	Eingeschränkte Abbildung verzweigter Strukturen
3D	SSD	3D-Darstellung, Abbildung verzweigter Strukturen, erhaltene räumliche Beziehungen	Informationsverlust und Grenzflächen-Artefakte durch binäre Klassifikation der CT-Daten, fehlende farbliche Gewebsdarstellung
	Direkte VRT	Realitätsnahe 3D-Darstellung, hoher Informationsgehalt, Abbildung verzweigter Strukturen, erhaltene räumliche Beziehungen, farbliche Darstellung des Gewebes	Rechenintensiv, anfällig für falsche Manipulation
	Cinematic Rendering	Fotorealistische 3D-Darstellung, hoher Informationsgehalt, Abbildung verzweigter Strukturen, erhaltene räumliche Beziehungen, farbliche Darstellung des Gewebes mit Licht und Schatten	Sehr rechenintensiv, anfällig für falsche Manipulation

8.2.2 Projektion der maximalen, minimalen und durchschnittlichen Intensität

Die Projektion der maximalen Intensität (Maximum Intensity Projection, MIP) ist ein 2D-Projektionsverfahren, bei dem entlang der von einer virtuellen Kamera durch den CT-Datensatz gesendeten Strahlen jeweils nur der Voxel mit der höchsten Dichte abgebildet wird. Die Dickschicht-MPR unter Verwendung der MIP als Projektionsverfahren wird auch Dünnschicht-MIP (Thin-Slab-MIP) genannt. Die MIP ist dann von Vorteil, wenn die untersuchten Strukturen eine hohe Dichte aufweisen wie beispielsweise Lungennoduli im Lungenparenchym oder kontrastierte Blutgefäße in der CT-Angiographie. Sie kann speziell im letzteren Fall angiographieähnliche Bilder aus beliebigen Blickwinkeln erzeugen.

Wesentliche Nachteile der MIP sind dabei die Überlagerung durch weitere dichte Strukturen, wie verkalkte atherosklerotische Plaques oder das Skelett, sowie der Verlust der räumlichen Beziehungen (Tab. 8.1). Ersterer kann durch die Verwendung der Dünnschicht-MIP (Abb. 8.2) oder durch vorausgehendes Editieren des CT-Datensatzes, z. B. durch Segmentierung des Skeletts mit anschließendem Löschen der selektierten Voxel, vermieden werden. Eine spezielle Variante ist die angiographische Ansicht (Angiographic View, AGV) in der CT-Angiographie

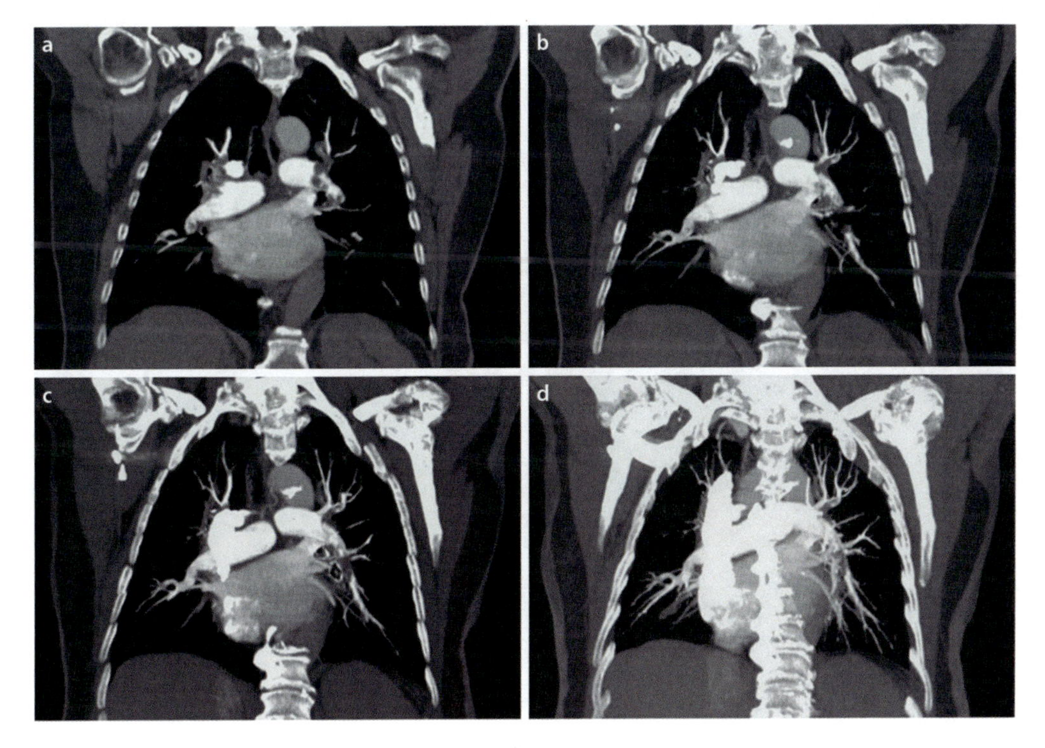

Abb. 8.2 **a–d** 2D-Verfahren. 68-jährige Patientin mit Lungenembolien. MIP mit ansteigender Schichtdicke: **a** 5 mm, **b** 15 mm, **c** 25 mm und **d** 55 mm

des Herzens, bei der für die Darstellung der Koronararterien die perikardialen Strukturen und die kontrastierten Herzhöhlen in dieser Art editiert werden. Analog zur MIP können je nach Bedarf auch die Voxel mit minimaler Dichte (Minimum Intensity Projection, MinIP) oder mittlerer Dichte (Average Intensity Projection, AIP) dargestellt werden.

Tipp

1. Die MIP bietet die größten Vorteile bei CT-Angiographien.
2. Überlagerungen mit extravaskulären Strukturen können durch vorheriges Editieren des CT-Datensatzes oder durch die Verwendung der Dünnschicht-MIP (Cine-Modus) vermieden werden.

8.3 3D-Verfahren

Grundsätzlich wird bei der Volumendarstellungstechnik zwischen direkter und indirekter Volumendarstellung unterschieden. Bei beiden Methoden bleiben die räumlichen Beziehungen im Gegensatz zur MIP erhalten.

8.3.1 Indirekte Volumendarstellungstechnik

Die indirekte Volumendarstellungstechnik (Surface Shaded Display, SSD) beinhaltet als ersten Schritt die Segmentierung interessierender Strukturen, dann die Erstellung eines Oberflächenmodells der resultierenden Grenzflächen im segmentierten CT-Datensatz und schließlich die Abbildung des

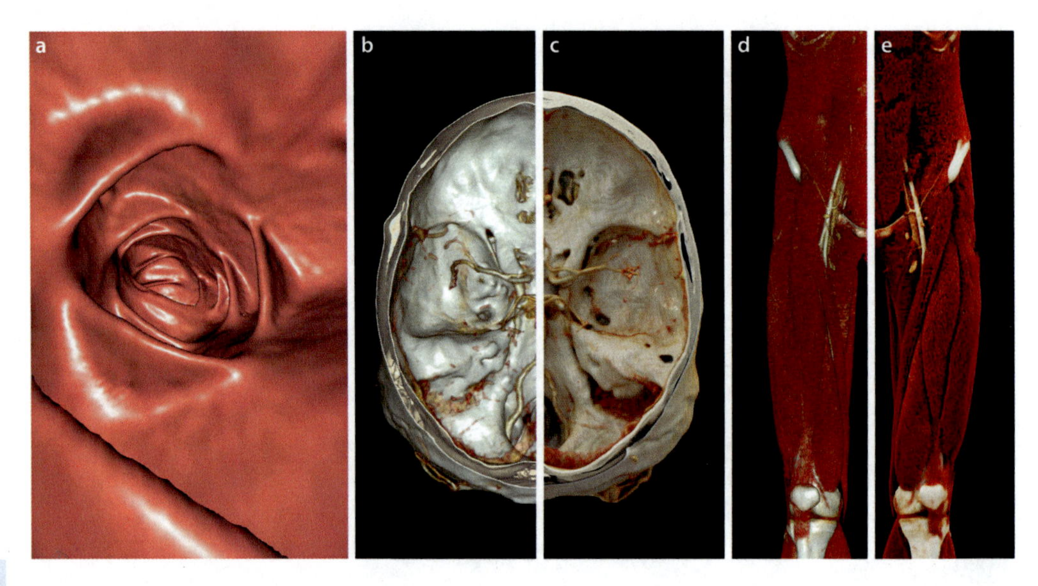

Abb. 8.3 **a–e** Beispiele für die unterschiedlichen 3D-Verfahren. **a** SSD mit virtueller endoskopischer Darstellung des Colon transversum in der Kolonographie, **b** VRT des rechten eröffneten Hemikraniums, **c** CR des linken eröffneten Hemikraniums, **d** VRT des rechten Oberschenkels, **e** CR des linken Oberschenkels

Oberflächenmodells (Abb. 8.3a). Die Segmentierung entspricht dabei einer binären Klassifikation meist anhand von Dichte-Schwellenwerten, d. h., ein Voxel wird einer Struktur entweder zu 100 % oder zu 0 % zugeordnet. Insbesondere an Grenzflächen beinhalten Voxel jedoch Anteile unterschiedlicher Gewebe, wodurch unerwünschte Bildartefakte entstehen können (Tab. 8.1). Entsprechend ist die Einstellung des Schwellenwertes essenziell für die korrekte Darstellung. In der Regel wird das errechnete Oberflächenmodell später durch ein Dreiecksnetz repräsentiert. Einer virtuellen Lichtquelle zugewandte Dreiecke erscheinen dabei heller beleuchtet als der Lichtquelle abgewandte, schattierte Dreiecke. Dies unterstützt die 3D-Wahrnehmung von Objekten. Die Bilddarstellung am Monitor erfolgt meist durch eine Parallelprojektion (Orthographic Rendering) mit parallelem Strahlengang des Lichts.

Die indirekte Volumendarstellung ist effizient möglich und wurde deshalb vor allem in den Anfangszeiten der 3D-Bildgebung verwendet. Heute wird diese Darstellungstechnik in der Radiologie wegen der o. g. Nachteile nur noch in bestimmten Fällen wie der virtuellen Endoskopie (VE) verwendet. Mithilfe einer kegelförmigen Projektion (Perspektive Rendering) der Lichtstrahlen ist es hier möglich, durch die vorher mit Luft gefüllten Darmschlingen (Abb. 8.3a) oder den Bronchialbaum zu navigieren.

8.3.2 Direkte Volumendarstellungstechnik

Bei der direkten Volumendarstellung (Volume-Rendering-Technik, VRT) erfolgt die Klassifikation, also die Zuordnung eines Voxels zu einer Struktur (z. B. Knochen, Blutgefäße oder Weichteile), direkt ohne den Zwischenschritt der Segmentation eines Oberflächenmodells. Zudem ist die Zuordnung kontinuierlich und nicht binär wie bei der SSD.

Klassifikation CT-Dichtebereiche können verschiedenen Farbe-Opazität-Kombinationen zugeordnet werden (sog. Color-Lookup-Table). Die Farbe identifiziert dabei eine bestimmte Struktur. Die Opazität kann frei im Bereich zwischen 0 % und 100 % variieren und ist ein Ausdruck des geschätzten Anteils der Struktur in einem Voxel mit entsprechender Dichte.

Projektionsverfahren Die Abbildung des klassifizierten Datensatzes erfolgt ähnlich der MIP durch ein Projektionsverfahren. Durch das sog. Compositing trägt jedoch im Gegensatz zur MIP potenziell jedes von einem virtuellen Strahl geschnittene Voxel zur Abbildung bei. Die Farbe und Opazität der durch den CT-Datensatz gesendeten Strahlen werden dabei durch die Farben und Opazitäten der klassifizierten Voxel nach einem optischen Modell moduliert. Dadurch ist die direkte Volumendarstellung rechenintensiver als andere Methoden, kann in einer Abbildung dafür aber potenziell deutlich mehr Informationen darstellen.

Schattierung Auch die für die 3D-Wahrnehmung wichtige Schattierung ist bei der direkten Volumendarstellung möglich und unabhängig vom Compositing. Oberflächen sind implizit definiert als Bereiche hoher Dichtegradienten im CT-Datensatz, während die Orientierung der Oberflächen zu einer virtuellen Lichtquelle über die entsprechenden Gradientenvektoren berechnet werden kann.

Der Vorteil der direkten Volumendarstellung gegenüber den alten Abbildungsmethoden liegt vor allem in der natürlicheren Darstellung diverser anatomischer Strukturen (◘ Abb. 8.3). Häufig ist sie die Methode der Wahl für die Demonstration pathologischer Befunde. Es muss jedoch beachtet werden, dass die Color-Lookup-Table dem jeweiligen CT-Datensatz angepasst werden muss und eine ungünstige Wahl pathologische Befunde, wie z. B. eine Gefäßstenose, vortäuschen kann (◘ Tab. 8.1).

Cinematic Rendering Eine Weiterentwicklung der VRT stellt das sogenannte Cinematic Rendering (CR) dar. Dieses aus der Animationsbranche inspirierte Verfahren zielt auf eine natürlichere und fotorealistische Abbildung der anatomischen Strukturen aus CT- oder MRT-Datensätzen ab. In der konventionellen VRT werden mittels Ray Casting parallel oder kegelartig verlaufende Lichtstrahlen durch jedes einzelne Voxel manipuliert, welches sie auf dem Weg durch das Volumen schneiden. Die Lichtstrahlen können im Gegensatz zur CR aber nicht an den Oberflächen abgelenkt werden. Schattierungen werden „künstlich" mit Gradient Shading erzeugt. CR lässt die Ablenkung von Lichtstrahlen am Objekt zu und berücksichtigt bei der Bilderstellung später sämtliche Lichtstrahlen aus allen Richtungen. Bei theoretisch unendlicher Anzahl resultierender Lichtstrahlen wird die Berechnung der Bilder durch die Nutzung des Monte-Carlo-Algorithmus vereinfacht, um die benötige Rechenleistung zu reduzieren. Hierbei wird ein zufälliger Auszug der Lichtstrahlen berechnet. Mehrere dieser Berechnungen werden in Echtzeit gemittelt, um den späteren finalen Bildeindruck zu erzeugen. Zusammen mit einer High-Dynamic-Range-Belichtung (HDR) lassen sich so beeindruckende plastische Bildszenen erzeugen (◘ Abb. 8.3c,e).

▪ **Tipp**

1. Die VRT ist häufig die optimale Methode zur Kommunikation von Befunden an die zuweisenden Kliniker. Sie kann Anatomie und Pathologien realitätsnah in einer oder wenigen Ansichten dokumentieren.
2. Die Color-Lookup-Table muss immer dem jeweiligen CT-Datensatz angepasst werden, um falsch-positive Befunde zu vermeiden.
3. Cinematic Rendering kann den plastischen dreidimensionalen Bildeindruck deutlich verstärken und fotorealistische Bilder erzeugen, ist aber sehr rechenintensiv aufgrund der aufwendigen Lichtberechnung.

8.4 Advanced Postprocessing

8.4.1 CT-Segmentation

Segmentation ist der Prozess, ein Bild oder Volumen in Regionen mit ähnlichen Eigenschaften zu unterteilen, wie etwa Helligkeit, Textur oder Farbe. In der Medizin gehört Segmentationssoftware inzwischen zum Alltag und wird genutzt, um die verschiedensten Strukturen aus einem CT- oder MRT-Datensatz zu extrahieren und für die Befundung aufzubereiten (Computer-Aided Diagnosis, CAD). Die Segmentation von Blutgefäßen, Lungenrundherden, Lungenemphysem, Tumoren und Hirnparenchym ist dabei nur ein kleiner Auszug aus der breiten Masse der Anwendungsbeispiele. Je nach Region kommen hierfür unterschiedlichste Algorithmen zum Einsatz. Diese filtern jedes Voxel im Datensatz nach Dichte/Intensität (Thresholding), nach Grenzflächen (Kantenerkennung), Muster (Texturerkennung) einem vorgegebenen Organatlas (atlasbasierte Erkennung) etc., um ein passendes Modell zu berechnen. Viele dieser Methoden sind in kommerziell erwerbbaren Softwarepaketen eingebunden und wurden in den letzten Jahren durch robustere maschinelle Lernalgorithmen verbessert oder ersetzt. Diese sind weniger anfällig für Segmentationsfehler aufgrund von Partialvolumeneffekten, Artefakten, Hintergrundrauschen oder schlechtem Kontrast zwischen der Segmentationsregion und der Umgebung.

8.4.2 CT-Perfusion

Das Ziel der CT-Perfusion ist die Differenzierung des Hirnparenchyms während eines Schlaganfalls in bereits infarziertes (Core), ischämisches (Penumbra) und normal durchblutetes Hirnparenchym (◘ Abb. 8.4c). Dafür wird kurz nach i.v.-Kontrastmittelapplikation ein vorher bestimmtes Hirnvolumen mit einer zeitlichen Auflösung von beispielsweise 1–2 s repetitiv über 60–90 s gescannt, um den arteriellen Einstrom und den venösen Abstrom des Kontrastmittels in das Hirnparenchym zu beurteilen. Die resultierende zeitlich aufgelöste Serie (4-dimensionaler Datensatz) wird mithilfe spezieller Software (Syngo.via, TeraRecon etc.) anschließend analysiert. Im ersten Schritt werden Bewegungsartefakte korrigiert und ggf. stark bewegte Bildanteile aus der Messung ausgeschlossen. Danach wird das Gehirn segmentiert und je ein Gefäß zur Messung des arteriellen Einstroms (A. cerebra media oder anterior) und des venösen Abstroms (Sinus sagittalis superior) definiert. Anschließend werden für jedes Voxel Zeit-Dichte-Kurven kalkuliert, aus denen im nächsten Schritt Perfusionskarten errechnet werden (T_{max}, CBV, CBF, MTT, TTD etc., ◘ Abb. 8.4d–f). Hierbei werden ein wenig rechenintensives Verfahren (Non-deconvolution Method) und ein rechenintensives Verfahren (Deconvolution Method) unterschieden, wobei Letzteres die physiologischen Durchblutungsunterschiede des Gehirns besser berücksichtigt. Es wird in der Praxis auch am häufigsten angewendet und greift auf statistische Modelle (bspw. Bayesian Algorithm, Singular Value Decomposition Algorithm) zur Berechnung zurück.

8.4.3 CT-Simulation (bspw. FFR-CT)

Die fraktionierte Flussreserve (Fractional Flow Reserve, FFR) ist ein zusätzliches Maß, um Gefäßstenosen im Koronar-CT genauer zu evaluieren. Die FFR ist definiert als das Verhältnis von Druck in einem stenosierten Gefäß vor und nach einer Stenose, und das unter maximaler Hyperämie (◘ Abb. 8.5b). Der errechnete Wert

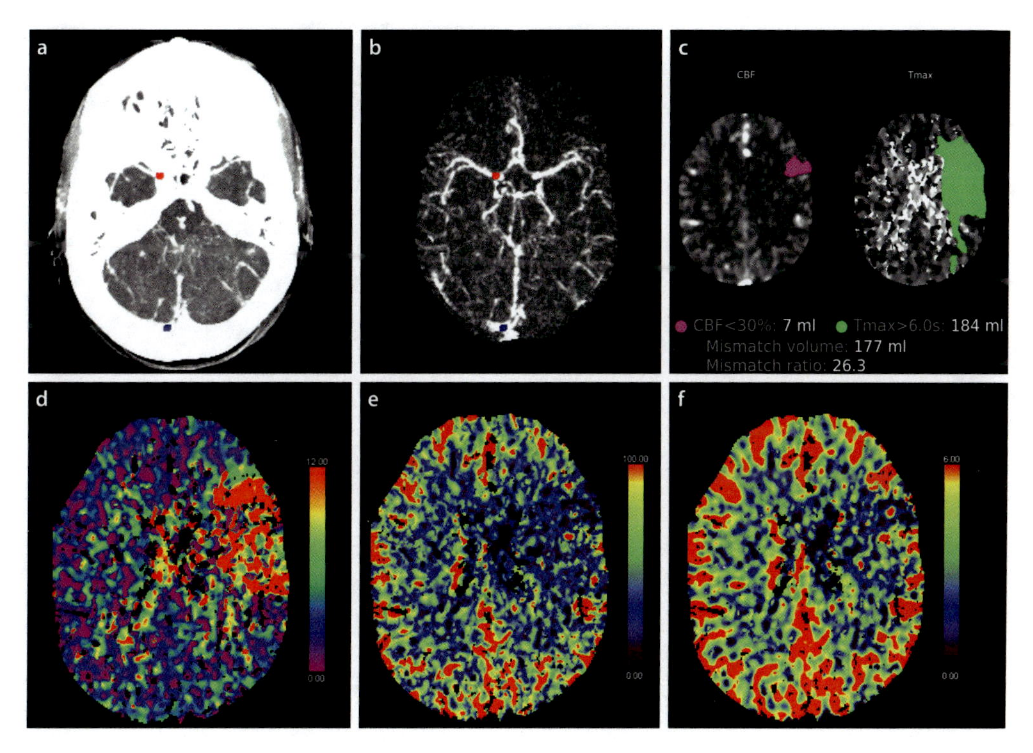

Abb. 8.4 **a–f** CT-Perfusion. 80-jähriger Patient mit akutem Verschluss der A. cerebri media links. **a** 4D-CT-Perfusionsdatensatz mit Knochen, **b** Datensatz nach automatischer Entfernung des Knochens und ROI für Messung des arteriellen Zuflusses und venösen Abflusses, **c** errechnetes Infarktvolumen rechts und Minderperfusion links (Mismatch = Penumbra), **d** errechnete T_{max}-Karte, **e** CBF-Karte, **f** CBV-Karte

spiegelt die hämodynamische Relevanz der Stenose wider, welche durch das reine Messen des Stenosegrades im Koronar-CT (Abb. 8.5a) vergleichsweise schlechter eingeschätzt werden kann. Dafür werden in einem ersten Schritt die Koronararterien segmentiert und in einem zweiten Schritt mithilfe von Flusssimulation (Computational Fluid Dynamics, CFD) die Flussgeschwindigkeiten und resultierenden Drücke innerhalb der Gefäße berechnet. Dabei werden die der CFD-Analyse zugrunde liegenden Navier-Stokes-Gleichungen millionenfach iterativ gelöst. Häufig sind hierfür noch leistungsfähige Rechenzentren nötig. Diese komplexe Simulation erfordert zudem einen soliden, meist kommerziell verfügbaren Algorithmus (HeartFlow, Syngo.via) zur Berechnung der nötigen Rahmenbedingungen, etwa die Widerstände der Mikrozirkulation, die Flussraten unter maximaler Hyperämie, die Blutviskosität etc., um ein valides Ergebnis zu erzielen. Ansonsten können bei zu niedrig berechneten Bedarfsflüssen Stenosen unterschätzt und bei zu hoch berechneten Bedarfsflüssen Stenosen überschätzt werden. Ebenso können Segmentationsfehler aufgrund von Artefakten zur Über- und Unterschätzung der Stenose führen. Um die Problematik der Flussberechnung in der Zukunft zu beheben, wird in aktuellen Studien versucht, die Flussgeschwindigkeiten mit Kontrastmittelgradienten in den einzelnen Gefäßen zu berechnen (Transluminal Attenuation Gradient, TAG).

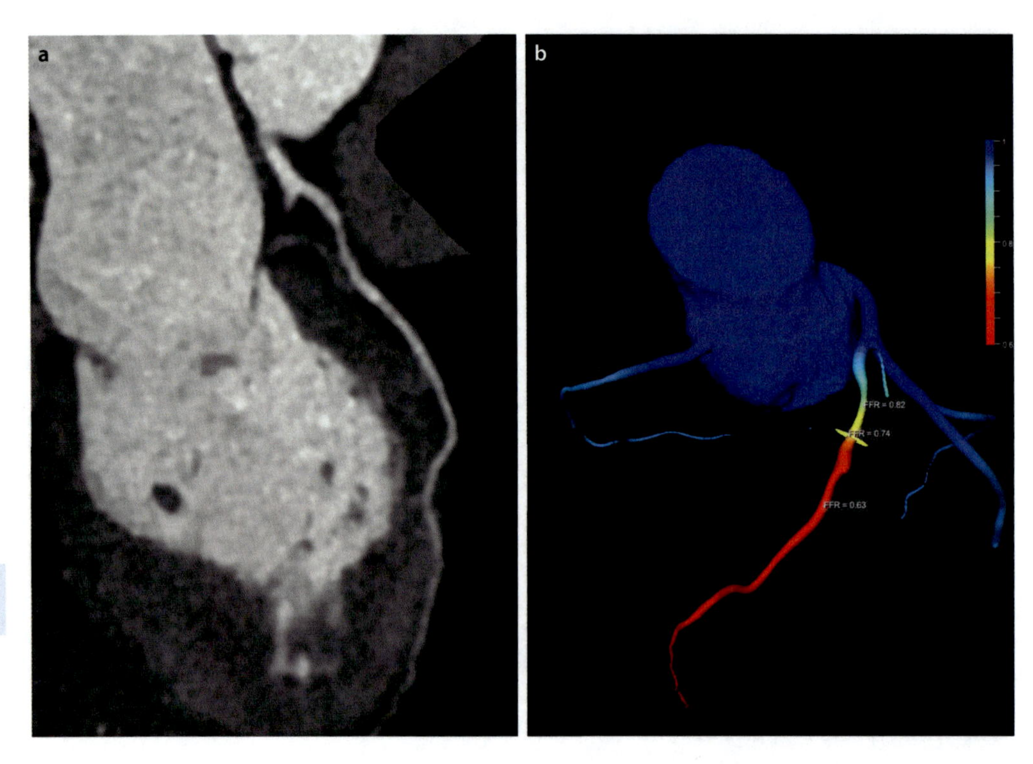

Abb. 8.5 **a,b** FFR-CT. 54-jähriger Patient mit Brustschmerzen und Kurzatmigkeit unter Belastung. **a** Gekrümmte-MPR des R. interventricularis anterior (RIVA) mit Stenose im proximalen Drittel, **b** FFR-CT-Flusssimulation mit flussrelevanter Stenose bei deutlichem Abfall (< 0,8) der FFR distal der Stenose

8.5 AI-Methoden

Allgemein Künstliche Intelligenz (Artificial Intelligence, AI) ist ein stetig wachsendes Feld von Algorithmen, welche in maschinelles Lernen (Machine Learning, ML), neuronale Netzwerke (NN) und Deep Learning (DL) untergruppiert werden können. Mithilfe dieser Techniken werden heutzutage eine Vielzahl an Aufgaben bewältigt, etwa die Segmentation von Organen, die Simulation von Flüssen (FFR), die Erkennung von akuten Pathologien, die Reduktion von Bildartefakten und die Verbesserung der allgemeinen Bildqualität. Häufig werden hierfür ML-Algorithmen angewandt, die je nach Lernart in überwachtes (Supervised Learning, SL), nichtüberwachtes (Unsupervised Learning, UL) und bestärkendes Lernen (Reinforcement Learning, RL) unterteilt werden können.

Überwachtes Lernen (Supervised Learning, SL) Das Modell wird mit klassifizierten (gelabelten) Daten trainiert, beispielsweise mit multiplen, verschiedenen CT-Thorax-DICOM-Datensätzen, die als Pneumothorax oder als nicht klassifiziert wurden. Trainierte Modelle können neue Daten dann anhand ihrer "Erfahrung" klassifizieren.

Unüberwachtes Lernen (Unsupervised Learning, UL) Das Modell wird mit nichtklassifizierten Daten trainiert und ist in der Lage, diese anhand von erkannten Mustern zu gruppieren (Clustering).

Bestärktes Lernen (Reinforcement Learning, RL) Das Modell wird mithilfe einer virtuellen Umgebung trainiert, mit welcher dieses interagieren kann. Je nach gewählter Aktion innerhalb der Umgebung wird das Modell von einem Belohnungsalgorithmus (Reward Function) positiv oder negativ entlohnt. Das Modell versucht dann Entscheidungen zu treffen, um die Belohnung zu maximieren. Trainierte Modelle werden verwendet, um in neuen Situationen die richtige Entscheidung zu treffen.

Da mit diesen Algorithmen immer komplexere Aufgaben weniger rechenintensiv und zufriedenstellender gelöst werden können, hat ML nicht nur in der Medizin, sondern in allen Branchen in den letzten Jahrzehnten einen wahrlichen Boom erlebt, der auch in Zukunft sicher weiter anhalten wird.

Schritte zur Implementierung eines ML-Algorithmus

1. Fragestellung: Was soll der Algorithmus später können? Beispiel: Erkennung eines Pneumothorax.
2. Daten sammeln: Sammlung einer guten Datengrundlage wie beispielsweise 5000 Thorax-CTs von unterschiedlichsten Personen und Geräten.
3. Daten aufbereiten: Reinigung und Klassifikation der Daten beispielsweise in CTs mit und ohne Pneumothorax.
4. ML-Modell wählen: Passendes ML-Modell suchen, hier am ehesten ein Supervised-Learning-Ansatz mit klassifizierten Daten und einem Deep-Learning-Netzwerk, etwa ein Convolutional Neural Network.
5. Training: 2/3 der Daten nutzen, um das Netzwerk zu trainieren.
6. Evaluation: 1/3 der nicht vom Netzwerk gesehenen Daten nutzen, um das Netzwerk zu validieren.
7. Hyperparameter-Tuning: Optimierung einzelner Werte des neuronalen Netzwerks, wie beispielsweise die Lernrate, die Anzahl der Neurone oder der Netzwerkschichten.
8. Anwendung: Bei zufriedenstellendem Ergebnis mit entsprechender Sensitivität und Spezifität kann das Netzwerk für die entsprechende Aufgabe, hier die Pneumothoraxerkennung, eingesetzt werden.

8.6 3D-Druck

3D-Druck wird heutzutage in nahezu jedem größeren Krankenhaus eingesetzt, um anatomische Modelle, Guides für Osteotomien, vorgeformte Platten und Modelle für die Forschung zu erstellen. Sie helfen bei der Entscheidungsfindung während der präoperativen Planung und bei der Durchführung der Operationen selbst durch ihre ausgezeichnete räumliche Darstellung der anatomischen Verhältnisse. So lassen sich die Operationszeiten minimieren und postoperative Komplikationen reduzieren.

Datengrundlage Als Datengrundlage dienen standardmäßig akquirierte DICOM-Serien, die möglichst dünnschichtig sind und einen guten Kontrast der zu segmentierenden Strukturen zur Umgebung haben sollten.

Segmentation Der Datensatz kann anschließend in ein Segmentationsprogramm wie 3D Slicer oder Syngo 3D Lab importiert und dort bearbeitet werden. Häufig wird ein bestimmter Schwellenwert (Threshold) für die zu segmentierende Struktur eingestellt, beispielsweise Knochen. Andere Verfahren wie Kantenerkennung können ebenfalls genutzt werden. Zunehmend wird die Segmentation aber durch maschinelle Lernalgorithmen abgelöst. Das fertige Modell wird als stl-Datei (Standard Triangle Language) exportiert.

Slicing Slicing-Programme (bspw. Preform, Chitubox, PrusaSlicer) können stl-Dateien importieren und für den Druck vorbereiten. Für den Druck benötigte Stützstrukturen (◘ Abb. 8.6a) oder Lö-

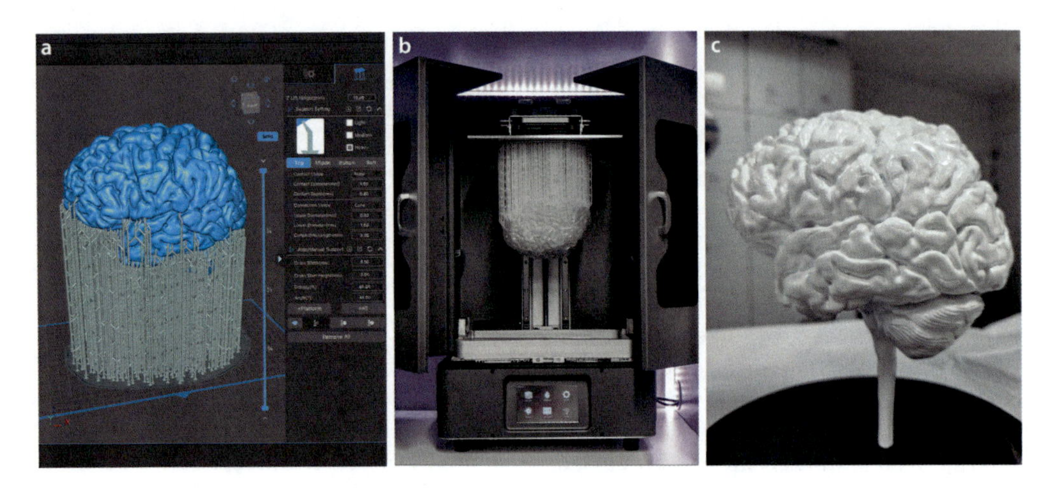

Abb. 8.6 a–c 3D-Druck. 3D-Oberflächenmodell eines vollständigen Gehirns mit Hirnstamm. **a** Vorbereitung des Modells im Slicer mit Erzeugung von Stützstrukturen, **b** gedrucktes Modell mit Stützstrukturen im Drucker, **c** fertiges Modell nach Bearbeitung und Lackierung

cher zur Entlüftung können durch die Programme automatisch erzeugt werden. Die Software berechnet anschließend Schicht für Schicht die Bewegungsabläufe des Druckers und speichert diese als Datei.

Druck Je nach Druckertyp gibt es unterschiedliche Verfahren, ein Modell Schicht für Schicht zu drucken. Am häufigsten wird die sogenannte Schmelzschichtung (Fused Deposition Modeling, FDM) eingesetzt. Hierbei wird Schicht für Schicht erhitztes Plastik aus einer Düse auf ein Druckbett aufgetragen. Das Verfahren ist günstig und erzeugt qualitativ moderate bis gute Ergebnisse. Stereolithographie (StereoLithography Apparatus, SLA) nutzt eine UV-Lichtquelle, um UV-sensitives, flüssiges Harz auszuhärten. Beim selektiven Lasersintern (Selective Laser Sintering, SLS) wird mit einem Laser feinstes Granulat aus Plastik oder Metall verschmolzen. Diese Drucke erzeugen hoch qualitative und belastbare Modelle.

Nachbearbeitung Bei der Nachbearbeitung wird das Modell von den Stützstrukturen (Support) befreit und dann ggf. geschliffen, nachgehärtet oder lackiert (Abb. 8.6c). Beim selektiven Lasersintern wird lediglich umgebendes Pulver abgesaugt.

Weiterführende Literatur

Dalrymple NC, Prasad SR, Freckleton MW, Chintapalli KN (2005) Informatics in radiology (infoRAD): introduction to the language of three-dimensional imaging with multidetector CT. Radiographics 25:1409–1428

Dappa E, Higashigaito K, Fornaro J, Leschka S, Wildermuth S, Alkadhi H (2016) Cinematic rendering – an alternative to volume rendering for 3D computed tomography imaging. Insights Imaging 7:849–856

Erickson BJ, Korfiatis P, Akkus Z, Kline TL (2017) Machine learning for medical imaging. Radiographics 37:505–515

Fishman EK, Ney DR, Heath DG, Corl FM, Horton KM, Johnson PT (2006) Volume rendering versus maximum intensity projection in CT angiography: what works best, when, and why. Radiographics 26:905–922

Konstas AA, Goldmakher GV, Lee T-Y, Lev MH (2009a) Theoretic basis and technical implementations of CT perfusion in acute ischemic stroke, part 1: theoretic basis. Am J Neuroradiol 30:662–668

Konstas AA, Goldmakher GV, Lee T-Y, Lev MH (2009b) Theoretic basis and technical implementations of CT perfusion in acute ischemic stroke, part 2: technical implementations. Am J Neuroradiol 30:885–892

Mitsouras D, Liacouras P, Imanzadeh A et al (2015) Medical 3D printing for the radiologist. Radiographics 35:1965–1988

Nelson M (1995) Optical models for direct volume rendering. IEEE Trans Visual Comput Graphics 1:99–108

van Ooijen PM, Ho KY, Dorgelo J, Oudkerk M (2003) Coronary artery imaging with multidetector CT: visualization issues. Radiographics 23:e16

Taylor CA, Fonte TA, Min JK (2013) Computational fluid dynamics applied to cardiac computed tomography for noninvasive quantification of fractional flow reserve. J Am Coll Cardiol 61:2233–2241

Spezielle Anwendungen der Computertomographie

Herz-CT

Matthias Eberhard

Inhaltsverzeichnis

H. Alkadhi und S. Leschka (Hrsg.), *Wie funktioniert CT?*,
https://doi.org/10.1007/978-3-662-68480-1_9

9.1 Einleitung

In den letzten zwei Jahrzehnten ging die technische Entwicklung der CT-Scanner mit einer wachsenden wissenschaftlichen Evidenz für den Einsatz der Herz-CT einher. Die Herz-CT fand zunehmenden Eingang in Leitlinien und Empfehlungen internationaler Fachgesellschaften, sei es zur Abklärung von akuten oder chronischen Thoraxschmerzen oder zur Planung vor interventionellen oder chirurgischen Eingriffen am Herzen. Die Herz-CT, früher eine Untersuchung, die nur an spezialisierten Zentren durchgeführt wurde, ist inzwischen zu einer Routineuntersuchung in der täglichen radiologischen Praxis geworden.

Die Herausforderungen bei der Herz-CT bestehen darin, die Bildakquisition bzw. -rekonstruktion mit der Herzbewegung zu synchronisieren. Dies stellt besondere technische Anforderungen an die CT-Technologie.

9.1.1 Was ist besonders an der CT des Herzens?

Die Untersuchung des Herzens unterscheidet sich im Wesentlichen in 3 Punkten von der Bildgebung anderer Körperregionen:

1. Das Herz hat eine hohe Bewegungsgeschwindigkeit und nur eine kurze Phase relativer Bewegungsruhe innerhalb des Herzzyklus.
2. Insbesondere die Koronarbewegung ist intra- und interindividuell sehr unterschiedlich. Die Geschwindigkeit der Koronarbewegung und ihre relative Bewegungsruhe hängen von der Herzfrequenz ab (Abb. 9.1).
3. Die Koronararterien sind sehr klein. Der mittlere Durchmesser der Koronararterien beträgt ungefähr 3 mm, die distalen Segmente der Koronararterien haben einen Durchmesser von <1,5 mm.

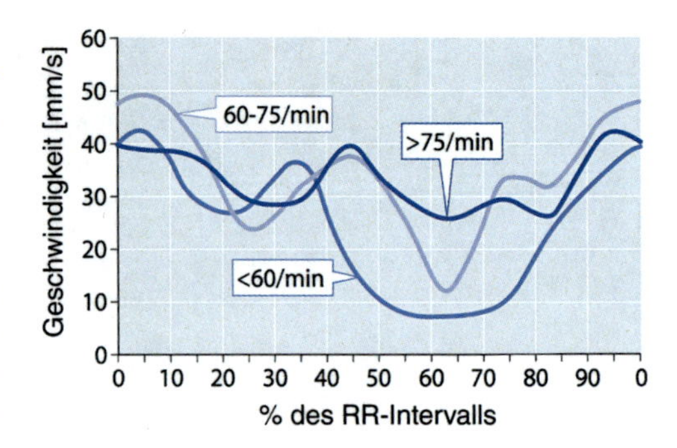

Abb. 9.1 Mittlere Bewegungsgeschwindigkeit der Koronararterien in Abhängigkeit von der Herzfrequenz. Bei niedriger Herzfrequenz (<60/min) besteht eine lange Phase geringer Koronarbewegungsgeschwindigkeit in der mittleren Diastole (Diastasis, etwa 50–75 % des RR-Intervalls). Bei höherer Herzfrequenz nimmt die mittlere Koronargeschwindigkeit zu, und die Phase relativer Bewegungsruhe wird kürzer. Zusätzlich besteht ein kurzes Intervall geringerer Koronargeschwindigkeit in der Systole (etwa 25–35 % des RR-Intervalls)

9.1.2 Technische Voraussetzungen für die CT-Bildgebung des Herzens

Die technischen Voraussetzungen für die CT-Bildgebung des Herzens sind:

- minimal 64-Zeilen-CT-Scanner mit Gantry-Rotationszeit ≤ 350 ms,
- eine hohe zeitliche Auflösung zur Kompensation der Koronarbewegung (moderne CT-Systeme bieten eine zeitliche Auflösung von <100 ms) – dies begünstigt eine koronare CT-Angiographie auch bei höheren Herzfrequenzen,
- Synchronisierung der Datenakquisition mit dem EKG-Signal (▶ Abschn. 9.3),
- eine hohe räumliche Auflösung, um auch kleinste Koronarsegmente adäquat darstellen und beurteilen zu können (Abb. 9.2, moderne CT-Systeme bieten heute eine räumliche Auflösung von 0,2–0,625 mm).

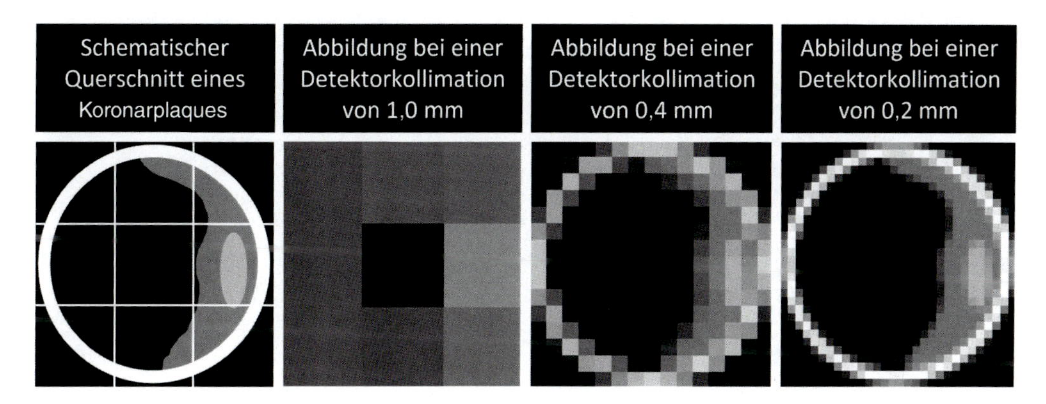

Abb. 9.2 Abbildung eines Koronarplaques in Abhängigkeit von der räumlichen Auflösung

9.2 Vorbereitung und Ablauf der CT-Untersuchung des Herzens

Eine Herz-CT-Untersuchung besteht aus mehreren Einzelschritten (Abb. 9.3).

Für eine gute Untersuchungsqualität ist bei der Herz-CT die aktive Mitarbeit der Patienten erforderlich. Die Mitarbeit der Patienten setzt eine ausreichende Information über den Untersuchungsablauf voraus (▶ Kap. 6). Des Weiteren sollten die Vorbereitungen korrekt durchgeführt werden, um eine ausreichende Bildqualität zu gewährleisten (Tab. 9.1).

> Die Untersuchung sollte in einer mittleren Atemlage anstatt bei tiefer Inspiration durchgeführt werden. Eine tiefe Inspiration wird vom Patienten häufig mit einem Pressen kombiniert, welches dann durch den intrathorakalen Druckanstieg

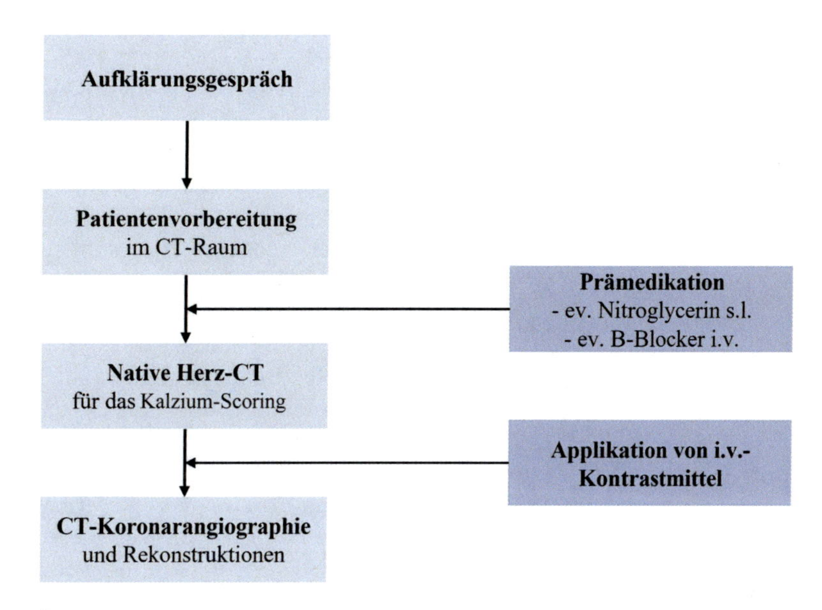

Abb. 9.3 Übersicht über die einzelnen Abschnitte einer Herz-CT-Untersuchung. Wird eine orale Prämedikation durchgeführt, findet das Aufklärungsgespräch außerhalb des CT-Raums statt

Tab. 9.1 Untersuchungsprotokoll (allgemein)

Patientenvorbereitung	– Informationsgespräch (sollte bei vorheriger Gabe oraler β-Blocker oder von Ivabradin außerhalb des Scanraums durchgeführt werden) – Peripherer Venenzugang (grüner Venflon®, 18 G) – EKG-Elektroden platzieren (außerhalb des Scanbereichs) – Gegebenenfalls Applikation von i.v. verabreichten β-Blockern und Nitroglycerin sublingual
Patientenpositionierung	– Rückenlage mit elevierten Armen
Untersuchungsbereich	– Von 2 cm unterhalb der Trachealbifurkation bis unterhalb des Herzens

zu einem verminderten Kontrastmitteleinfluss via Vena cava superior und somit zu einer insuffizienten Kontrastierung führen kann. Es ist sinnvoll, vor der Untersuchung die korrekte Einatemtechnik ohne Pressen etwa 2- bis 3-mal mit dem Patienten zu praktizieren.

Informationsgespräch

Das Informationsgespräch dient der Beruhigung des Patienten und der Vervollständigung der benötigten klinischen Angaben:

- Aufklärung des Patienten über die Art der Untersuchung,
- Erhebung von Körpergewicht, Körpergröße und Herzfrequenz in Ruhe für die Auswahl des richtigen Akquisitionsmodus (► Abschn. 9.3),
- Vervollständigen der klinischen Angaben bezüglich kardiovaskulärer Risikofaktoren, kardialer und extrakardialer Erkrankungen, thorakaler Operationen und früher durchgeführter kardialer Abklärungen,
- Erfragen von Kontraindikationen und Messen des Blutdrucks für die etwaige Applikation von Nitroglycerin, β-Blockern oder Ivabradin.

Patientenvorbereitung

Die Patientenvorbereitung umfasst die korrekte Lagerung des Patienten auf dem CT-Tisch, das Anlegen der EKG-Elektroden und das Legen einer peripheren Venenverweilkanüle.

- Der Patient sollte mit dem Herz in der Mitte der Gantry (x-Achse und y-Achse) gelagert werden, da sich die beste Auflösung bei der CT im Rotationszentrum befindet.
- Die EKG-Elektroden und insbesondere der EKG-Adapter sollten außerhalb des Scanbereichs liegen, um Artefakte zu vermeiden.
- Der bevorzugte Zugang für die periphere Venenverweilkanüle ist eine rechtsseitige Antekubitalvene. Da hohe Injektionsraten (4–6 ml/s) bei der Herz-CT notwendig sind, sollte ein großvolumiger Zugang gewählt werden (mind. 18 G).

Prämedikation

Bei der Herz-CT kommen β-Blocker (alternativ Ivabradin) und Nitroglycerin zum Einsatz. Bei allen Medikamenten sind die Kontraindikationen zu beachten (Tab. 9.2). Die Notwendigkeit zur Senkung der Herzfrequenz, variiert je nach Indikation für die Herz-CT, zeitlicher Auflösung des CT-Geräts sowie Scan-Akquisitionsmodus.

- β-Blocker:
  - Die β-Blocker-Gabe ist bei hoher Herzfrequenz (insbesondere bei Verwendung eines CT-Systems mit 64 Zeilen oder/und langsamer Gantry-Rotationszeit) zu empfehlen, um die Herzfrequenz zu senken. Darüber hinaus kann die β-Blocker-Gabe sinnvoll sein, um ein möglichst dosissparendes Untersuchungsprotokoll verwenden zu können.

Tab. 9.2 Kontraindikationen für die Anwendung von β-Blockern, Ivabradin und Nitroglycerinspray

β-Blocker	Ivabradin	Nitroglycerinspray
– Dekompensierte oder schwere Herzinsuffizienz – Schwere Bronchospasmen – Sick-Sinus-Syndrom – Systolischer Blutdruck < 100 mmHg – Herzfrequenz < 60/min – Schwere periphere arterielle Verschlusskrankheit – Unbehandeltes Phäochromozytom – Einnahme von Medikamenten mit Verlängerung der AV-Überleitungszeit (z. B. Verapamil, Diltiazem)	– Herzfrequenz <70/min – Dekompensierte Herzinsuffizienz – Akuter Herzinfarkt, instabile Angina pectoris – Hypotonie < 90/50 mmHg – Sick-Sinus-Syndrom – SA-Block – AV-Block III° – Herzschrittmacher – Schwere Leberinsuffizienz – Gabe von starken CYP3A4-Hemmern, Verapamil oder Diltiazem	– Schwere Aortenklappenstenose – Hypertrophe obstruktive Kardiomyopathie – Konstriktive Perikarditis, Perikardtamponade – Ausgeprägte hypotone Kreislaufzustände (systolisch <90 mmHg) – Schwere Hypovolämie – Phosphodiesteraseinhibitoren (Sildenafil, z. B. Viagra®) – Erhöhter Hirndruck – Schwere Anämie

  - Die Anwendung erfolgt oral (z. B. Metoprolol 50–100 mg p.o., 45–60 min vor der Untersuchung) und/oder intravenös (z. B. Metoprolol 2,5–20 mg i.v. oder Esmolol 1–2 × 0,8 mg/kg Körpergewicht i.v., direkt auf dem CT-Tisch).
  - Die intravenöse Gabe von β-Blockern hat den Vorteil, dass die Wirkung schneller eintritt und aufgrund der kürzeren Halbwertszeit die potenziellen Nebenwirkungen nicht so lange anhalten.
- Ivabradin:
  - Wirkt durch I(f)-Kanal-Inhibition im sinoatrialen Knoten herzfrequenzsenkend bei Patienten im Sinusrhythmus.
  - Kann als Ergänzung oder Alternative zu oralen β-Blockern verwendet werden.
  - Im Gegensatz zu β-Blockern hat Ivabradin keine Auswirkung auf die myokardiale Kontraktilität.
  - Orale Gabe von 7,5–15 mg p.o., 45–60 min vor der Untersuchung.
- Nitroglycerin:
  - Nitroglycerin führt zu einer Erweiterung der epikardialen Koronargefäße und einer Erhöhung des koronaren Blutflusses. Diese Effekte macht man sich bei der Herz-CT zunutze, um durch die Koronardilatation die Beurteilbarkeit des Koronarlumens zu verbessern.
  - Die Anwendung erfolgt in der Regel sublingual (z. B. 0,8–1,2 mg Glyceroltrinitratspray s.l.).
  - Das Maximum der Koronardilatation nach sublingualer Nitroglycerinanwendung findet sich etwa nach 4–12 min. Die Wirkung nach sublingualer Nitroglycerinanwendung hält nur 20–30 min an.

9.3 Akquisitionsmodi bei der Herz-CT

Prinzipiell sind zwei verschiedene Akquisitionsmodi bei der Herz-CT möglich (Abb. 9.4), welche sich in der Synchronisationstechnik der Datenakquisition mit dem EKG-Signal und in der Strahlenexposition unterscheiden.

9.3.1 Retrospektives EKG-Gating

Beim retrospektiven EKG-Gating wird das Herz mit einem Spiralscan abgedeckt, und es werden kontinuierlich über den

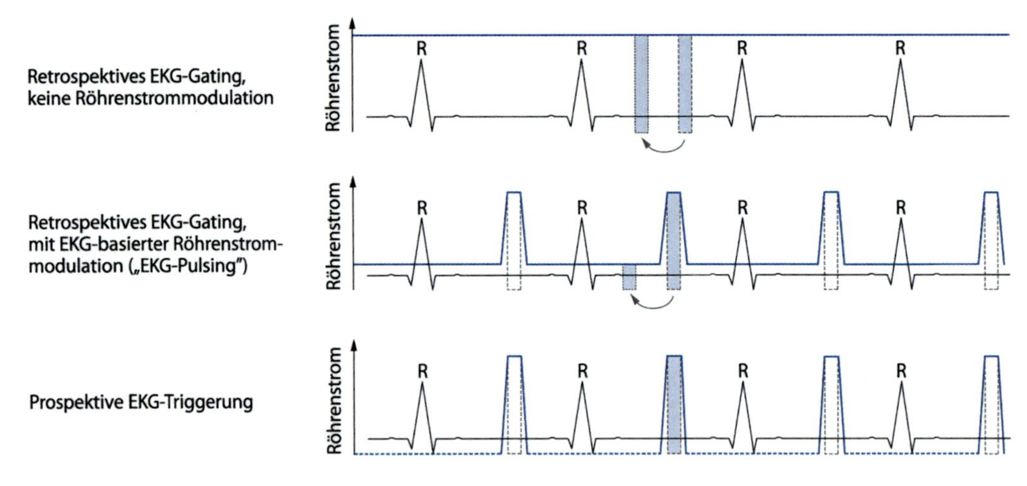

Abb. 9.4 Akquisitionsmodi bei der Herz-CT

ganzen Herzzyklus Daten erfasst. Nach der Datenaufnahme werden retrospektiv einzelne Herzphasen zur Rekonstruktion ausgesucht. Im Gegensatz zur prospektiv EKG-getriggerten Datenakquisition können bei der retrospektiv EKG-gegateten Akquisition Daten aus jeder Phase des Herzzyklus zur Datenrekonstruktion verwendet werden.

Bei der retrospektiv EKG-gegateten Akquisition kann als Variante eine EKG-basierte Röhrenstrommodulation (sog. *EKG-Pulsing*) verwendet werden. Hierbei wird der volle Röhrenstrom nicht über den ganzen Herzzyklus, sondern nur über eine prädefinierte Phase des Herzzyklus appliziert, während im Rest des Herzzyklus der Röhrenstrom reduziert wird (z. B. auf 5–20 % des maximalen Röhrenstroms). Dadurch können immer noch Rekonstruktionen in allen Herzphasen durchgeführt werden, jedoch ist die Bildqualität in Phasen mit reduziertem Röhrenstrom durch ein erhöhtes Bildrauschen vermindert. Die mittlere Strahlenexposition für eine retrospektiv EKG-gegatete CT-Koronarangiographie bei Verwendung moderner CT-Systeme beträgt etwa 5–10 mSv ohne Röhrenstrommodulation und etwa 2–5 mSv bei Verwendung eines EKG-Pulsing.

9.3.2 Prospektives EKG-Triggering

Bei der prospektiven EKG-Triggerung wird eine sequenzielle Technik angewendet: Gesteuert vom EKG-Signal wird die Röntgenstrahlung in einem vordefinierten Zeitpunkt innerhalb des Herzzyklus ohne Tischbewegung appliziert. Kann der CT-Detektor nicht das gesamte Herz innerhalb eines Herzzyklus erfassen (Detektorbreite <16 cm), wird der CT-Tisch nach der ersten Akquisition an die nächste z-Position gefahren und eine weitere Akquisition zum gleichen Zeitpunkt innerhalb des Herzzyklus durchgeführt. Dies wird so lange wiederholt, bis der gesamte Scanbereich abgedeckt ist. Die Anzahl der Datenakquisitionen hängt somit von der Detektorbreite ab. Da die Exposition nur in einem begrenzten Zeitintervall des Herzzyklus erfolgt, stehen keine anderen Herzphasen zur Rekonstruktion zur Verfügung. Dafür hat die prospektiv EKG-getriggerte CT-Koronarangiographie nur eine geringe Strahlenexposition von etwa 1–3 mSv. Dosiswerte <1 mSv sind mit dieser Technik möglich.

9.3.3 Flash-/High-Pitch-Modus

Der Flash-Modus (oder High-Pitch-Modus) ist eine spezielle Variante der prospektiven EKG-Triggerung mit Spiralakquisition unter Verwendung von Zwei-Röhren-Systemen (Dual-Source-CT). Hierbei wird das zweite Röhren-Detektor-System dazu verwendet, die Projektionsdatenlücken zu füllen, welche bei hohem Pitch (>2) bei Ein-Röhren-Systemen entstehen. Durch die heute verfügbare breite Detektorabdeckung und hohe Rotationsgeschwindigkeit ist es möglich, das gesamte Herz innerhalb einer diastolischen Ruhephase (etwa 0,25 s) abzubilden. Voraussetzung zur Verwendung dieses Modus ist daher eine möglichst geringe Herzfrequenz (<60/min), da mit höherer Herzfrequenz die diastolische Ruhephase verkürzt wird. Das Timing der CT-Akquisition wird einige Herzschläge vor der Datenakquisition getriggert. Daher eignet sich der Flash-Modus nur bei Patienten mit konstant tiefer Herzfrequenz ohne Variabilität. Der Flash-Modus ermöglicht die Untersuchung des Herzens mit einer Dosis < 2 mSv. Dosiswerte < 1 mSv sind mit dieser Technik möglich.

> Die prospektiv EKG-getriggerte Datenakquisition ist für Patienten mit niedriger und regelmäßiger Herzfrequenz geeignet (<65/min). Bei Dual-Source-CT-Systemen kann bei Patienten mit niedriger Herzfrequenz (<60/min) ohne Variabilität alternativ auch der Flash-Modus angewendet werden. Falls die Untersuchung nicht an einem Dual-Source-CT durchgeführt wird und bei höherer Herzfrequenz oder falls eine sehr unregelmäßige Herzfrequenz vorliegt, ist eine retrospektiv EKG-gegatete Akquisition mit EKG-Pulsing zu empfehlen, da häufig mehrere Rekonstruktionszeitpunkte zur Beurteilung notwendig sind. Darüber hinaus wird die Funktion der Herzklappen oder der Ventrikel ebenfalls mittels retrospektiv EKG-gegateter CT beurteilt.

9.3.4 Strategien zur Dosisreduktion

Unabhängige Einflussfaktoren auf die applizierte Strahlendosis bei einer Herz-CT-Untersuchung sind Körpergewicht, Herzfrequenz, Sinusrhythmus, Röhrenspannung, Rekonstruktionsalgorithmus und die Wahl des Akquisitionsmodus.

Es empfiehlt sich daher, den Akquisitionsmodus auf die jeweilige klinische Fragestellung, die Herzfrequenz der Patienten sowie die technischen Voraussetzungen des CT-Scanners anzupassen, um die applizierte Strahlendosis so niedrig wie möglich zu halten. Die Röhrenspannung sollte an den Patientenhabitus und die Leistungsfähigkeit der Röntgenröhre angepasst werden, wobei niedrigere kV-Stufen generell eine Datenakquisition mit niedrigerer Strahlendosis erlauben. Hier macht man sich die Eigenschaften des jodhaltigen Kontrastmittels zunutze, da bei einer Datenakquisition mit niedrigeren Röhrenspannungen bei gleicher Jodkonzentration in den Gefäßen höhere Hounsfield-Einheiten resultieren (► Kap. 6 und 7). Neben einer Reduktion der Strahlendosis können daher gegebenenfalls zusätzlich das Kontrastmittelvolumen oder auch die Injektionsgeschwindigkeit des Kontrastmittels angepasst werden.

Der Einsatz iterativer Rekonstruktionsalgorithmen unterstützt die Scanakquisition mittels niedrigeren Röhrenspannungen und/oder niedrigerem Röhrenstrom unter Erhaltung einer diagnostischen Bildqualität und trägt somit indirekt zu einer Dosisreduktion bei (► Kap. 4).

Der Akquisitionsmodus sowie das CT-Protokoll (z. B. Röhrenspannung) müssen für jede Untersuchung individuell an die Indikation der Untersuchung, die Herzfrequenz der Patienten sowie die technischen Voraussetzungen des CT-Scanners angepasst werden, um die klinische Fragestellung mit möglichst geringer Strahlenbelastung für die Patienten beantworten zu können.

9.4 Kalzium-Scoring

Das Kalzium-Scoring kann als eine isolierte Untersuchung für die Abschätzung des kardiovaskulären Risikoprofils eines Patienten oder in Kombination mit einer anschließenden CT-Koronarangiographie durchgeführt werden. Eine neuere Anwendung stellt das Kalzium-Scoring der Aortenklappe für die Quantifizierung des Kalks der Aortenklappe dar. Hier kann der Kalzium-Score bei uneindeutiger echokardiographischer Graduierung einer Aortenstenose einen Hinweis auf das Vorliegen einer schweren Aortenstenose geben.

9.4.1 Messmethoden für die Koronarverkalkung

Zur Quantifizierung der Koronarverkalkung und auch von Aortenklappenverkalkungen wird üblicherweise der Agatston-Score verwendet. Volumen- und Massen-Score haben in der klinischen Routine eine untergeordnete Relevanz.

Da die Reduktion der Röhrenspannung und die Anwendung iterativer Bildrekonstruktion einen Einfluss auf die Hounsfield-Einheiten von Kalk haben, sollte hierauf verzichtet werden. Das Standardprotokoll für das Kalzium-Scoring wird mit einer Röhrenspannung von 120 kV, einer Schichtdicke von 2,5–3 mm und einer Bildrekonstruktion mittels gefilterter Rückprojektion (FBP) durchgeführt.

1. Agatston-Score (AS):
   - Prinzip: Multiplikation der Plaquefläche aller Voxel mit einem CT-Dichtewert von mindestens 130 HE mit einem Wichtungsfaktor der CT-Dichte. Der Wichtungsfaktor richtet sich nach dem Voxel mit der höchsten Dichte.
   - Traditionelles und am weitesten verbreitetes Bewertungssystem für die Quantifizierung von Koronarkalk
   - Wert sehr anfällig gegenüber Bewegungsartefakten und insbesondere Bildrauschen; daher schlechte Reproduzierbarkeit der Werte
2. Volumen-Score (VS):
   - Prinzip: Bestimmung des Volumens aller Voxel eines Plaques, welche einen CT-Dichtewert von mindestens 130 HE haben
   - Wert anfällig für Partialvolumeneffekte, jedoch bessere Reproduzierbarkeit als der AS
3. Massen-Score (MS):
   - Prinzip: Volumen und mittlere CT-Dichte aller Voxel mit einem CT-Dichtewert von mindestens 130 HE werden anhand eines Kalibrierungsfaktors als Massenäquivalent für Calciumhydroxylapatit ausgedrückt
   - Kalibrierungsfaktor ist abhängig vom verwendeten CT-System und CT-Protokoll
   - Bessere Reproduzierbarkeit des Wertes als beim AS

9.4.2 Interpretation des koronaren Kalzium-Scores

Die Koronarkalklast korreliert mit der Wahrscheinlichkeit für einen zukünftigen Myokardinfarkt. Der koronare Kalzium-Score verbessert die individuelle kardiovaskuläre Risikoabschätzung gegenüber der Verwendung rein klinischer Scores signifikant.

Interpretiert wird sowohl der absolute Agatston-Score als auch der Agatston-Score eines Patienten im Vergleich zu

Tab. 9.3 Beurteilung der Wahrscheinlichkeit für das Vorliegen einer schweren Aortenstenose anhand des Agatston-Scores der Aortenklappe. (Modifiziert nach Baumgartner et al. 2017)

Wahrscheinlichkeit für das Vorliegen einer schweren Aortenstenose	Agatston-Score	
	Männer	Frauen
Sehr wahrscheinlich	≥3000	≥1600
Wahrscheinlich	2000–2999	1200–1599
Intermediär	1600–1999	800–1199
Unwahrscheinlich	<1600	<800

demjenigen einer asymptomatischen Vergleichsgruppe von gleichem Alter und Geschlecht. Hierzu stehen Vergleichstabellen im Internet (z. B. ▶ www.mesanhlbi.org/calcium/input.aspx) zur Verfügung. Patienten, deren Agatston-Score oberhalb der alters- und geschlechtsbezogenen 75. Perzentile liegt oder einen Wert von 300 bzw. 1000 überschreiten, haben ein signifikant höheres Risiko für einen Myokardinfarkt und eine erhöhte Sterblichkeitsrate.

Darüber hinaus kann das Vorliegen von Koronarkalk und der absolute Agatston-Score verwendet werden, um Patienten eine Empfehlung für die Einnahme von Statinen und Aspirin zu geben bzw. diejenigen Patienten zu identifizieren, die mutmaßlich am meisten von einer solchen Therapie profitieren.

9.4.3 Kalzium-Score der Aortenklappe

Der Kalzium-Score der Aortenklappe kann mithilfe eines zum Kalzium-Scoring der Koronararterien identischen CT-Protokolls und der Agatston-Methode berechnet werden. Er ist eine vom transvalvulären Fluss unabhängige Methode zur Bestimmung des Schweregrades einer Aortenstenose. In den aktuellen Leitlinien der Europäischen Gesellschaft für Kardiologie wird der Agatston-Score der Aortenklappe als alternative Methode empfohlen, wenn die echokardiographische Abklärung widersprüchliche Ergebnisse für die Graduierung einer Aortenstenose liefert. Empfohlen wird die Anwendung von geschlechtsabhängigen Grenzwerten (Tab. 9.3).

Obwohl der Volumen- und der Massen-Score im Vergleich zum Agatston-Score eine höhere Reproduzierbarkeit zeigen, wird in der klinischen Routine sowohl für die Quantifizierung des Koronarkalks als auch für die Quantifizierung des Aortenklappenkalks nur der Agatston-Score verwendet.

9.5 CT-Koronarangiographie

Die EKG-synchronisierte CT-Untersuchung der Koronararterien nach intravenöser Kontrastmittelgabe wird als CT-Koronarangiographie bezeichnet. Dadurch können auch nichtverkalkte Koronarplaques nachgewiesen und der Stenosegrad von Plaques bestimmt werden. Zahlreiche Studien mit verschiedenen CT-Systemen haben gezeigt, dass die CT-Koronarangiographie eine vergleichbare diagnostische Genauigkeit zur invasiven Untersuchung mittels Herzkatheter hat. Insbesondere der hohe negative Vorhersagewert von nahezu 100 % erlaubt einen sicheren Ausschluss relevanter Koronarstenosen.

Die Indikationen zur CT-Koronarangiographie werden von verschiedenen nationalen und internationalen radiologischen und kardiologischen Fachgesellschaften regelmäßig aktualisiert und in den letzten Jahren zunehmend erweitert.

Die Beurteilung von Stents wird aktuell kontrovers diskutiert. Während in der Literatur teilweise eine sehr hohe Sensitivität und Spezifität für das Erkennen von In-Stent-Restenosen angegeben wird, hängt die diagnostische Genauigkeit vor allem auch von der Größe und Art der Stents ab. Insbesondere die klinische Anwendung der photonenzählenden CT-Technologie mit verbesserter Auflösung könnte hier einen wichtigen Schritt für die verlässliche Abklärung von koronaren In-Stent-Restenosen darstellen.

Zur Beurteilung von Stenosen und Verschlüssen aortokoronarer Bypässe ist die CT-Angiographie sehr gut geeignet, da die aortokoronaren Bypässe weniger anfällig für Bewegungsartefakte sind.

Die wichtigsten Indikationen für eine CT-Koronarangiographie sind somit:
- Chronischer, atypischer oder typisch anginöser Thoraxschmerz bei Patienten ohne bekannte KHK
- Abklärung von Patienten mit chronischen Thoraxschmerzen und inkonklusivem funktionellem Stresstest
- Akuter Thoraxschmerz bei Patienten mit niedriger Vortest-Wahrscheinlichkeit für eine KHK und normalem bzw. inkonklusivem EKG und/oder Troponin
- „Triple-rule-out"-Thorax-CTs zum gleichzeitigen Ausschluss eines akuten Koronarsyndroms, einer Aortendissektion und einer Lungenembolie
- Abklärung von Koronaranomalien
- Präoperative Abklärung vor nichtkoronarer Herzchirurgie (z. B. Klappen- oder Tumorchirurgie) oder extrakardialer Chirurgie (z. B. vor Operation eines abdominalen Aortenaneurysmas)
- Alternative zur invasiven Untersuchung mittels Herzkatheter, falls diese ein erhöhtes Risiko darstellt
- In ausgewählten Fällen nichtinvasive Abklärung der Offenheit eines koronaren Stents
- Beurteilung von aortokoronaren Bypässen

> Eine CT-Koronarangiographie ist nicht indiziert bei
> - symptomatischen Patienten mit hohem kardiovaskulärem Risikoprofil,
> - Verdacht auf ein akutes Koronarsyndrom mit typischen EKG-Veränderungen und positiven kardialen Biomarkern,
> - asymptomatischen Patienten.

9.6 Funktionelle Beurteilung von Koronarstenosen

Mittels Herz-CT kann nicht nur anatomisch der Stenosegrad der Koronararterien bestimmt, sondern auch die hämodynamische Relevanz einer Koronarstenose beurteilt werden.

9.6.1 CT-FFR

Die fraktionelle Flussreserve (FFR), die während einer invasiven Koronarangiographie gemessen wird, gilt als Goldstandard zur Beurteilung der hämodynamischen Signifikanz einer Koronarstenose. Mittels Berechnung der numerischen Strömungsdynamik (engl. „computational fluid dynamics") kann die FFR nichtinvasiv anhand anatomischer CT-Daten berechnet werden (CT-FFR). Dafür ist keine Anpassung des CT-Akquisitionsprotokolls und auch kein zusätzlicher Scan notwendig. Jedoch ist die Auswertung abhängig von einer Artefakt-freien Darstellung der Koronararterien. Eine aktuelle Metaanalyse errechnete für die CT-FFR eine gepoolte Sensitivität von 85 % and eine gepoolte Spezifität von 75 % pro Gefäß im Vergleich zur invasiv gemessenen FFR. Die CT-FFR kann daher bei guter Bildqualität eingesetzt werden, um nichtinvasiv die hämodynamische Signifikanz einer Koronarstenose zu beurteilen. Ein Nachteil der Methode ist allerdings, dass derzeit nur eine Software-Firma die klinische Zulassung für die Beurteilung der CT-FFR hat und hierfür ein externer Datentransfer und eine externe Datenauswertung nötig sind.

9.6.2 CT-Perfusion des Myokards

Mittels CT-Perfusion des Myokards (▶ Kap. 11) kann nichtinvasiv der myokardiale Blutfluss während einer medikamentösen Belastung und somit das Vorliegen einer induzierbaren Myokardischämie beurteilt werden.

Unterschieden werden die statische CT-Perfusion (eine Datenakquisition während des maximalen myokardialen Enhancement) und die dynamische CT-Perfusion (mehrere Datenakquisitionen während der Kontrastmittelgabe zur Beurteilung des Wash-in und Wash-out). Die dynamische CT-Perfusion lässt eine Berechnung des myokardialen Blutflusses für jedes Myokardsegment zu, benötigt allerdings eine höhere Strahlendosis. Die Dosiswerte für die statische CT-Perfusion entsprechen der CT-Datenakquisition einer typischen CT-Koronarangiographie. Die Dosiswerte für eine dynamische CT-Perfusion liegen bei 3–10 mSv.

Die Sensitivität und Spezifität der CT-Perfusion liegen bei 81 % bzw. 86 % für die Detektion einer hämodynamisch signifikanten Koronarstenose. Die dynamische CT-Perfusion scheint dabei eine höhere Sensitivität, aber eine geringere Spezifität im Vergleich zur statischen CT-Perfusion zu haben.

9.7 Herz-CT zur Planung von Eingriffen bei strukturellen Herzerkrankungen

Die Herz-CT hat mittlerweile einen besonderen Stellenwert in der Patientenselektion für einen interventionellen Eingriff bei strukturellen Herzerkrankungen sowie der Planung einer Intervention. Hochauflösende, isotrope Datensätze haben darüber hinaus auch einen hohen Stellenwert für die Wahl der verwendeten interventionellen Devices bei Klappenersatz oder Verschluss des linken Vorhofohrs, um die intra- bzw. postoperative Komplikationsrate zu senken.

9.7.1 Transkatheter-Aortenklappenersatz

Eine Herz-CT-Abklärung von Patienten mit schwerer Aortenstenose ist mittlerweile Standard vor einem perkutanen Klappenersatz. Im Gegensatz zur Echokardiographie ermöglicht die EKG-getriggerte Herz-CT eine präzisere Ausmessung des Aortenanulus und somit eine verbesserte Beurteilung, welche Klappengröße verwendet werden soll. Darüber hinaus können durch die Kenntnis der Abstände zwischen Koronarostien und Aortenanulusebene, der Anatomie und den Dimensionen der Aortenwurzel, der Verteilung von Anulusverkalkungen und subanulären Verkalkungen sowie der Beurteilung der möglichen vaskulären Zugangswege die Komplikationsraten nach Transkatheter-Aortenklappenersatz (TAVI/TAVR) vermindert werden.

Die Untersuchung umfasst ein retrospektiv EKG-gegatetes Herz-CT zur Beurteilung der Aortenwurzel (der Aortenanulus wird hierbei in der Systole gemessen) sowie eine ergänzende CT-Angiographie von Thorax und Abdomen. Alternativ kann auch eine Flash-/High-Pitch-EKG-getriggerte CT-Angiographie von Thorax und Abdomen (bis zur Punktionsstelle in der Leiste) durchgeführt werden. Die Akquisition wird so geplant, dass der Aortenanulus während der Endsystole zur Darstellung kommt.

Die präinterventionelle CT vor Transkatheter-Aortenklappenersatz kann entweder als retrospektiv EKG-gegatete Herz-CT mit ergänzender CT-Angiographie (Thorax und Abdomen) oder als Flash-/High-Pitch-EKG-getriggerte CT-Angiographie von Thorax und Abdomen (bis zur Punktionsstelle in der Leiste) durchgeführt werden. Wichtig ist die Darstellung der Aortenklappe während der Systole, da hier meist die größte Fläche des Aortenanulus gemessen wird.

9.7.2 Mitralklappeninterventionen

In den letzten Jahren nahm die Anzahl von perkutanen Mitralklappeninterventionen stetig zu. Analog zum Einsatz vor TAVI kann die Herz-CT auch hier eingesetzt werden, um die Größe des Mitralanulus, die Mitralanulusgeometrie und den Abstand zwischen Mitralanulus und Ramus circumflexus zu beurteilen, den möglichen vaskulären Zugangsweg zu planen und das Risiko einer potenziellen Obstruktion des linksventrikulären Ausflusstrakts nach perkutanem Mitralklappenersatz abzuschätzen.

Die Untersuchung wird als retrospektiv EKG-gegatetes Herz-CT ohne EKG-Pulsing durchgeführt.

9.7.3 Vorhofflimmern

Die Durchführung einer präinterventionellen Herz-CT zur Planung einer Pulmonalvenenisolation ist weit verbreitet. Die CT liefert hier detaillierte Informationen über die Anatomie des linken Vorhofs sowie die Anzahl der Pulmonalvenenostien. Mittels Spätphase (Akquisition meist nach 60–90 s) kann zudem präinterventionell ein Thrombus des Vorhofohrs ausgeschlossen werden.

Die Herz-CT kann auch alternativ zur transösophagealen Echokardiographie zur Planung eines Verschlusses des linken Vorhofohres (LAA) eingesetzt werden. Hier kann der hochaufgelöste 3D-Datensatz des CT zur Beurteilung der Dimensionen und der Morphologie des LAA sowie zur Darstellung der anatomischen Bezüge zu den angrenzenden Strukturen herangezogen werden, um so die Selektion der Verschluss-Devices zu verbessern. Zusätzlich kann die Herz-CT präinterventionell zum Ausschluss eines Thrombus im Vorhofohr und postinterventionell zur Surveillance des Verschluss-Devices als nichtinvasive Alternative zur transösophagealen Echokardiographie dienen.

Die Untersuchung kann (auch abhängig von der Herzfrequenz und des Vorliegens von Vorhofflimmern) als prospektiv EKG-getriggertes oder retrospektiv EKG-gegatetes Herz-CT mit EKG-Pulsing geplant werden. Bei Sinusrhythmus während der Akquisition, sollte das Timing so gewählt werden, dass das linke Atrium und das linke Vorhofohr endsystolisch und somit in der maximalen Füllung beurteilt werden können.

9.7.4 Darstellung von Herzklappen

Die Darstellung der Beweglichkeit von Herzklappen erfolgt meist mittels retrospektiver Datenakquisition der gesamten Herzaktion. Eine zunehmend wichtige Indikation für die Herz-CT ist die Abklärung einer subklinischen Thrombose nach transarteriellem oder chirurgischem Klappenersatz. Hier wird das Vorliegen einer hypodensen Verdickung der Prothesen-Leaflets („hypo-attenuated leaflet thickening" – HALT) oder eine eingeschränkte Leaflet-Beweglichkeit („reduced leaflet motion" – RELM) beurteilt.

Die HALT wird am besten während der Koaptation der Prothesen-Leaflets in der Diastole, die RELM während der maximalen Bewegung in der Systole beurteilt. Ein EKG-Pulsing wird für diese Indikation daher nicht empfohlen, um die Klappenbeweglichkeit während einer ganzen Herzphase beurteilen zu können. Das gleichzeitige Vorliegen von HALT und RELM ist mit einer erhöhten Wahrscheinlichkeit für das Auftreten thromboembolischer Ereignisse assoziiert.

9.8 Datenrekonstruktion und sekundäre Reformationen

9.8.1 Datenrekonstruktion

EKG: Die Datenrekonstruktion muss synchronisiert zum abgeleiteten EKG-Signal erfolgen, um die Herzbewegung zu kompensieren. Die Synchronisation der Datenrekonstruktion mit dem EKG-Signal kann relativ oder absolut erfolgen:

- **Relative EKG-Synchronisation** Das Zeitfenster für die Datenrekonstruktion wird anhand eines Prozentwerts zwischen 2 R-Zacken bestimmt.
- **Absolut antegrade EKG-Synchronisation** Das Zeitfenster für die Datenrekonstruktion wird als fester Abstand (in + ms) nach einer R-Zacke definiert.
- **Absolut retrograde EKG-Synchronisation** Das Zeitfenster für die Datenrekonstruktion wird als fester Abstand (in – ms) vor einer R-Zacke definiert.

EKG-Editing:
Falls verfügbar, sollte EKG-Editing eingesetzt werden, um Artefakte, z. B. ausgelöst durch Extrasystolen, oder inkorrektes Triggern zu minimieren bzw. zu beseitigen.
Field of View:
Das rekonstruierte Field of View sollte für die Beurteilung des Herzens 200–250 ms betragen und wird mit einer Matrix von 512 × 512 (oder alternativ bei geeignetem Scanner mit 1024 × 1024) rekonstruiert, um die Anzahl der Pixel zur Beurteilung der kardialen Strukturen zu maximieren. Zur Beurteilung extrakardialer Strukturen wird ein separater Datensatz mit großem Field of View rekonstruiert.

Schichtdicke und Schichtinkrement:
Axiale Schichten sollten mit einer Schichtdicke <1,0 mm rekonstruiert werden. Optimalerweise sollten Schichten mit 0,2–0,625 mm zur Beurteilung der Koronargefäße verwendet werden. In einigen Scannern kann auch mittels Ultra-HR-Modus eine geringere Schichtdicke rekonstruiert werden, jedoch sollte man bedenken, dass eine geringere Schichtdicke mit einem erhöhten Bildrauschen einhergeht. Standardmäßig wird ein Schichtinkrement von

50 % der Schichtdicke für die Bildrekonstruktion verwendet.

Bildrekonstruktionskernel:
Meist wird für die Bildrekonstruktion ein mittelscharfer Kernel verwendet, um eine optimale Balance zwischen Auflösung mit scharf definierten anatomischen Übergängen (Kanten) und Bildrauschen zu erzielen. Zur Beurteilung eines Stenosegrads durch verkalkte Plaques oder des In-Stent-Lumens kann es notwendig sein, Bilder zusätzlich mit einem scharfen Kernel zu rekonstruieren, um das «Blooming»-Artefakt durch verkalkte Plaques zu reduzieren.

Die relative EKG-Synchronisation ist die gebräuchlichste Form der Datenrekonstruktion, da die relativen Werte sich bei unterschiedlichen Herzfrequenzen nur gering ändern und damit meist mit den üblichen Rekonstruktionszeitpunkten gearbeitet werden kann.

9.8.2 Sekundäre Reformationsmethoden

Zur Betrachtung der Bilddaten der Herz-CT stehen mehrere Datenreformationsmethoden zur Verfügung (▶ Kap. 8). Jede dieser Methoden hat Vor- und Nachteile bei der Interpretation des Herz-CT-Datensatzes (◘ Tab. 9.4).

Die Interpretation der Herz-CT erfolgt überwiegend anhand multiplanarer Reformationen, während andere sekundäre Reformationsmethoden für spezielle Fragestellungen verwendet werden können.

9.9 Systematische Bildanalyse

Checkliste zur systematischen Beurteilung einer Herz-CT:

Vorgehen bei der systematischen Bildanalyse

Koronararterien
- Verkalkungen: Verteilung? Kalzium-Score?
- Koronaranatomie? (Normal? Anomalie?)
- Koronarversorgungstyp?
- Koronarstenosen? (Wo? Stenosegrad?)

» **Kardiale Strukturen**
- Perikard (Verdickung? Erguss?)
- Klappen (Verkalkungen? Stenose? Insuffizienz?)
- Konkordante Verbindungen?
- Größe der Herzhöhlen?
- Vorhofseptum (PFO? ASD?)
- Ventrikelseptum (VSD? Muskulär, septal?)
- Thromben in den Herzhöhlen? (Vorhofohr?)
- Pulmonalvenenanatomie normal?

» **Nebenbefunde**
- Lungenembolie?
- Lymphknoten?
- Pleuraerguss?
- Pulmonaler Rundherd?
- Infiltrat?
- Pathologien der mitabgebildeten Oberbauchorgane?
- Pathologien des Skeletts?

Tab. 9.4 Eigenschaften sowie Vor- und Nachteile der einzelnen sekundären Reformationsmethoden für die Herz-CT

Methode	Eigenschaft	Vorteile	Nachteile
Multiplanare Reformationen (MPR)	Darstellung der Voxel in einer frei wählbaren Ebene (axial, koronar, sagittal, schräg, gekrümmt)	– Am wenigsten durch den Benutzer manipuliert, sodass die Gefahr artifizieller Befunde gering ist – Gekrümmte MPR bieten die Möglichkeit, die um das Herz verlaufenden Koronararterien in ihrem gesamten Verlauf abzubilden	Keine anatomisch korrekte 3D-Darstellung
Maximum-Intensitätsprojektion (MIP)	Darstellung der Voxel mit dem höchsten Dichtewert innerhalb des Datensatzes in frei wählbaren Ebenen	– Möglichkeit der Darstellung der Koronararterien mit Seitenästen in einem Bild – Eine höhere Schichtdicke der MIP reduziert das Bildrauschen	– Große Schichtdicken können Stenosen maskieren – Nicht sinnvoll bei angrenzenden dichten Strukturen (Verkalkung, Koronarstents)
Minimum-Intensitätsprojektion (MinIP)	Darstellung der Voxel mit dem niedrigsten Dichtewert innerhalb des Datensatzes in frei wählbaren Ebenen	– Besser als MIP zur Darstellung der Herzklappen	– Schichtdicken müssen sehr dünn gewählt werden (< 3 mm)
Volume Rendering (VR) und Cinematic Rendering (CR)	Zuteilung einer Farbe und Transparenz für verschiedene CT-Dichtewerte	– Gute Übersicht über das gesamte Herz – Gut geeignet zur Demonstration von Befunden	– Zeitaufwendiger als die anderen Methoden – Unsachgemäßer Gebrauch kann Stenosen maskieren oder vortäuschen

Weiterführende Literatur

Abbara S, Blanke P, Maroules CD, Cheezum M, Choi AD, Han BK, Marwan M, Naoum C, Norgaard BL, Rubinshtein R, Schoenhagen P, Villines T, Leipsic J (2016). SCCT guidelines for the performance and acquisition of coronary computed tomographic angiography: A report of the Society of Cardiovascular Computed Tomography Guidelines Committee Endorsed by the North American Society for Cardiovascular Imaging (NASCI). Journal of Cardiovascular Computed Tomography 10: 435e449

Alkadhi H, Leschka S, Stolzmann P, Flohr TG (2013) Praxisbuch Herz-CT, 2. Auflage. Springer, Heidelberg

Baumgartner et al. (2017) ESC/EACTS Guidelines for the management of valvular heart disease. Eur Heart J 38(36):2739–2791. ▶ https://doi.org/10.1093/eurheartj/ehx391

Mézquita AJV, Biavati F, Falk V, Alkadhi H, Hajhosseiny R, Maurovich-Horvat P, Manka R, Kozerke S, Stuber M, Derlin T, Channon KM, Išgum I, Coenen A, Foellmer B, Dey D, Volleberg RHJA, Meinel FG, Dweck MR, Piek JJ, van de Hoef T, Landmesser U, Guagliumi G, Giannopoulos AA, Botnar RM, Khamis R, Williams MC, Newby DE, Dewey M (2023) Clinical quantitative coronary artery stenosis and coronary atherosclerosis imaging: a Consensus Statement from the Quantitative Cardiovascular Imaging Study Group. Nat Rev Cardiol 20(10):696–714. ▶ https://doi.org/10.1038/s41569-023-00880-4

Dual-Energy- und Spektral-CT

André Euler

Inhaltsverzeichnis

H. Alkadhi und S. Leschka (Hrsg.), *Wie funktioniert CT?*,
https://doi.org/10.1007/978-3-662-68480-1_10

10.1 Einleitung

Die Dual-Energy-CT (DECT) basiert auf der Akquisition von CT-Datensätzen bei zwei unterschiedlichen Röntgenenergien bzw. Röhrenspannungen. Sie ermöglicht die Differenzierung und Quantifizierung verschiedener Substanzen wie z. B. Jod, Kalzium oder Urat und hilft somit bei der Charakterisierung von Geweben. In der kontrastmittelunterstützten CT lässt sie sich mittels virtuell monoenergetischer Bilder für die Kontrastoptimierung oder mittels virtuell nativer Bilder für die virtuelle Entfernung von Jod nutzen. Interessanterweise ist ihr Prinzip keineswegs neu. Ihre technischen Grundlagen wurden bereits in den 1970er Jahren beschrieben, jedoch war ihre Durchführung aufgrund langer Akquisitions- und Rekonstruktionszeiten limitiert. Erst nach der Jahrtausendwende ermöglichten die Fortschritte in der CT-Bildgebung und -Rekonstruktion den klinischen Einsatz der DECT.

Dieses Kapitel beschreibt die physikalischen und technischen Grundlagen der Dual-Energy-CT und ihre klinische Anwendung.

10.2 Physikalische Grundlagen

Die DECT basiert auf energieabhängigen Unterschieden der CT-Schwächung bzw. des Schwächungskoeffizienten von Substanzen. So ergibt sich beispielsweise für Jod eine unterschiedliche CT-Schwächung (und damit Hounsfield-Einheit HU), wenn man es mit zwei energetisch unterschiedlichen Röntgenspektren, z. B. mit einer Röhrenspannung von 80 kV und einer Spannung von 140 kV, untersucht (Abb. 10.1). Dieser Schwächungsunterschied zwischen einem niederenergetischen und einem hochenergetischen Spektrum ist zum Beispiel für Jod größer als für Kalzium. Den Unterschied der Schwächungsdifferenzen bei zwei Energien macht sich die DECT zunutze, um in diesem Beispiel Jod von Kalzium zu differenzieren.

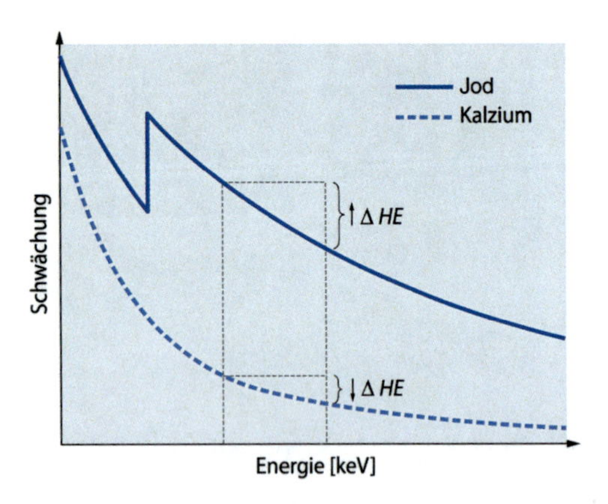

Abb. 10.1 Abhängigkeit der CT-Schwächung von der Energie für Jod und Kalzium. Die Differenz der Schwächungswerte zwischen zwei Energien ist für Jod (Verlauf mit K-Kante) größer als für Kalzium

Zwei physikalische Effekte spielen eine wichtige Rolle bei der energieabhängigen Schwächung von Geweben: der Photoeffekt und die Compton-Streuung.

Photoeffekt – Der Photoeffekt beschreibt die Interaktion eines Photons mit den Elektronen der inneren Schalen der durchstrahlten Substanz. Dabei wird ein freies Elektron aus der Schale des Atoms herausgelöst und emittiert. Der freigewordene Platz einer inneren Schale des Atoms wird von Elektronen äußerer Schalen aufgefüllt, dabei werden sekundäre charakteristische Röntgenstrahlen emittiert. Der Photoeffekt tritt verstärkt bei niedrigen Photonenenergien auf (innere Schalen beherbergen Elektronen niedrigerer Bindungsenergie). Die Wahrscheinlichkeit des Photoeffekts ($W_{P.E.}$) steigt mit höherer Ordnungszahl Z des Elements in einem Verhältnis $W_{P.E.} \sim Z^3$. Darüber hinaus ist die Wahrscheinlichkeit des Photoeffekts am höchsten, wenn die Photonenenergie unmittelbar größer als die Bindungsenergie des Schalenelektrons ist. Beträgt die Energie des Photons den gleichen Wert wie die Bindungsenergie des Elektrons, steigt die Schwächung der Röntgenstrahlung stark an (sog. K-Kante bzw. K-Edge). Für Jod (Z=53) beträgt diese K-Edge-Energie 33,2 keV.

Compton-Streuung – Die Compton-Streuung tritt auf, wenn die Bindungsenergie des Schalenelektrons signifikant kleiner als die Energie des eintreffenden Röntgenphotons ist. Die Energie wird bei der Compton-Streuung auf das Schalenelektron transferiert, welches bei ausreichend großem Energieübertrag aus der Schale herausgelöst wird. Das Elektron und das eintreffende Photon – Letzteres mit reduzierter Geschwindigkeit bzw. Energie – entfernen sich unter einem definierten Winkel. Die Compton-Streuung ist weitgehend unabhängig von der Ordnungszahl Z des Absorbers und tritt in den vom Kern entfernten Elektronenschalen auf. Die Compton-Streuung ist daher proportional zur Elektronendichte (somit Proportionalität zur Massendichte p).

Unter Berücksichtigung dieser beiden Effekte kann die Röntgenschwächung eines Elements spezifisch approximiert werden. DECT erlaubt die Dekomposition der CT-Schwächung, da sich der Photoeffekt und die Compton-Streuung im diagnostischen Energiespektrum gut modellieren lassen. Die Zerlegung in Photoeffekt und Compton-Streuung durch die Messung der CT-Schwächung bei verschiedenen Energien repräsentiert die Basis für die mathematische Dekomposition in verschiedene Substanzen.

Wichtig ist zu beachten, dass die zwei verschiedenen Röhrenspannungen zu unterschiedlichen Röntgenspektren einer von der Spannung abhängigen Form und mittleren Energie führen. Es ist somit wichtig zu verstehen, dass es sich um zwei Energiespektren und nicht um zwei diskrete Energien handelt, welche der DECT zugrunde liegen. Diese beiden Spektren überschneiden sich typischerweise. Je geringer diese Überschneidung und je größer damit die «spektrale Separation» zwischen den beiden Spektren ist, desto besser kann die DECT zur Differenzierung von Schwächungsunterschieden genutzt werden. Eine Beurteilung, ob eine DECT-Technik funktionell ist, hängt somit maßgeblich von ihrem Potenzial zur spektralen Separation ab. Um eine hohe Separation zu erreichen, versucht man hierbei den Unterschied zwischen den Energiespektren zu maximieren, indem man zwei weit voneinander entfernte Röhrenspannungen nutzt (z. B. 80 und 150 kV) oder zusätzliche Filter anwendet (Zinn-(Sn-)Filter), um die Form des Röntgenspektrums zu modellieren und somit den Überlappungsbereich der Spektren zu verringern. Einen guten Überblick über die Röntgenspektren der im nächsten Abschnitt beschriebenen unterschiedlichen DECT-Techniken bieten die Publikationen von Johnson et al. (2012) sowie Faby et al. (2015).

10.3 Technische Grundlagen

10.3.1 Single-Source-Dual-Energy-CT

Bei der Single-Source-Dual-Energy-CT handelt es sich um die Generierung von Dual-Energy-Information mittels einer Röntgenquelle (Source=Quelle). Hierbei stehen mehrere Techniken zur Verfügung, welche weitestgehend herstellerspezifisch sind und nachfolgend näher erläutert werden.

10.3.1.1 Sequenzielle Akquisition (Dual-Spiral-Technik)

Die sequenzielle Akquisition ist theoretisch mit jedem CT-Scanner möglich. Hierbei werden zwei Akquisitionen sequenziell nacheinander mit unterschiedlicher Röhrenspannung durchgeführt. Es gibt zwei Möglichkeiten: 1. Auf einer Tischhöhe werden zwei Rotationen mit unterschiedlicher Röhrenspannung nacheinander durchgeführt, bevor der Tisch zur nächsten Position in z-Richtung vorgeschoben wird, und 2. Durchführung zweier konsekutiver Spiral-Scans bei unterschiedlicher Röhrenspannung. Die Limitation dieser Technik besteht im zeitlichen Abstand zwischen den Akquisitionen. Dies kann zu Problemen bei der Datenregistrierung aufgrund von zwischenzeitlicher Bewegung des Patienten führen. Außerdem ist die Verzögerung bei intravenöser Kontrastmittelgabe suboptimal, da sich die Kontrastmittelphasen zwischen den beiden sequenziellen Scans unterscheiden. Anwendbar ist diese Technik daher insbesondere bei nativen Untersuchungen in Körperregionen, in denen wenig Bewegung zu erwarten ist (z. B. Bildgebung bei Metallimplantaten oder Charakterisierung von Nierensteinen).

10.3.1.2 Rapider Wechsel der Röntgenspannungen (Rapid kVp-Switching)

Diese Technik basiert auf einer Röntgenquelle, welche im Millisekunden-Bereich zwischen zwei Röhrenspannungen (80 und 140 kV) alterniert. Durch diesen schnellen Spannungswechsel sind das Verwenden einer automatischen Röhrenstrommodulation zur Dosisoptimierung sowie von zusätzlichen Filtern zur Verbesserung der spektralen Separation nicht möglich. Daher ist die spektrale Separation etwas eingeschränkt. Des Weiteren ist die Rotationszeit der Gantry auf ein Minimum von 0,5 s limitiert. Die fehlende Möglichkeit der Röhrenstrommodulation führt dazu, dass die niederenergetischen Daten (80 kV) bei normaler Röntgendosis unter einem hohen Bildrauschen leiden. Dies kann durch eine Erhöhung des Röntgenstroms kompensiert werden. Da der Röntgenstrom jedoch gleichzeitig für beide Röhrenspannungen gilt, kann es hierbei zu einer höheren Dosis im Vergleich zu Systemen mit automatischer Röhrenstrommodulation kommen. Um das Rauschen in den niederenergetischen Daten zu minimieren, werden traditionell zwei niederenergetische Projektionen für jede hochenergetische Projektion akquiriert. Hierbei beschreibt die sog. Dwell-Ratio das Verhältnis der nieder- zu den hochenergetischen Projektionen. Diese Dwell-Ratio beträgt traditionell 2:1. Eine zu hohe Dwell-Ratio führt jedoch zu einem räumlichen Mismatch zwischen den beiden Projektionen. Ein Vorteil der Rapid-kVp-Switching-Technik besteht darin, dass das gesamte Field of View (FOV) von 50 cm für die Dual-Energy-Analyse benutzt werden kann.

10.3.1.3 Split-Filter-Dual-Energy-CT (Twin-Beam-Technik)

Bei dieser Technik wird ein Filter vor die Röntgenquelle geschaltet, welcher in z-Richtung aus zwei verschiedenen Materialien (Gold [Au] und Zinn [Sn]) besteht. Durch den Filter können zwei unterschiedliche Röntgenspektren erzeugt werden, die jedoch räumlich gering zueinander versetzt sind. Um diesen Versatz mittels Rekonstruktion zu minimieren, ist eine Akquisition als Spiral-CT vonnöten. Die Röntgenröhre wird entweder bei 120 kV oder bei 140 kV betrieben. Die mittlere Energie der Spektren bei 120 kV beträgt 68 keV für das Gold-filtrierte Spektrum und 86 keV für das Zinn-filtrierte Spektrum. Mittlerweile gibt es zwei Generationen der Split-Filter-Dual-Energy-CT. Hierbei wurde in der zweiten Generation die Dicke des Filters erhöht (von 50 µm auf 70 µm für Gold sowie von 0,6 mm auf 0,7 mm für Zinn). Trotz der unterschiedlichen Filter besteht eine relativ große Überlappungszone der beiden Röntgenspektren. Eine Gantry-Rotationszeit von 0,33 s, das komplette FOV (50 cm) sowie die automatische Röhrenstrommodulation sind Vorteile dieser Technik. Ein Nachteil besteht jedoch darin, dass der Pitch auf einen Wert von maximal 0,5 limitiert ist. Dies stellt eine Limitation bei der Dual-Energy-Akquisition von z. B. arteriellen CT-Angiographien dar. Zudem müssen aufgrund des Filters hohe Röhrenströme verwendet werden, da etwa 2/3 der Photonen durch den Filter absorbiert werden, was zu einer schnelleren Abnutzung der Röntgenröhre führen könnte. Der Filter bewirkt außerdem eine Absorption niederenergetischer Photonen, wodurch der Jodkontrast leicht verringert werden kann. Ein großer Vorteil bezüglich des klinischen Workflows besteht darin, dass der Dual-Energy-Modus für die meisten klinischen Anwendungen, die keine dedizierte arterielle Phase benötigen, standardmäßig aktiviert ist und somit prospektives Protokollieren für einen Großteil der Indikationen minimiert werden kann.

10.3.1.4 Dual-Layer-Dual-Energy-CT

Diese Dual-Energy-Technik basiert auf der spektralen Separation auf Detektorebene. Dieser sogenannte Dual-Layer- oder auch Sandwich-Detektor besteht aus einer oberflächlichen (inneren), dünnen Detektorschicht (z. B. aus ZnSe oder CsI), welche insbesondere niederenergetische Photonen absorbiert, sowie einer tieferen (äußeren), dickeren Detektorschicht (z. B. Gd_2O_2S), welche hochenergetische Photonen absorbiert. Die Röntgenquelle wird typischerweise bei 140 kV betrieben. Der Vorteil dieses Designs besteht in der perfekten zeitlichen sowie örtlichen Koregistrierung der beiden Röntgenspektren. Zudem ist dieser Modus bei jedem sequenziellen und auch spiralen Scan immer eingeschaltet, sodass das prospektive Protokollieren von Dual-Energy-Untersuchungen entfällt. Weitere Vorteile sind eine Akquisition bei schneller Gantry-Rotationszeit (0,27 s) und das gesamte FOV (50 cm). Als Nachteil gelten der mögliche Cross-Talk zwischen den Detektorenschichten sowie eine große Überlappung der beiden Röntgenspektren und damit eine reduzierte spektrale Separation.

10.3.2 Dual-Source-Dual-Energy-CT

Bei der 2006 eingeführten Dual-Source-Dual-Energy-CT werden zwei in einem Winkel von etwa 90° zueinander angeordnete Röntgenquellen sowie zwei Detektorsysteme verwendet. Mittlerweile gibt es drei Generationen dieser CT. Auf Grund von Platzrestriktionen hat hierbei eines der Detektorsysteme eine kleinere Abdeckung (26–35,4 cm je nach Generation) im Vergleich zum zweiten Detektorsystem (50 cm). Daraus ergibt sich, dass das FOV der Dual-Energy-Information auf den Überlappungsbereich beider Detektoren (26–35,4 cm Durchmesser) im Zentrum der Gantry limitiert ist. Dies kann zu einer limitierten Anwendbarkeit der Dual-Energy-Information bei adipösen Patienten oder bei einer ungenauen Zentrierung der Patienten in der Gantry führen. Bezüglich der Bildrekonstruktionen erhält man insgesamt drei Serien: eine Serie für Röhre A, eine für Röhre B und eine gemischte Serie, für die man ein Mischverhältnis der Serien A und B definieren kann. Dieses Mischverhältnis wird durch den sogenannten Wichtungsfaktor *k* festgelegt, welcher die Interpolation der Serien definiert (◘ Abb. 10.2). Es gilt für eine Akquisition bei 80 und 140 kV:

$$\mathrm{HU}_{\mathrm{gewichtet}} = k \times \mathrm{HU}_{80\,\mathrm{kVp}} + (1 - k) \times \mathrm{HU}_{140\,\mathrm{kVp}}.$$

Grundsätzlich ist das Bildrauschen desjenigen Bildes höher, welches aus den Daten des niederenergetischen Spektrums rekonstruiert wird; das hochenergetische Bild rauscht weniger. Andererseits ist der Kontrast im niederenergetischen Bild erhöht (◘ Abb. 10.2).

> Vaskularisierte Läsionen können bei niedrigen Energien leichter detektiert werden, weil der Bildkontrast (◘ Abb. 10.2, vgl. Nierenzyste und -parenchym) bei reduzierter Röhrenspannung erhöht ist. Ausgeprägt ist dieses Phänomen bei Elementen mit hoher Atomzahl *Z* (z. B. jodhaltiges Kontrastmittel).

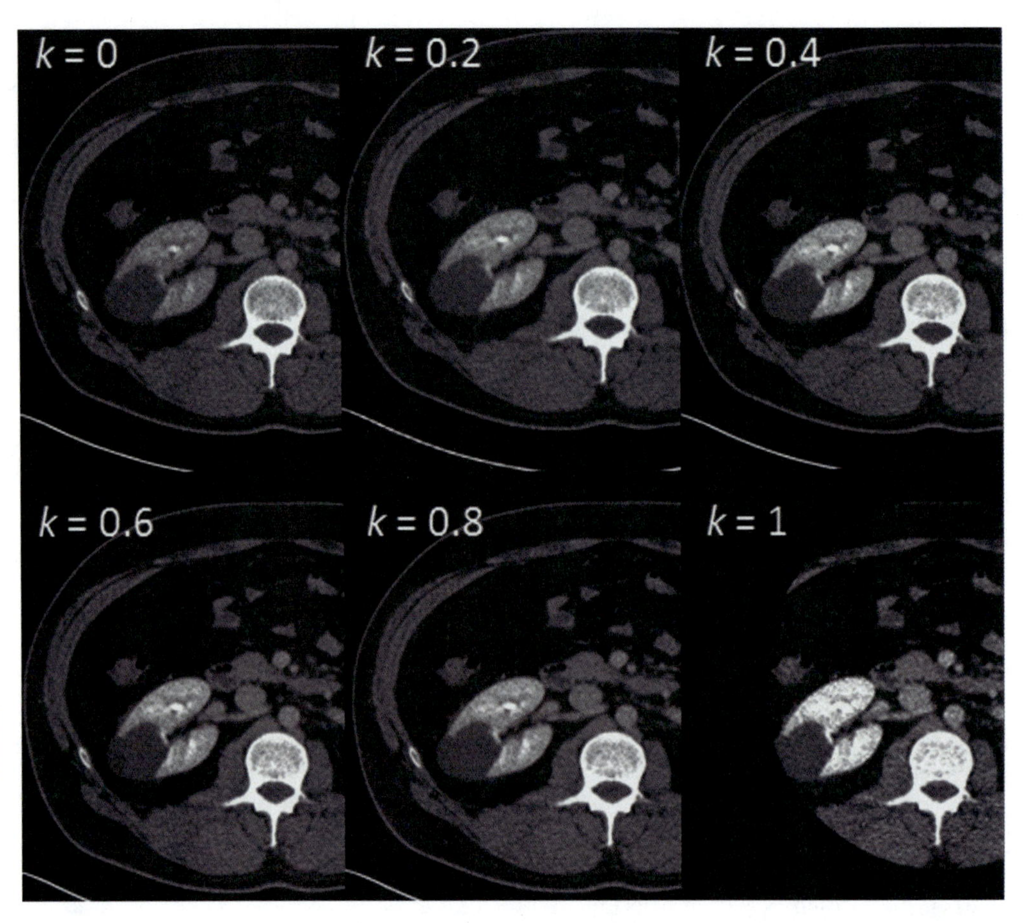

Abb. 10.2 Gewichtete Mittelwertbilder einer Dual-Energy-CT des Abdomens. Der Wichtungsfaktor k beschreibt die Anteile der hoch- und niederenergetischen CT-Werte am gewichteten Mittelwertbild ($k=0$, 140-kVp-Bild; $k=1$, 80-kVp-Bild)

10

Die gemischte Serie wird für die diagnostische Interpretation im klinischen Alltag benutzt. Der oben genannte Überlappungsbereich der beiden Strahlenfächer, welcher die Dual-Energy-Information enthält, wird in der gemischten Serie mittels eines Kreises markiert. Die Dual-Source-Dual-Energy-CT hat den Vorteil, dass jede der beiden Röntgenröhren individuell angesteuert und die Röhrenspannung sowie der Röhrenstrom angepasst werden können. Dadurch kann eine hohe spektrale Separation erzielt werden (z. B. 70 kV für Röhre A und 150 kV für Röhre B). Zusätzlich kann bei einer der Röhren ein Zinn-(Sn-)Filterelement hinzugeschaltet werden, welches die spektrale Separation weiter verbessert (exemplarisch 70/Sn150 kV). Als weiterer relevanter Vorteil gegenüber anderen Dual-Energy-Techniken besteht die Möglichkeit der Anwendung der automatischen Röhrenstrommodulation, welche zu Dosisoptimierung führt. Nachteile sind, neben dem limitierten FOV, sogenannte Cross-Scattering-Effekte durch Photonen der beiden Röhren, welche jedoch mittels komplexer Rekonstruktionsalgorithmen in der Praxis reduziert werden sollen. Ein weiterer Nachteil besteht darin, dass Dual-Energy-Untersuchungen prospektiv protokolliert werden müssen.

10.3.3 Photon-Counting-Detektor-Multi-Energy-CT

Die klinische Einführung der Photon-Counting-Detektor-CT (PCD-CT) im Jahre 2021 stellte einen Meilenstein der funktionellen Dual-/Multi-Energy-CT-Bildgebung dar. PCD basieren auf einem direkten, energieauflösenden Detektionsmechanismus von Photonen und unterscheiden sich somit essenziell von traditionellen, sogenannten Energy-Integrating-Detektoren (EID), bei denen ein indirekter Detektionsmechanismus mittels Szintillatoren, Licht und Photodioden vorliegt (Willemink et al. 2018). PCD verwenden Semikonduktoren aus Cadmium-Zink-Tellurid oder Cadmium-Tellurid, welche einfallende Photonen absorbieren und diese in positive und negative Ladungen umwandeln. Diese Ladungen werden durch eine angelegte Spannung in entgegengesetzte Richtungen gezogen. Dies führt zum Generieren eines elektronischen Signals, welches proportional zur Energie des Photons ist. Das Detektorsystem zählt nun jeden Puls, welcher höher als ein vordefinierter Energiegrenzwert (Threshold) ist. Hiermit kann das elektronische Grundrauchen, welches maximal diesem Grenzwert entspricht, eliminiert werden. Zudem können mehrere dieser Energie-Thresholds benutzt werden, um Energiebereiche, sogenannte Bins, zu definieren. Diese Bins können zur spektralen Separation benutzt und – abhängig von der Anzahl der Bins – können Dual- bzw. Multi-Energy-Daten generiert werden. Potenzielle Fehlerquellen bei der Detektion von Photonen entstehen durch Cross Talk, Charge Sharing und Pulse-Pile-up-Effekte. Beim Cross Talk wird nur ein Teil der Energie des einfallenden Photons durch das Detektorelement absorbiert und die Restenergie in Form eines neu entstehenden fluoreszierenden Photons oder durch Ablenkung im Sinne des Compton-Effekts auf ein zufälliges angrenzendes Detektorelement verteilt. Charge Sharing entsteht, wenn ein Photon an der Grenze zweier Detektorelemente absorbiert und somit jeweils nur ein Teil der Gesamtenergie von jedem Element registriert wird. Beim Pulse Pile-up kommt es zu einer falsch hohen Energiedetektion, wenn zwei Photonen zeitlich kurz nacheinander auf das Detektorelement treffen. Das Detektorelement ist hierbei nicht in der Lage, beide Photonen zeitlich zu separieren und registriert diese als singuläres Photon höherer Energie. Eine exzellente Übersicht über die physikalischen Prinzipien bietet die Zusammenfassung von Flohr et al. (2020).

10.4 Materialzerlegung in der Dual-Energy-CT

Die radiologische Charakterisierung und Analyse von Substanzen mittels Dual-Energy-CT basiert vereinfacht auf der Energieabhängigkeit des Schwächungskoeffizienten. Dieser Schwächungskoeffizient ist energieabhängig, da die zur Schwächung beitragenden Effekte (Faustregel: Photoeffekt niederenergetisch, Compton-Streuung hochenergetisch) mit unterschiedlichen Energieabhängigkeiten auftreten (▶ Abschn. 10.2).

Zur Analyse der Dual-Energy-CT-Daten betrachten wir also die Schwächungswerte bei verschiedenen Energien. Ein 2-dimensionales Koordinatensystem eignet sich zur Darstellung und zum Verständnis der Dual-Energy-CT-Theorie.

Die gemessenen CT-Werte [HU] können entweder

- gegen die Energie aufgetragen werden oder
- entsprechend ihres zugehörigen – niedrigen und hohen – Energiespektrums auf den x- und y-Achsen abgebildet werden.

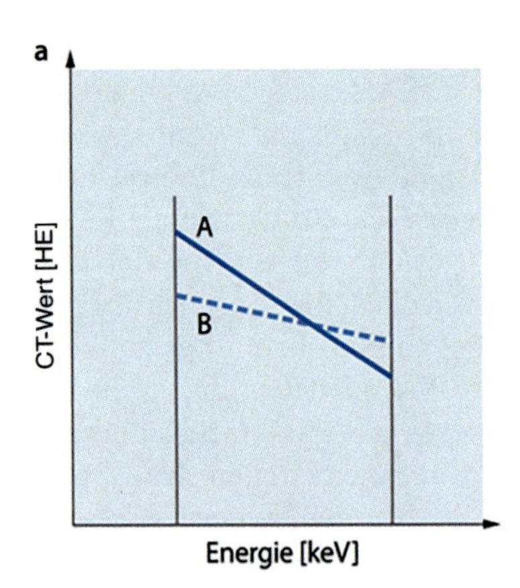

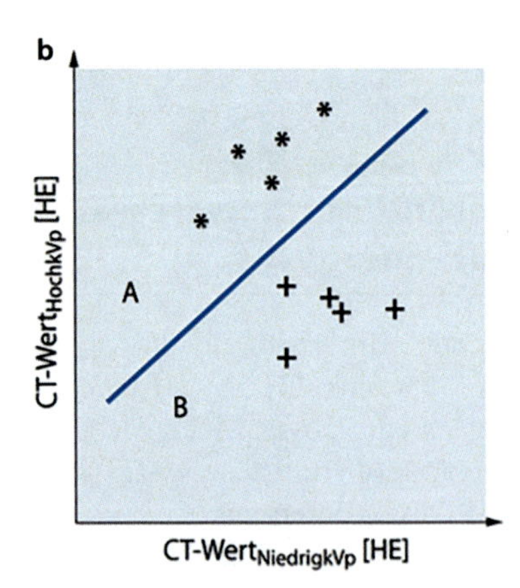

Abb. 10.3 Visualisierung von Dual-Energy-Messdaten. Die Abbildung der CT-Werte kann auf der Ordinate gegen die Energie auf der Abszisse erfolgen (**a**) oder das Koordinatensystem bildet die nieder- und hochenergetischen CT-Werte entsprechend auf den x- und y-Achsen ab (**b**)

Die Auftragung gegen die Energie (Abb. 10.3a) visualisiert direkt die Differenz der CT-Werte zwischen nieder- und hochenergetischem Bild und dient damit der Unterscheidung von Substanz A (größeres ΔHU, durchgezogene Linie) und B (kleineres ΔHU, unterbrochene Linie).

Die Auftragung der CT-Werte entsprechend ihrem zugehörigen Energiespektrum auf den x- und y-Achsen (Abb. 10.3b) eignet sich zur Visualisierung von Messdaten der Substanzen A und B als Punktwolken. Positive (Substanz A) oder negative Differenzen (Substanz B) zur Referenzlinie werden zur Unterscheidung betrachtet. Cave: Überlappungen von Messwerten treten insbesondere bei Substanzen mit niedrigen CT-Werten auf, da sich diese Gewebe nahe der CT-Kalibrierpunkte der HU-Skala (d. h. Wasser und Luft) befinden. Außerdem ist die Unterscheidung von Geweben mit einer großen Varianz der CT-Werte schwierig (d. h. jodhaltiges Kontrastmittel und Knochen).

10.4.1 Dekomposition in 2 Substanzen (Abb. 10.4)

Zur Dekomposition des Voxels K in 2 *Substanzen nehmen wir 2 Basissubstanzen* A und B an (Abb. 10.4a). Die Koordinaten dieser 2 Basissubstanzen sind die CT-Werte und lauten xA, yA und xB, yB. Diese können als bekannt vorausgesetzt oder durch Referenzmessungen verifiziert werden. Die Dekomposition des Voxels K erfolgt dann anhand der CT-Werte der Einzelmessungen xK (niederenergetischer CT-Wert) und yK (hochenergetischer CT-Wert). Da sich die gemessenen CT-Werte des Voxels K aus der Summe der Basissubstanzen A und B zusammensetzen, folgt daraus unmittelbar die lineare Dekomposition:

$$K = fA + gB; \quad f + g = 1$$

10.4.2 Dekomposition in 3 Substanzen

Die Dekomposition in 3 Basissubstanzen ist die Erweiterung der Dekomposition in 2 Basissubstanzen. Hierbei wird eine weitere Basissubstanz C mit bekannten Koordinaten xC, yC dem Koordinatensystem (und den Gleichungen) hinzugefügt (Abb. 10.4b). Die 3 Basissubstanzen A, B und C begrenzen ein Dreieck. Der Voxel K setzt sich aus einer spezifischen Komposition A, B, und C zusammen und liegt daher innerhalb des Drei-

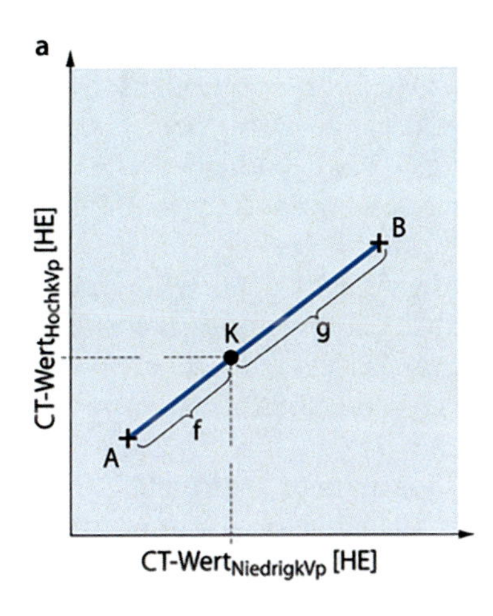

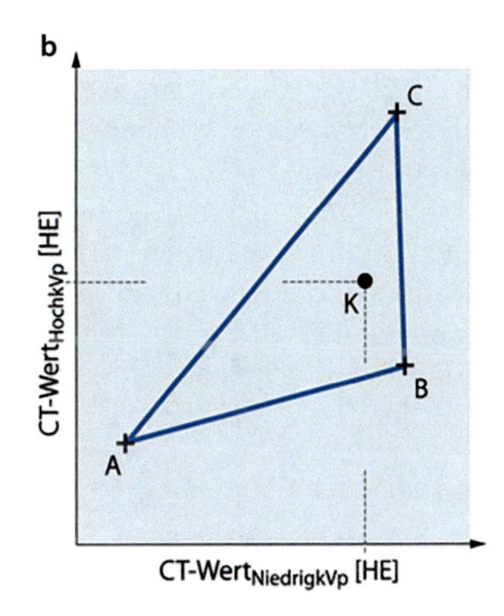

Abb. 10.4 Dekomposition des Voxels K in die 2 Basissubstanzen A und B (**a**) sowie die vektorielle Zerlegung in 3 Basissubstanzen inkl. C (**b**, vgl. ► Abschn. 10.4.1, 10.4.2)

ecks. Die Dekomposition des Voxels K erfolgt vektoriell.

> Die Geometrie des Dreiecks muss durch ausreichenden Abstand der x- und y-Koordinaten von A, B und C gewährleistet sein. Deshalb ist die Zerlegung in ähnliche Substanzen mit dieser Methode nicht möglich.

10.5 Klinische Anwendungen

Die Dual-Energy-CT ermöglicht Rekonstruktionen, welche sich gemäß ihrer Anwendung im klinischen Alltag in zwei Kategorien einteilen lassen: 1) Readout-Rekonstruktionen, welche die diagnostische Interpretation der Bilder unterstützen, und 2) funktionelle Rekonstruktionen, welche funktionelle Informationen wie z. b. die Quantifizierung oder die Subtraktion von Substanzen ermöglichen.

Die Readout-Rekonstruktionen sind energieselektiv und entsprechen sogenannten virtuell monoenergetischen Bildern (VMI; engl. „virtual monoenergetic images"). Diese VMI zielen darauf ab, die Schwächungs-Charakteristika eines monoenergetischen Röntgenstrahles mit einer spezifischen Energie in Kiloelektronenvolt (keV) zu simulieren. VMI sind hierbei je nach Hersteller zwischen 40 und 200 keV rekonstruierbar. VMI bei niedrigen keV können genutzt werden, um die Schwächung von jodhaltigem Kontrastmittel zu erhöhen, da ihre Energie nahe der K-Edge-Energie von Jod liegt (33,2 keV). Typischerweise haben sich VMI zwischen 40 und 60 keV als vorteilhaft für kontrastmittelunterstützte Untersuchungen herausgestellt (Cester et al. 2022). Besondere Anwendung finden sie zum Beispiel zur Erhöhung des Kontrastes in der CT zum Ausschluss einer Lungenembolie (Ghandour et al. 2018; Bae et al. 2018), in der Leber-CT zur Detektion von hypo- und hypervaskularisierten Läsionen (Cecco et al. 2018; Lenga et al. 2018) oder in der vaskulären Bildgebung zur Erhöhung des Kontrastes (Euler et al. 2022) und zur Reduktion der Kontrastmittelmenge (Shuman et al. 2017). Des Weiteren können VMI mit hohen keV-Werten genutzt werden, um Aufhärtungsartefakte durch metallisches Fremdmaterial zu reduzieren. Für die Reduktion von Aufhärtungsartefakten haben sich VMI zwischen 110 und 150 keV etabliert. Der Nachteil hochenergetischer VMI ist eine Reduktion des Weichteil- oder Jodkontrasts in angrenzenden Strukturen (Kuchenbecker et al. 2015; Kidoh et al. 2017). In der klinischen Routine können hochenergetische VMI zusätzlich mit sogenannten iterativen Metallartefakt-Reduktionsalgorithmen kombiniert werden, um eine noch bessere Artefaktreduktion zu erzielen (Winklhofer et al. 2018; Yue et al. 2018). Zwei Konsensus-Paper der Society of Computed Body Tomography and Magnetic Resonance (heute: Society for Advanced Body Imaging) geben hierbei hilfreiche Empfehlungen bezüglich der Wahl des optimalen keV-Levels für unterschiedliche anatomische Regionen (Cecco et al. 2017a, b).

Die funktionellen Rekonstruktionen können in drei Hauptkategorien differenziert werden: Rekonstruktionen zur

1. Differenzierung von Substanzen,
2. Quantifizierung von Substanzen,
3. Subtraktion bzw. Entfernung von Substanzen.

Als Substanzen kommen Wasser, Jod, Kalzium, Fett, Harnsäure, Eisen oder z. B. Xenon oder Silikon in Frage. Typische klinische Anwendungen sind die Charakterisierung von Harnsteinen als Harnsäure- oder nicht-Harnsäure-haltige (z. B. Calciumoxalat-haltige) Steine (◻ Abb. 10.5a), die Detektion von isodensen Gallensteinen (Uyeda et al. 2017) oder Harnsäureablagerungen bei der Gicht und die Quantifizierung von Jod auf sogenannten Jod-Karten (◻ Abb. 10.5b).

Bezüglich der Rekonstruktionen zur Subtraktion von Substanzen (Material Removal Images) stehen drei weitere Untertypen von Rekonstruktionen zur Verfügung:

1. Sogenannte virtuell native Bilder (Virtual Non-Contrast Images; VNC), bei denen jodhaltiges Kontrastmittel aus Bildern einer kontrastmittelunterstützten Akquisition entfernt wird (◻ Abb. 10.5c). Dies kann genutzt werden, um Verkalkungen zu detektieren oder auch um native CT-Dichtewerte von Läsionen zu messen, um kontrastmittelaufnehmende von nichtkontrastmittelaufnehmenden Läsionen zu unterscheiden. Während diese CT-Dichtewerte-Messung im Leberparenchym sehr genau funktioniert und eine native Akquisition ersetzen kann, ist die Genauigkeit in der Bildgebung der Nieren (Patel et al. 2017; Meyer et al. 2019) sowie die Charakterisierung von Nebennierenadenomen teilweise eingeschränkt (Connolly et al. 2017).

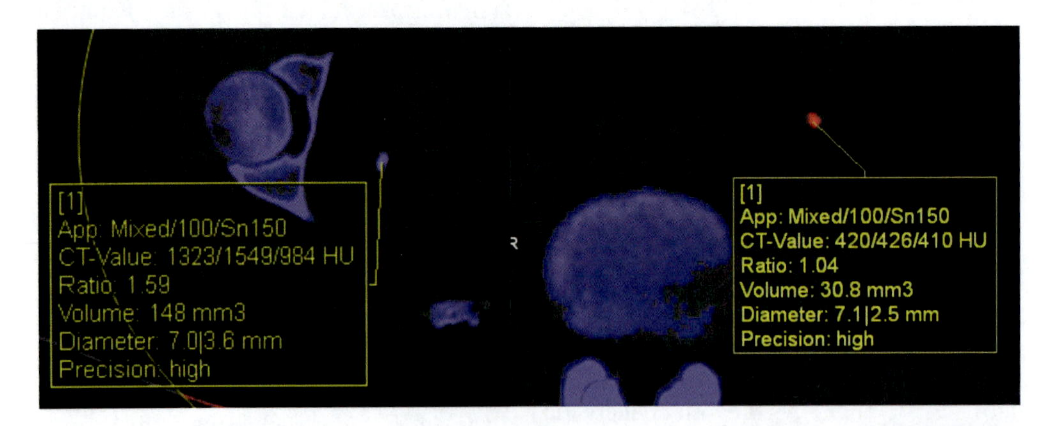

◻ **Abb. 10.5a** **Charakterisierung von Harnsteinen.** Harnsteine können – basierend auf der Dual-Energy-Ratio (Schwächung bei zwei unterschiedlichen Energien) – mit hoher diagnostischer Sicherheit als nicht-Harnsäure-haltige Steine (linkes Bild) und Harnsäure-haltige Steine (rechtes Bild; rote Markierung) differenziert werden

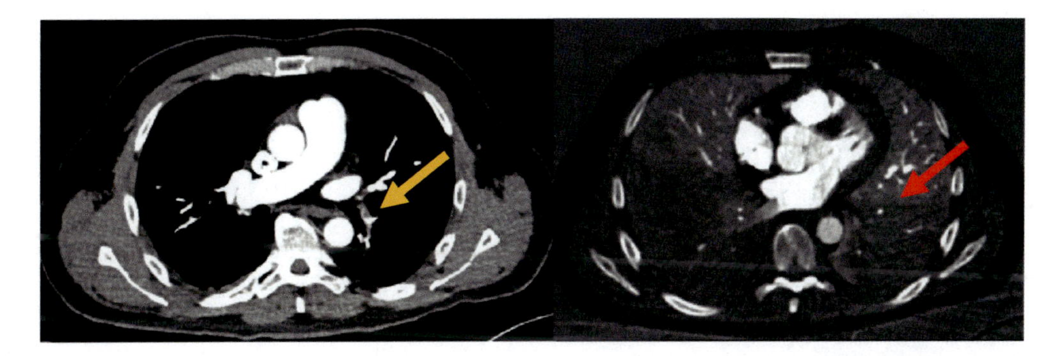

Abb. 10.5b Perfusionsdefizit in der Jod-Karte. Jodkarten ermöglichen es, die qualitative sowie quantitative Verteilung von jodhaltigem Kontrastmittel zu visualisieren. In diesem Beispiel zeigt sich in der diagnostischen axialen Rekonstruktion (linkes Bild) eine Lungenembolie in einer Segmentarterie des linken Unterlappens (gelber Pfeil). Die korrespondierende Jod-Karte (linkes Bild) demonstriert ein dazu passendes Perfusionsdefizit (minderkontrastiertes Areal) im linken Unterlappen (roter Pfeil). Bitte beachten Sie auch das große weitere Perfusionsdefizit auf der Gegenseite

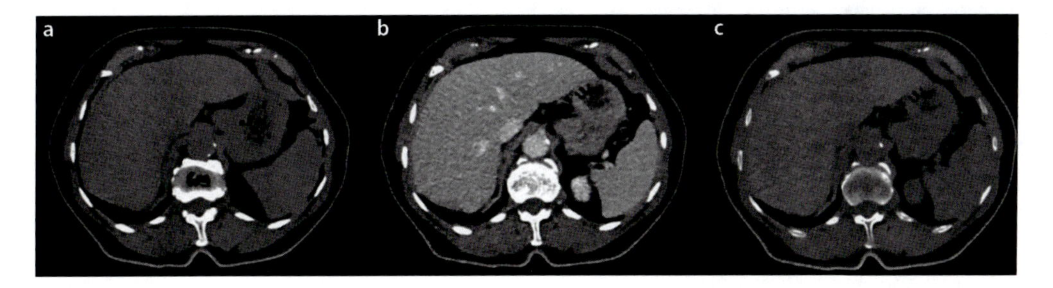

Abb. 10.5c Virtuell native Bildgebung. Axiale Schicht des Oberbauches einer nativen Akquisition (**a**), einer kontrastmittelunterstützten Akquisition in portal-venöser Phase (**b**) sowie einer virtuell nativen Rekonstruktion (**c**) basierend auf der kontrastmittelunterstützten Akquisition. Bitte beachten Sie die erfolgreiche Subtraktion des jodhaltigen Kontrastmittels in (**c**) und dessen Vergleichbarkeit mit der wahren nativen Akquisition (**a**)

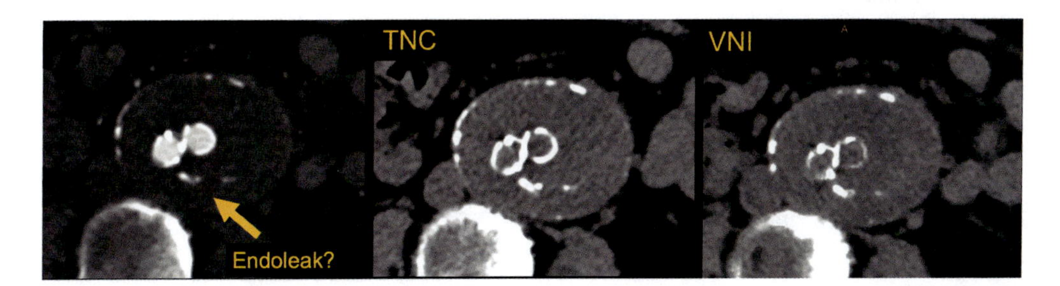

Abb. 10.5d Virtuelle Non-Iodine-Bildgebung. Axiale Schichten einer CT-Angiographie zum Ausschluss eines Endoleaks innerhalb eines aortalen Aneurysmas nach endovaskulärer Versorgung. Nach Kontrastmittelgabe ist eine Differenzierung zwischen Verkalkungen und jodhaltigem Kontrastmittel innerhalb des Aneurysmasackes oft schwierig (linkes Bild). Daher ist eine native Akquisition nötig, um – wie in diesem Fall – eine Verkalkung zu beweisen (mittleres Bild). Virtuell Non-Iodine-Bilder (rechtes Bild) können aus der kontrastmittelunterstützten Serie rekonstruiert werden und ebenfalls zur Unterscheidung einer Verkalkung von Kontrastmittel herangezogen werden. Somit kann die native Akquisition eingespart und damit die Röntgendosis für den Patienten reduziert werden

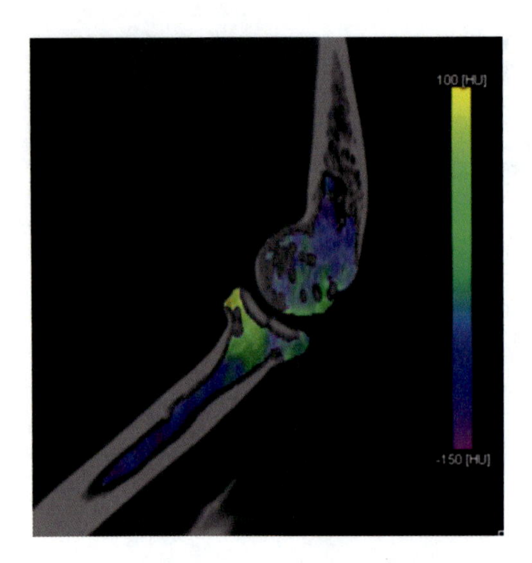

Abb. 10.5e Virtuelle Non-Kalzium-Bildgebung. Sagittale Knochenmarksödem-Karte einer virtuellen Non-Kalzium-Rekonstruktion bei einer Fraktur des Radiusköpfchens. Das Knochenmarksödem, das an die Fraktur angrenzt, wird hierbei in gelben und grünen Farbtönen dargestellt

2. Virtuelle non-Jod-Bilder (Virtual Non-Iodine Images; VNI), welche seit der Einführung der Photon-Counting-Detektor-CT möglich sind und auf einer Dekomposition von Jod und Kalzium basieren. Im Vergleich zu VNC-Bildern soll hierbei die nicht gewünschte Subtraktion von Kalzium reduziert werden. Diese Rekonstruktion ist insbesondere in der vaskulären Bildgebung von Interesse (Abb. 10.5d).
3. Virtuelle Non-Kalzium-Bilder (VNCa). Diese sind in der muskuloskelettalen oder Traumabildgebung anwendbar, da sie die Detektion eines Knochenmarksödem z. B. bei einer Fraktur ermöglichen (Abb. 10.5e).

10.6 Einschränkungen der Dual-Energy-CT

Mehrere Studien haben eine Differenz der gemessenen CT-Dichtewerte von parenchymatösen Geweben zwischen einer nativen Akquisition (engl. „true non-contrast images", TNC) und virtuell nativen Bildern (VNC) für Dual-Energy-CT mit traditionellen Energy-Integrating-Detektoren beschrieben (Zhang et al. 2010; Borhani et al. 2017; Sauter et al. 2018; Ananthakrishnan et al. 2017). In einigen Fällen waren diese Differenzen >10 HU in verschiedenen abdominellen Organen desselben Patienten (Borhani et al. 2017; Sauter et al. 2018). Mit der Photon-Counting-Detektor-CT besteht die Hoffnung zur weiteren Minimierung dieser Differenzen. Eine erste Studie zeigte hierbei erste Verbesserungen in der Bildgebung des Abdomens mit HU-Differenzen von unter 10 HU bei 95 % der Messungen (Mergen et al. 2022).

Ein weiteres Problem besteht in der verminderten Reproduzierbarkeit von Messungen, welche mittels verschiedenen Dual-Energy-Methoden durchgeführt wurden. Phantomstudien haben gezeigt, dass die Ergebnisse der Jodquantifizierung zwischen verschiedenen Dual-Energy-Methoden variieren und substanziell von Scanparametern beeinflusst werden können (Jacobsen et al. 2018; Euler et al.2019). Dies ist insbesondere dann problematisch, wenn z. B. die Beurteilung eines Therapieansprechens anhand der Jodaufnahme einer Läsion beurteilt werden soll und ein Patient im Verlauf auf unterschiedlichen Dual-Energy-CT-Scannern und/oder mit unterschiedlichen Scanparametern untersucht wurde.

Literatur

Zitierte Literatur

Ananthakrishnan L, Rajiah P, Ahn R, Rassouli N, Xi Y, Soesbe TC et al (2017) Spectral detector CT-derived virtual non-contrast images: comparison of attenuation values with unenhanced CT. Abdom Radiol N Y. 42(3):702–709

Bae K, Jeon KN, Cho SB, Park SE, Moon JI, Baek HJ et al (2018) Improved opacification of a suboptimally enhanced pulmonary artery in chest CT: experience using a dual-layer detector spectral CT. AJR Am J Roentgenol 210(4):734–741

Borhani AA, Kulzer M, Iranpour N, Ghodadra A, Sparrow M, Furlan A et al (2017) Comparison of true unenhanced and virtual unenhanced (VUE) attenuation values in abdominopelvic single-source rapid kilovoltage-switching spectral CT. Abdom Radiol N Y. 42(3):710–717

Cester D, Eberhard M, Alkadhi H, Euler A (2022) Virtual monoenergetic images from dual-energy CT: systematic assessment of task-based image quality performance. Quant Imaging Med Surg 12(1):726–741

Connolly MJ, McInnes MDF, El-Khodary M, McGrath TA, Schieda N (2017) Diagnostic accuracy of virtual non-contrast enhanced dual-energy CT for diagnosis of adrenal adenoma: a systematic review and meta-analysis. Eur Radiol 27(10):4324–4335

De Cecco CN, Schoepf UJ, Steinbach L, Boll DT, Foley WD, Kaza RK et al (2017a) White paper of the society of computed body tomography and magnetic resonance on dual-energy CT, part 3: vascular, cardiac, pulmonary, and musculoskeletal applications. J Comput Assist Tomogr 41(1):1–7

De Cecco CN, Boll DT, Bolus DN, Foley WD, Kaza RK, Morgan DE et al (2017b) White paper of the society of computed body tomography and magnetic resonance on dual-energy CT, part 4: abdominal and pelvic applications. J Comput Assist Tomogr 41(1):8–14

De Cecco CN, Caruso D, Schoepf UJ, De Santis D, Muscogiuri G, Albrecht MH et al (2018) A noise-optimized virtual monoenergetic reconstruction algorithm improves the diagnostic accuracy of late hepatic arterial phase dual-energy CT for the detection of hypervascular liver lesions. Eur Radiol 28(8):3393–3404

Euler A, Solomon J, Mazurowski MA, Samei E, Nelson RC (2019) How accurate and precise are CT based measurements of iodine concentration? A comparison of the minimum detectable concentration difference among single source and dual source dual energy CT in a phantom study. Eur Radiol 29(4):2069–2078

Euler A, Higashigaito K, Mergen V, Sartoretti T, Zanini B, Schmidt B et al (2022) High-pitch photon-counting detector computed tomography angiography of the aorta: intraindividual comparison to energy-integrating detector computed tomography at equal radiation dose. Invest Radiol 57(2):115–121

Faby S, Kuchenbecker S, Sawall S, Simons D, Schlemmer HP, Lell M et al (2015) Performance of today's dual energy CT and future multi energy CT in virtual non-contrast imaging and in iodine quantification: a simulation study. Med Phys 42(7):4349–4366

Flohr T, Petersilka M, Henning A, Ulzheimer S, Ferda J, Schmidt B (2020) Photon-counting CT review. Phys Medica PM Int J Devoted Appl Phys Med Biol Off J Ital Assoc Biomed Phys AIFB. 79:126–136

Ghandour A, Sher A, Rassouli N, Dhanantwari A, Rajiah P (2018) Evaluation of virtual monoenergetic images on pulmonary vasculature using the dual-layer detector-based spectral computed tomography. J Comput Assist Tomogr 42(6):858–865

Jacobsen MC, Schellingerhout D, Wood CA, Tamm EP, Godoy MC, Sun J et al (2018) Intermanufacturer comparison of dual-energy CT iodine quantification and monochromatic attenuation: a phantom study. Radiology 287(1):224–234

Johnson TRC (2012) Dual-energy CT: general principles. AJR Am J Roentgenol 199(5 Suppl):S3-8

Kidoh M, Utsunomiya D, Oda S, Nakaura T, Funama Y, Yuki H et al (2017) CT venography after knee replacement surgery: comparison of dual-energy CT-based monochromatic imaging and single-energy metal artifact reduction techniques on a 320-row CT scanner. Acta Radiol Open. 6(2):2058460117693463

Kuchenbecker S, Faby S, Sawall S, Lell M, Kachelrieß M (2015) Dual energy CT: how well can pseudo-monochromatic imaging reduce metal artifacts? Med Phys 42(2):1023–1036

Lenga L, Czwikla R, Wichmann JL, Leithner D, Albrecht MH, Booz C et al (2018) Dual-energy CT in patients with colorectal cancer: improved assessment of hypoattenuating liver metastases using noise-optimized virtual monoenergetic imaging. Eur J Radiol 106:184–191

Mergen V, Racine D, Jungblut L, Sartoretti T, Bickel S, Monnin P et al (2022) Virtual Noncontrast Abdominal Imaging with Photon-counting Detector CT. Radiology 7:213260

Meyer M, Nelson RC, Vernuccio F, González F, Farjat AE, Patel BN et al (2019) Virtual unenhanced images at dual-energy CT: influence on renal lesion characterization. Radiology 291(2):381–390

Patel BN, Alexander L, Allen B, Berland L, Borhani A, Mileto A et al (2017) Dual-energy CT workflow: multi-institutional consensus on standardization of abdominopelvic MDCT protocols. Abdom Radiol N Y. 42(3):676–687

Sauter AP, Muenzel D, Dangelmaier J, Braren R, Pfeiffer F, Rummeny EJ et al (2018) Dual-layer spectral computed tomography: virtual non-contrast in comparison to true non-contrast images. Eur J Radiol 104:108–114

Shuman WP, O'Malley RB, Busey JM, Ramos MM, Koprowicz KM (2017) Prospective comparison of dual-energy CT aortography using 70% reduced iodine dose versus single-energy CT aortography using standard iodine dose in the same patient. Abdom Radiol N Y. 42(3):759–765

Uyeda JW, Richardson IJ, Sodickson AD (2017) Making the invisible visible: improving conspicuity of noncalcified gallstones using dual-energy CT. Abdom Radiol N Y. 42(12):2933–2939

Winklhofer S, Hinzpeter R, Stocker D, Baltsavias G, Michels L, Burkhardt JK et al (2018) Combining monoenergetic extrapolations from dual-energy CT with iterative reconstructions: reduction of coil and clip artifacts from intracranial aneurysm therapy. Neuroradiology 60(3):281–291

Willemink MJ, Persson M, Pourmorteza A, Pelc NJ, Fleischmann D (2018) Photon-counting CT: technical principles and clinical prospects. Radiology 289(2):293–312

Yue D, Fan Rong C, Ning C, Liang H, Ai Lian L, Ru Xin W, et al. (2018) Reduction of metal artifacts from unilateral hip arthroplasty on dual-energy CT with metal artifact reduction software. Acta Radiol Stockh Swed 1987 59(7):853–60

Zhang LJ, Peng J, Wu SY, Wang ZJ, Wu XS, Zhou CS et al (2010) Liver virtual non-enhanced CT with dual-source, dual-energy CT: a preliminary study. Eur Radiol 20(9):2257–2264

Weiterführende Literatur

Alkadhi H, Euler A, Maintz D, Sahani D (2022) Spectral Imaging. Springer. ▸ https://doi.org/10.1007/978-3-030-96285-2

Alkadhi H, Euler A (2020) The future of computed tomography: personalized, functional, and precise. Invest Radiol 55(9):545–555. ▸ https://doi.org/10.1097/RLI.0000000000000668 (PMID: 32209817)

Greffier J, Villani N, Defez D, Dabli D, Si-Mohamed S (2022). Spectral CT imaging: Technical principles of dual-energy CT and multi-energy photon-counting CT. Diagn Interv Imaging. 19:S2211-5684(22)00221-2. ▸ https://doi.org/10.1016/j.diii.2022.11.003 (Epub ahead of print. PMID: 36414506)

Mileto A, Ananthakrishnan L, Morgan DE, Yeh BM, Marin D, Kambadakone AR (2021) Clinical implementation of dual-energy CT for gastrointestinal imaging. AJR Am J Roentgenol 217(3):651–663. ▸ https://doi.org/10.2214/AJR.20.25093 (Epub 2020 Dec 30 PMID: 33377415)

McCollough CH, Leng S, Yu L, Fletcher JG (2015) Dual- and multi-energy CT: principles, technical approaches, and clinical applications. Radiology 276(3):637–653. ▸ https://doi.org/10.1148/radiol.2015142631.PMID:26302388;PMCID:PMC4557396

Obmann MM, Punjabi G, Obmann VC, Boll DT, Heye T, Benz MR, Yeh BM (2022) Dual-energy CT of acute bowel ischemia. Abdom Radiol (NY). 47(5):1660–1683. ▸ https://doi.org/10.1007/s00261-021-03188-4 (Epub 2021 Jun 30 PMID: 34191075)

Postma AA, Das M, Stadler AA, Wildberger JE (2015) Dual-energy CT: what the neuroradiologist should know. Curr Radiol Rep 3(5):16. ▸ https://doi.org/10.1007/s40134-015-0097-9 (PMID: 25815242; PMCID: PMC4363523)

Rajiah P, Sundaram M, Subhas N (2019) Dual-energy CT in musculoskeletal imaging: what is the role beyond gout? AJR Am J Roentgenol 213(3):493–505. ▸ https://doi.org/10.2214/AJR.19.21095 (Epub 2019 Apr 30 PMID: 31039024)

Samei E, Pelc N (2020) Computed tomography – approaches, applications, and operations, 1. Aufl., Springer, ▸ https://doi.org/10.1007/978-3-030-26957-9

Siegel MJ, Ramirez-Giraldo JC (2019) Dual-Energy CT in children: imaging algorithms and clinical applications. Radiology 291(2):286–297. ▸ https://doi.org/10.1148/radiol.2019182289 (Epub 2019 Mar 26 PMID: 30912717)

Sodickson AD, Keraliya A, Czakowski B, Primak A, Wortman J, Uyeda JW (2021) Dual energy CT in clinical routine: how it works and how it adds value. Emerg Radiol 28(1):103–117. ▸ https://doi.org/10.1007/s10140-020-01785-2 (Epub 2020 Jun 1 PMID: 32483665)

Toia GV, Mileto A, Wang CL, Sahani DV (2022) Quantitative dual-energy CT techniques in the abdomen. Abdom Radiol (NY). 47(9):3003–3018. ▸ https://doi.org/10.1007/s00261-021-03266-7 (Epub 2021 Sep 1 PMID: 34468796)

Vulasala SSR, Wynn GC, Hernandez M, Kadambi I, Gopireddy DR, Bhosale P, Virarkar MK (2022) Dual-energy imaging of the chest. Semin Ultrasound CT MR 43(4):311–319. ▸ https://doi.org/10.1053/j.sult.2022.03.007 (Epub 2022 Mar 26 PMID: 35738816)

Willemink MJ, Persson M, Pourmorteza A, Pelc NJ, Fleischmann D (2018) Photon-counting CT: technical principles and clinical prospects. Radiology 289(2):293–312. ▸ https://doi.org/10.1148/radiol.2018172656 (Epub 2018 Sep 4 PMID: 30179101)

Wortman JR, Sodickson AD (2018) Pearls, pitfalls, and problems in dual-energy computed tomography imaging of the body. Radiol Clin North Am 56(4):625–640. ▸ https://doi.org/10.1016/j.rcl.2018.03.007 (PMID: 29936951)

CT-Perfusion

Adrian Kobe und Hatem Alkadhi

Inhaltsverzeichnis

H. Alkadhi und S. Leschka (Hrsg.), *Wie funktioniert CT?*,
https://doi.org/10.1007/978-3-662-68480-1_11

11.1 Einleitung

Die CT-Perfusion ist eine dynamische Untersuchungstechnik, welche die quantitative Analyse der Durchblutung von Geweben erlaubt. Sie entspricht einer repetitiven Akquisition von multiplen CT-Bildern innerhalb eines Untersuchungsvolumens vor, während und nach der Applikation von intravenösem Kontrastmittel (KM). Während die CT-Perfusion des Gehirns eine in der täglichen Routine etablierte Methode zur Ischämiediagnostik darstellt, ist die CT-Perfusion übriger Körperregionen derzeit noch Gegenstand wissenschaftlicher Studien.

11.2 Grundlagen

Das Prinzip der CT-Perfusion basiert auf dem linearen Zusammenhang zwischen der KM-Konzentration und der Schwächung bzw. der Anreicherung (gemessen in HU) innerhalb von Gefäßen und Geweben. Nach der intravenösen Injektion eines KM können entsprechend der Verteilung des Kontrastmittels im intra- und extravaskulären Kompartiment 2 Phasen der Anreicherung unterschieden werden:

In der 1. Phase beruht die Anreicherung auf der Verteilung des Kontrastmittels in den Gefäßen – dem intravaskulären Kompartiment – und hängt hauptsächlich vom Blutfluss (BF) und vom Blutvolumen (BV) ab, während das Kontrastmittel in der 2. Phase über die kapillare Basalmembran das Interstitium – das extravaskuläre Kompartiment – erreicht und damit die Anreicherung zusätzlich von der Verteilung zwischen den beiden Kompartimenten bzw. von der Permeabilität der Kapillaren (Permeability Surface Area Product, PS) beeinflusst wird.

Aus den Bilddaten der repetitiven Akquisitionen während dieser beiden Kontrastmittelphasen können anhand mathematischer Modelle Parameter der Perfusion wie BF, BV und Kapillarpermeabilität quantitativ berechnet werden. Die beiden mathematischen Modelle, welche zur CT-Perfusionsanalyse verwendet werden, sind die Kompartimentanalyse und die Dekonvolutionsanalyse.

Kompartimentanalyse Die Kompartimentanalyse kann entweder als Einzel- oder als Zweikompartimentanalyse durchgeführt werden. In der vereinfachten Einzelkompartimentanalyse entspricht der BF dem Quotienten der maximalen Steigung der Zeit-Intensitäts-Kurve und der maximalen arteriellen Kontrastmittelkonzentration. Für die Zweikompartimentanalyse werden der intra- und der extravaskuläre Raum als separate Kompartimente angesehen und mittels der sog. Patlak-Analyse der Durchtritt von Kontrastmittel vom intravaskulären in den extravaskulären Raum quantifiziert, womit auch die kapillare Permeabilität abgeschätzt werden kann.

Dekonvolutionsanalyse Für die Dekonvolutionsanalyse wird die Zeit-Intensitäts-Kurve innerhalb einer versorgenden Arterie mit der Zeit-Intensitäts-Kurve innerhalb des zu evaluierenden Gewebes integriert, um die Impulse Residue Function (IRF) zu berechnen. Diese IRF ist eine idealisierte Zeit-Intensitäts-Kurve des Gewebes, welche resultierte, wenn der gesamte KM-Bolus auf einmal in die versorgende Arterie appliziert würde. Das Plateau der IRF reflektiert die Zeit, in welcher das Kontrastmittel durch das kapillare Netz tritt. Durch die Dekonvolution können BF und BV errechnet werden. Der Quotient von BV und BF entspricht dann der mittleren Transitzeit (Mean Transit Time, MTT) des Blutes durch das Gewebe.

Die Kompartiment- und die Dekonvolutionsmethode werden für die quantitative CT-Perfusionsanalyse als gleichwertig betrachtet und von verschiedenen Geräteherstellern verwendet. Beide Methoden haben allerdings ihre Schwächen. Die Kompartimentanalyse basiert auf der Annahme, dass der Kontrastmittelbolus während der Messung im interessierenden Organ verbleibt, was zur Unterschätzung von Perfusionswerten in Organen mit kurzen Transitzeiten sowie bei großem und/oder langsam injiziertem Kontrastmittelbolus führen kann. Die Schwäche der Dekonvolutionsanalyse hingegen liegt in der Annahme, dass die Form der IRF einem Plateau mit einem einzigen, exponentiellen Abfall entspricht, was in Organen mit komplexer Mikrozirkulation wie z. B. Niere und Milz nicht vorbehaltlos zutrifft.

11.3 Indikationen

Die CT-Perfusion ist klinisch etabliert für die Beurteilung der Hirnperfusion beim ischämischen Hirninfarkt. Zurzeit werden weitere Indikationen in der Beurteilung der Perfusion verschiedener Organe sowie bei onkologischen Fragestellungen intensiv erforscht. Eine Auswahl möglicher Anwendungen zeigt ◘ Tab. 11.1.

11.3.1 Klinische Anwendung: Hirnperfusion bei ischämischem Hirninfarkt

Mit der nativen CT-Untersuchung des Schädels beim Schlaganfallpatienten kann das Vorliegen einer Blutung ausgeschlossen werden, welche eine absolute Kontraindikation für eine thrombolytische Therapie darstellt. Die CT-Perfusion erlaubt zusätzlich die Abgrenzung von irreversibel ischämisch geschädigtem Hirnparenchym und der sog. Penumbra, dem ischämischem, aber potenziell noch überlebensfähigem Parenchym (◘ Abb. 11.1). Bei einer Differenz zwischen BF und BV, einem sog. Mismatch, kann ein Patient auch nach der geltenden therapeutischen 6-h-Grenze von einer endovaskulären mechanischen Thrombektomie profitieren. Dies ist weiterhin Gegenstand laufender Studien, wobei quantifizierbaren Perfusionsparametern mehr und mehr Beachtung geschenkt wird.

11.3.2 Forschungsanwendung: Leber-, Nieren- und Herzperfusion

Die CT-Perfusion erlaubt neben einer seitengetrennten und lokalen Analyse der Nierenperfusion auch die Berechnung der glomerulären Filtrationsrate über die Bestimmung der KM-Clearance.

In der Leber ist eine separate Analyse der arteriellen (ALP) und portalvenösen (PVP) Leberperfusion möglich, indem die beiden überlagerten Zeit-Intensitäts-Kurven zum Zeitpunkt der maximalen Anreicherung in der Milz getrennt werden. Diese getrennte Analyse kann Aufschluss über den Schweregrad einer Leberfibrose oder -zirrhose ergeben, da der Quotient von arterieller zu portalvenöser Perfusion erhöht ist.

Mit der Einführung größerer Detektorbreiten erhält die die CT-Perfusion auch Einzug in die Herzbildgebung, wobei die Myokardperfusion quantifiziert wird. Es konnte gezeigt werden, dass diese robust unterscheiden kann, welches Koronargefäß bzw. welche Koronarstenose eine Ischämie des Myokards verursacht oder nicht und somit klinisch relevant ist.

11.3.3 Forschungsanwendung: Onkologische Indikationen

Mögliche onkologische Indikationen für die Durchführung einer CT-Perfusion, welche weiterhin erforscht werden, umfassen die Detektion okkulter Malignome, die Charakterisierung der Dignität einer detektierten Läsion sowie die Beurteilung der Vaskularität eines Tumors zur Beurteilung der Prognose oder des Therapieerfolgs von Chemotherapeutika sowie transarteriellen und perkutanen interventionell-radiologischen Behandlungen. Die Dignität einer Läsion, z. B. eines pulmonalen Rundherds oder eines Knotens in der zirrhotisch veränderten Leber, lässt sich anhand der CT-Perfusion abschätzen, da maligne Läsionen

Tab. 11.1 Anwendungsgebiete der CT-Perfusion

Gebiet	Indikation	Fragestellung	Parameter	Befunde	Nutzen	Anwendung
Hirn	Ischämischer Hirninfarkt	Viabilität	BV, BF	Mismatch zwischen BV-Defekt (Kern des Infarkts) und BF-Defekt (Penumbra)	Bei Mismatch zwischen Kern und Penumbra eröffnen sich weitere therapeutische Optionen	Klinik
Kopf und Hals	Plattenepithelkarzinom	Tumordetektion	BV, BF, PS, MTT	BV, BF und PS erhöht, MTT erniedrigt bei Plattenepithelkarzinom	Abgrenzung der Plattenepithelkarzinome vom umliegenden Gewebe	Forschung
Lunge	Lungenrundherd	Dignität	BV, BF, PS	BV und BF erhöht bei Malignomen und bei akut entzündlichen Prozessen gegenüber benignen Tumoren (z. B. Hamartomen), PS erhöht bei Malignomen	Einschätzung der Dignität von Lungenrundherden	Forschung
Herz	Ischämiediagnostik	Signifikante Koronarstenosen	BF	BF erniedrigt bei signifikanten Koronarstenosen	Quantitative Einschätzung von Koronarstenosen mit ggf. direkter Triagierung zur endovaskulären / chirurgischen Therapie	Forschung
Leber	Leberzirrhose	Prognose	BF, ALP, PVP	BF sinkt bei Leberzirrhose, der Quotient ALP/PVP ist erhöht	Einschätzung des Schweregrads einer Leberzirrhose und somit der Prognose	Forschung
Leber	HCC	Tumordetektion	BV, BF	BV und BF erhöht bei HCC	Unterscheidung zwischen knotig-zirrhotischem Lebergewebe und HCC	Forschung
Leber	HCC, Lebermetastasen	Therapiemonitoring	BV, BF, PS, MTT	BF, BV, PS sinken und MTT steigt nach erfolgreicher antiangiogenetischer Therapie	Abschätzung des Therapieerfolgs bei antiangiogenetischer Chemotherapie	Forschung

(Fortsetzung)

Tab. 11.1 (Fortsetzung)

Gebiet	Indikation	Fragestellung	Parameter	Befunde	Nutzen	Anwendung
Leber	HCC, Lebermetastasen	Therapiemonitoring	ALP	ALP der Tumoren sinkt nach erfolgreicher transarterieller Radioembolisation	Abschätzung des Therapieerfolgs	Forschung
Niere	Physiologie	Funktion	BF, BV	BF- und BV-Quantifizierung der Nierenperfusion sowie der glomerulären Filtrationsrate	Abschätzung des Schweregrades einer Nierenarterienstenose, seitengetrennte Evaluation der Nierenperfusion	Forschung
Kolon und Rektum	Kolorektales Karzinom	Tumordetektion	BV, BF, MTT	BV und BF erhöht, MTT verringert bei kolorektalem Karzinom	Unterscheidung zwischen Karzinom und Divertikulitis	Forschung
Kolon und Rektum	Kolorektales Karzinom	Therapiemonitoring	BF, BV, PS, MTT	BF, BV, PS sinken, MTT steigt nach Radiochemotherapie, BF und BV sinken nach antiangiogenetischer Therapie des Rektumkarzinoms	Abschätzung des Therapieerfolgs bei Radiochemotherapie und antiangiogenetischer Chemotherapie	Forschung

BV Blutvolumen, *BF* Blutfluss, *PS* Permeability Surface Area Product (Parameter der Kapillarpermeabilität), *ALP* arterielle Leberperfusion, *PVP* portalvenöse Leberperfusion, *MTT* mittlere Transitzeit, *HCC* hepatozelluläres Karzinom

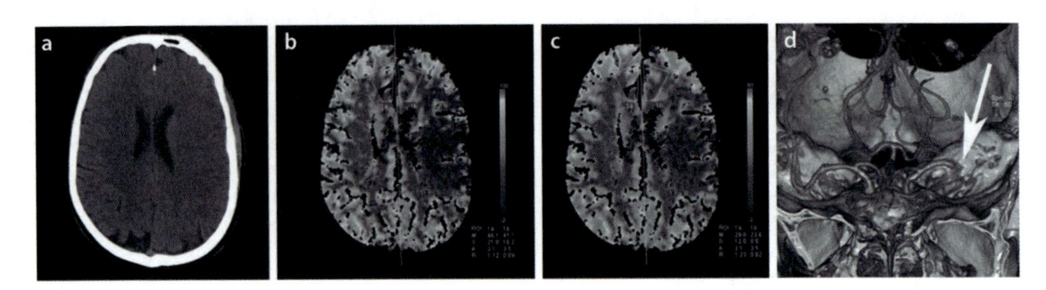

Abb. 11.1 CT-Perfusion bei akutem Mediainfarkt links. Axiales natives CT-Bild (**a**), farbskalierte Darstellungen von Blutfluss (**b**) und Blutvolumen (**c**) sowie CT-Angiographie (**d**) des Gehirns mit reduziertem Blutfluss und Blutvolumen im Versorgungsgebiet der Arteria cerebri media links bei Verschluss im M1-Segment (*Pfeil* in **d**)

tendenziell erhöhte BF- und BV-Werte zeigen. Dies kann die Diagnose bzw. die Entscheidung über therapeutische Maßnahmen erleichtern.

Darüber hinaus ermöglicht die Anwendung der CT-Perfusion die Beurteilung des Therapieerfolgs von antiangiogenetischen Chemotherapeutika. Die Tumorangiogenese beschreibt dabei den Prozess, in welchem kapillare Gefäße de novo gebildet werden, um die Vaskularisierung und damit die Versorgung des Tumors zu gewährleisten. Die CT-Perfusion erlaubt es, diese Vaskularisierung darzustellen und zu quantifizieren. Somit kann das Ansprechen von Tumoren auf eine antiangiogenetische Therapie evaluiert werden, noch bevor morphologische Veränderungen zu erkennen sind.

Bei transarteriellen Therapieverfahren wie der transarteriellen Chemoembolisation sowie bei Radioembolisation von Lebertumoren kann die CT-Perfusion prä-, aber auch posttherapeutisch eingesetzt werden, um die Effizienz des angewandten Verfahrens abzuschätzen. Des Weiteren wird aktuell das Rückfallrisiko nach perkutaner Ablation von Lebertumoren erforscht, indem die Ablationszone quantitativ analysiert wird.

11.4 Patientenvorbereitung und -lagerung

Die empfohlene Patientenvorbereitung und -lagerung in Abhängigkeit vom Untersuchungsprotokoll ist in Tab. 11.2 zusammengefasst.

Tab. 11.2 Patientenvorbereitung und -lagerung

Patientenvorbereitung	– Großkalibriger peripherer Venenzugang (z. B. grüner Venflon®, 18 G) für die KM-Applikation mit hohen Flussraten, die bei der CT-Perfusion nötig sind – Optimale Instruktion des Patienten zum Atemanhalten (bei kurzen Akquisitionsintervallen Atempause während der ganzen Untersuchung, bei längeren Akquisitionsintervallen gemäß Atemkommando)
Patientenlagerung	– Untersuchung des Schädels: seitlich angelegte Arme – Untersuchung des Körperstamms: elevierte Arme
Untersuchungsbereich	– Wird anhand des Topogramms und evtl. einer vorherigen nativen Datenakquisition festgelegt

Für das Gelingen einer CT-Perfusionsuntersuchung sind insbesondere 2 Faktoren ausschlaggebend – beide hängen mit der zeitlichen Dynamik der Untersuchung zusammen –:

1. Kontrastmittelapplikation: Für die CT-Perfusion sind hohe und konstante Flussraten nötig. Deshalb muss ein großlumiger intravenöser Zugang gelegt und dessen Durchgängigkeit für die gewünschte Flussgeschwindigkeit mit Kochsalzlösung überprüft werden. Das Kontrastmittel sollte bei der CT-Perfusion immer auf Körpertemperatur vorgewärmt sein.
2. Patientenbewegung: Damit während der CT-Perfusion stets das gleiche Untersuchungsvolumen abgebildet wird, muss jede mögliche Bewegung während der Untersuchung minimiert werden, z. B. muss der Patient bequem gelagert sein und das Atemkommando muss erklärt und geübt werden.

11.5 Protokolle

Allen CT-Perfusionsprotokollen gemeinsam ist die Akquisition eines nativen Bildes vor Eintreffen des KM im Untersuchungsvolumen. Anschließend erfolgen repetitive Akquisitionen nach intravenöser KM-Applikation. In der Regel wird ein Bolus von 35–70 ml eines KM mit möglichst hoher Jodkonzentration (z. B. 350–370 mg/ml) mit einer Flussrate von 4–10 ml/s verabreicht. Die relativ hohen Flussraten, welche insbesondere für die Quantifizierung mittels Kompartimentanalyse erforderlich sind, verdeutlichen die Notwendigkeit eines großkalibrigen venösen Zuganges. In der arteriellen (First-Pass-) Phase, typischerweise zwischen 45 und 60 s p.i., sind Frequenzen von 1 Akquisition alle 1–3 s üblich. Um in der 2. Phase über die Umverteilung des KM in den Extrazellularraum die Kapillarpermeabilität zu beurteilen, können zusätzlich weitere Bilder innerhalb von 2–10 min akquiriert werden, wobei die Akquisitionsfrequenz reduziert werden kann.

Wichtig

Um die Strahlenexposition zu begrenzen, wird

- ein niedrigeres Röhrenstrom-Zeit-Produkt als bei Standardakquisitionen und
- eine niedrigere Röhrenspannung (100 bis hin zu 70 kV) gewählt.

Hierbei muss ein Kompromiss zwischen hoher zeitlicher Auflösung bei rasch aufeinanderfolgenden Akquisitionen und erhöhtem Bildrauschen gefunden werden (► Kap. 23).

Die Wahl des geeigneten Protokolls ist auch abhängig von der Quantifikationsmethode. Da die Dekonvolutionsanalyse weniger als die Kompartimentanalyse durch Bildrauschen beeinflusst wird, kann hier bei gleicher Dosis das Röhrenstrom-Zeit-Produkt zugunsten einer höheren Akquisitionsfrequenz reduziert werden. Beispiele von CT-Perfusionsprotokollen zur Quantifizierung der Organ- und Tumorperfusion finden sich in ◘ Tab. 11.3.

11.6 Diagnostische Aspekte

Die diagnostische Aussagekraft der CT-Perfusion beruht auf den quantitativen Parametern BF und BV sowie deren Unterschiede im untersuchten Gewebe. Zur Visualisierung dieser Parameter können farbskalierte Bilder der einzelnen Parameter generiert werden (◘ Abb. 11.2). Eine Übersicht über diagnostische Aspekte verschiedener Anwendungen der CT-Perfusion findet sich in ◘ Tab. 11.1.

Tab. 11.3 Ausgewählte Protokolle für die CT-Perfusion

Protokoll	Röhrenspannung (kVp)	Röhrenstrom-Zeit-Produkt (mAs)	Kontrastmittel (Volumen, Flussrate)	Akquisitionsfrequenz	Untersuchungsdauer (s)	Untersuchungsvolumen (z-Achse)	Schichtdicke
Hirnperfusion	80	200	35 ml, 7 ml/s	1/1 s während 40 s, 1/3 s während weiterer 35 s	75	4 cm (Detektorbreite)	5
Tumorperfusion 1 (für Dekonvolutionsanalyse)	100	50–100	40 ml, 4–7 ml/s	1/1 s	45–60	4 cm (Detektorbreite)	5
Tumorperfusion 2 (für Kompartimentanalyse)	100	100–250	50 ml, 7–10 ml/s	1/3 s	45–60	4 cm (Detektorbreite)	10

11.7 Spezielle Untersuchungstechniken: Erweiterung des Untersuchungsvolumens und 4D-CT-Angiographie

Das Untersuchungsvolumen bei der CT-Perfusion entspricht üblicherweise wenigen Schichten oder der gesamten aktiven Detektorbreite des Geräts (z. B. 4 cm bei der 64-Zeilen-CT). So sind zwischen den einzelnen Akquisitionen keine Bewegungen des Untersuchungstisches nötig. Darüber hinaus muss die z-Achse des Untersuchungsvolumens auf das notwendige Minimum beschränkt werden; damit sinkt die Strahlenexposition. Für manche Fragestellungen kann es aber notwendig sein, das Untersuchungsvolumen der CT-Perfusion zu erweitern, z. B. zur Evaluation multipler Lebermetastasen in verschiedenen Lebersegmenten. Neben der Erweiterung des Untersuchungsvolumens durch die Verwendung eines Scanners mit höherer Detektorbreite (z. B. bis zu 16 cm bei der 320-Zeilen-CT) bleibt alternativ die Bewegung des Untersuchungstisches während der Untersuchung. Einerseits kann die Tischbewegung zwischen den einzelnen Akquisitionen sequenziell erfolgen, wodurch abwechselnd 2, jeweils maximal der Detektorbreite entsprechende Untersuchungsvolumina abgebildet werden. Andrerseits wird dabei der zeitliche Abstand der Einzelakquisitionen erhöht, weil die beiden Volumina nicht gleichzeitig abgebildet werden können und zwischen den Akquisitionen zusätzlich die Tischbewegung erfolgen muss. Eine zweite Methode, durch Tischbewegung das Untersuchungsvolumen zu erweitern, besteht darin, eine Spiralakquisition mit kontinuierlicher Pendelbewegung des Tisches durchzuführen. Auch hier wird die maximal mögliche Akquisitionsfrequenz reduziert.

Ein weiterer Anwendungsbereich der CT-Perfusion ist die 4D-CT-Angiographie.

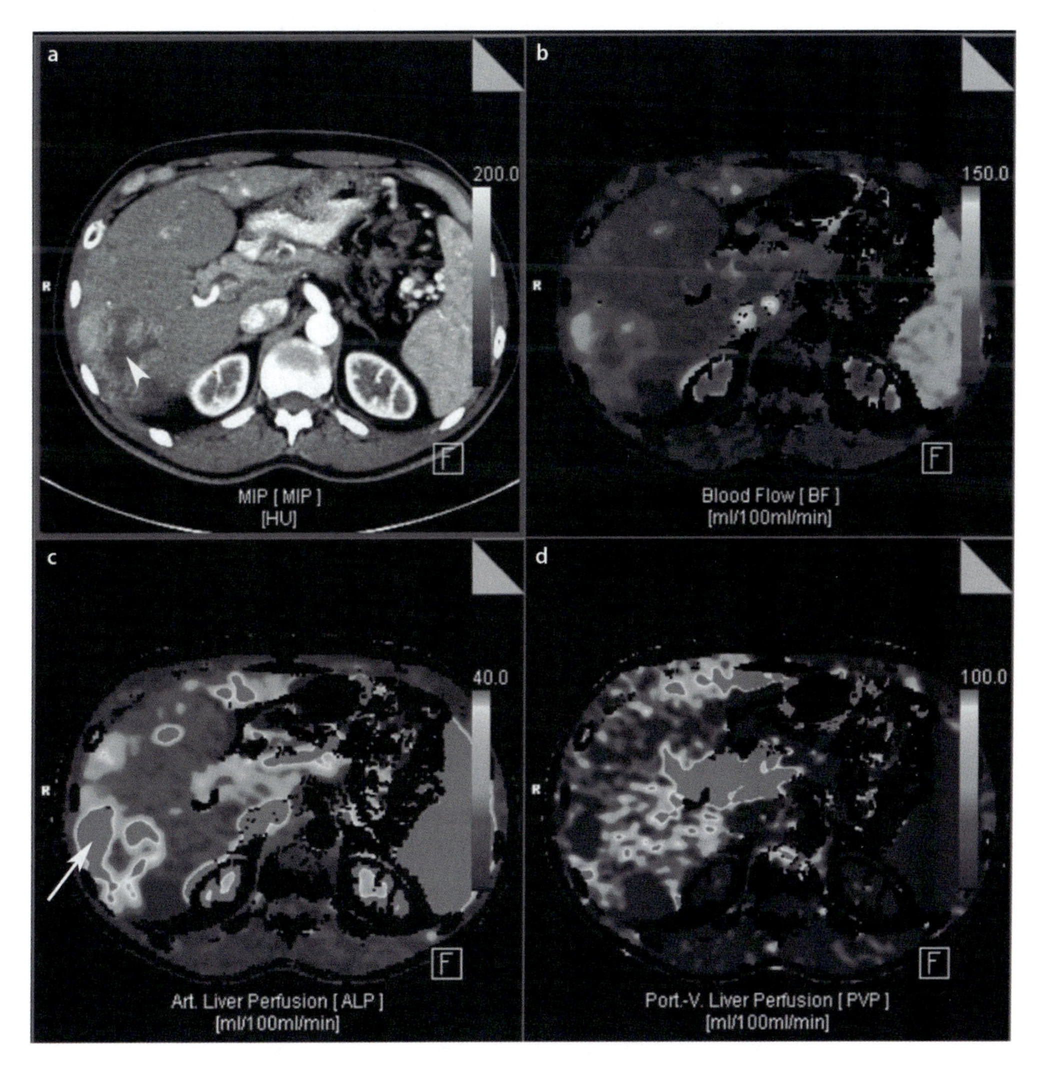

Abb. 11.2 CT-Perfusion bei Lebermetastase. Axiales CT-Bild (**a**) sowie farbskalierte Darstellungen von Blutfluss (**b**), separat arterieller (**c**) und portalvenöser (**d**) Perfusion der Leber bei Lebermetastase mit nekrotischem Zentrum (*Pfeilspitze* in **a**) und peripher erhöhtem arteriellem Blutfluss (*Pfeil* in **c**)

Durch dynamisches Scannen ist es möglich, selbst kleinste Gefäße zu visualisieren (Abb. 11.3), da die maximale Anreicherung jedes Gefäßes ermittelt werden kann. Dies gelingt durch eine Fusion der jeweils maximal kontrastierten Zeitpunkte der verschiedenen Gefäßabschnitte und resultiert in einer einzigen, zeitaufgelösten 4D-CT-Angiographie. Entsprechend umgeht man die Problematik von Einphasen-CTs, wo – insbesondere in den kleinsten Gefäßen – der Kontrastmittelbolus zum Zeitpunkt der Bildakquise noch nicht angekommen oder bereits vorüber ist. Außerdem kann durch die niedrige Röhrenspannung (bis zu 70 kV) näher an der K-Kante von Jod gescannt werden mit einem entsprechend höheren Kontrast-Rausch-Verhältnis.

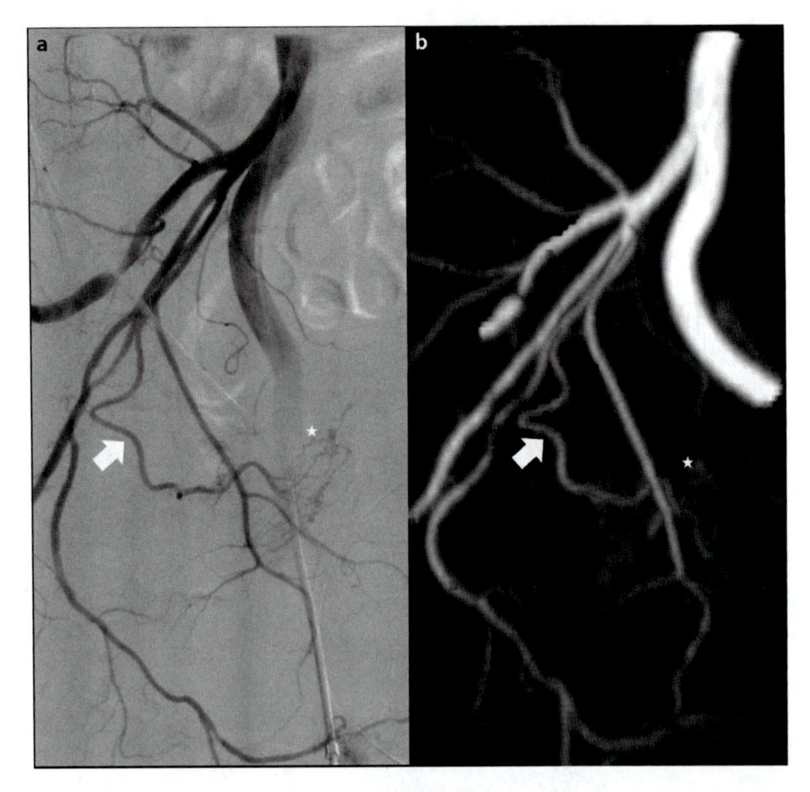

11

◘ **Abb. 11.3** Digitale Subtraktionsangiographie (**a**) und entsprechende 4D-CT-Angiographie (**b**) der rechten Beckenstrohmbahn eines Patienten mit benigner Prostatahyperplasie. Die Prostataarterie (Pfeil) und die zu erwartende Anatomie sind bereits mit der präoperativ durchgeführten 4D-CT-Angiographie mit hoher Auflösung darstellbar. Selbst intraparenchymale prostatische Äste (Stern) können so visualisiert werden

Weiterführende Literatur

Alkadhi H, Euler A (2020) The future of computed tomography: personalized, functional, and precise. Invest Radiol 1. ► https://doi.org/10.1097/rli.0000000000000668

Demeestere J, Wouters A, Christensen S, Lemmens R, Lansberg MG (2020) Review of perfusion imaging in acute ischemic stroke. Stroke 51:1017–1024. ► https://doi.org/10.1161/strokeaha.119.028337

Kim SH, Kamaya A, Willmann JK (2014) CT perfusion of the liver: principles and applications in oncology. Radiology 272:322–344. ► https://doi.org/10.1148/radiol.14130091

Kambadakone AR, Sahani DV (2009) Body perfusion CT: technique, clinical applications, and advances. Radiol Clin North Am 47:161–178

Miles KA (1999) Tumour angiogenesis and its relation to contrast enhancement on computed tomography: a review. Eur J Radiol 30:198–205

Miles KA (2003) Perfusion CT for the assessment of tumour vascularity: which protocol? The Br J Radiol 76:S36–S42

CT-gesteuerte Interventionen

Andreas Zabel und Lukas Hechelhammer

Inhaltsverzeichnis

H. Alkadhi und S. Leschka (Hrsg.), *Wie funktioniert CT?*,
https://doi.org/10.1007/978-3-662-68480-1_12

12.1 Einleitung

Bildgebungsgesteuerte Interventionen zur Diagnostik und Therapie sind aus dem klinischen Alltag nicht mehr wegzudenken. Aufgrund ihrer hohen Verfügbarkeit und ihres guten Auflösungsvermögens anatomischer Strukturen (Knochen, Fett, Muskulatur, Organe etc.) entwickelte sich die CT zu einer beliebten Modalität für eine breite Anwendung bildgebungsgesteuerter Interventionen. Periinterventionell kann mittels CT die Progression einer Nadelspitze oder eines Katheters Schritt für Schritt verfolgt werden. Dies ermöglicht das zielgenaue Platzieren ohne unerwünschte Verletzungen benachbarter Organe. Je nach Fragestellung kann eine CT-gestützte Intervention auch mit anderen periinterventionellen Modalitäten kombiniert werden (z. B. Sonographie, Durchleuchtung).

12.2 Indikationen

CT-gesteuerte Interventionen können in 3 Gruppen zusammengefasst werden (◘ Tab. 12.1):

- Interventionen zur Diagnostik
- Interventionen zur Therapie
- Kombination der beiden

Einschränkungen dieser Indikationen ergeben sich häufig aus der Interposition von Organen, die einen geeigneten Zugangsweg verhindert bzw. zu einer erhöhten Komplikationsrate führt. Durch entsprechende Lagerungsmanöver und -techniken können jedoch häufig günstige Zugangswege geschaffen werden (◘ Tab. 12.3 und ▶ Abschn. 12.8). In ausgewählten Fällen ist auch ein Zugang durch interponierte Organe oder Skelettanteile möglich (◘ Abb. 12.1).

12.3 Patientenvorbereitung und -lagerung

Jeder Intervention obligatorisch vorangestellt ist das Gespräch mit dem Patienten. Idealerweise findet dieses einige Tage im Voraus statt. Dies erlaubt, Kontraindikationen auszuschließen, das Vertrauen des Patienten zu gewinnen und den Ablauf der Intervention zu erklären. Bei diesem Gespräch muss der Patient auch über mögliche Komplikationen, die während oder nach der Intervention auftreten können, aufgeklärt werden. Ebenso wird er zu etwaigen Allergien oder Unverträglichkeiten gegen Kontrastmittel (▶ Kap. 15), Desinfektionsmittel oder Lokalanästhetika befragt. Nach der mündlichen und schriftlichen

◘ **Tab. 12.1** Ausgewählte Indikationen für CT-gesteuerte Interventionen

Diagnostische Interventionen	– Feinnadelpunktionen zur Abklärung unklarer Befunde mittels Zytologie, Bakteriologie, Mykologie etc. – Stanzbiopsien zur Abklärung unklarer Befunde mittels Zytologie, Bakteriologie, Mykologie, Histologie und ggf. Immunhistologie – Kontrastmittelinjektion zur Evaluation und Darstellung von Abszessen, Fistelgängen, polylobulierten Flüssigkeitskollektionen wie Lymphozelen, Seromen etc.
Therapeutische Interventionen	– Lokale Applikation von Lokalanästhetika und/oder topischen Steroiden bei Nervenwurzelirritationen, Gelenkarthrosen, Bursitiden etc. – Temporäre oder permanente Neurolyse (vegetativ oder somatisch) – Drainage infizierter und nichtinfizierter Flüssigkeitskollektionen – Ablative Therapie benigner oder maligner Tumoren – Zemento-/Vertebroplastie oder Kyphoplastie bei osteoporotischen Frakturen, benignen oder malignen ossären Prozessen

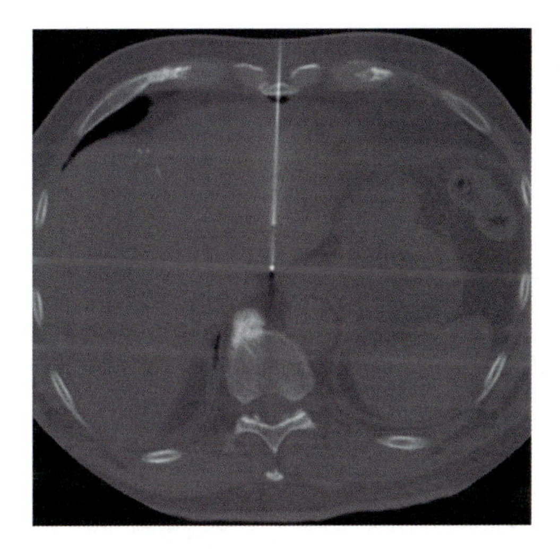

Abb. 12.1 Perkutane Radiofrequenzablation einer Lebermetastase eines Choroideamelanoms nach vorheriger Xyphoidtrepanation mittels Knochenbiopsienadel

Zustimmung des Patienten zur Intervention wird die unterschriebene Einverständniserklärung in den Akten des Patienten hinterlegt/eingescannt und aufbewahrt.

Bei jedweder prä-, peri- oder postinterventioneller i.v.- oder i.a.-Gabe eines Röntgenkontrastmittels muss außerdem der Kreatininwert zum Ausschluss einer Niereninsuffizienz bestimmt werden (▶ Kap. 16).

Die empfohlene Patientenvorbereitung und -lagerung in Abhängigkeit von der geplanten Intervention ist in Tab. 12.2 zusammengefasst.

Tipp

50:50-Regel: Bei einem Quick-Wert >50 % sowie Thrombozyten >50.000/µl sind perkutane CT-gesteuerte Interventionen mit einem in der Regel vertretbaren Blutungsrisiko durchführbar.
Cave: Punktionen und Biopsien durch Aszites sind **nicht** mit einem signifikant erhöhten Blutungsrisiko assoziiert.

12.4 Antikoagulation

Zur Vorbereitung einer Intervention gehört die Untersuchung des Blutbilds sowie des Gerinnungsstatus (d. h. mindestens Hämoglobin, Thrombozyten sowie Prothrombinzeit und aktivierte partielle Thromboplastinzeit). Eine genaue Anamnese bezüglich Einnahme von Thrombozyten-Aggregationshemmern oder oraler Antikoagulanzien (OAK) ist notwendig, um ggf. rechtzeitige präinterventionelle Verordnungen zum Einnahmestopp oder zur Einnahme alternativer Präparate zu treffen (z. B. Ersatz der OAK mittels niedrigmolekularer Heparine). Tab. 12.3 beschreibt die periinterventionelle Handhabung krankheits- oder medikamentenbedingter Gerinnungsstörungen.

Es ist zu beachten, dass ambulante Eingriffe bei bestimmten Konstellationen ggf. risikoorientiert verschoben werden sollten.

Besondere Vorsicht ist geboten bei Patienten mit St. n. akutem Koronarsyndrom, perkutaner koronarer Intervention mit Stent, aortokoronarer Bypassoperation sowie St. n. zerebrovaskulärem Insult/transitorischer ischämischer Attacke; hier sollte eine interdisziplinäre Besprechung (Operateur, Anästhesist, Kardiologe, Neurologe) stattfinden, bevor Medikamente pausiert werden (Tab. 12.4a, 12.4b).

12.5 Postinterventionelle Patientenüberwachung

In Abhängigkeit vom Allgemeinzustand des Patienten sowie der durchgeführten Intervention empfiehlt sich eine mindestens vierstündige postinterventionelle Überwachung nach Interventionen mit mäßigem bis erhöhtem Blutungsrisiko. In diesem Zeitraum tritt der Großteil der klinisch relevanten Blutungskomplikationen auf.

Tab. 12.2 Patientenvorbereitung und -lagerung

Patientenvorbereitung	– Peripherer Venenzugang bei Interventionen mit geplanter KM-Gabe, intravenöser Sedation/Analgesie oder erhöhtem Blutungsrisiko – Präinterventionelle Gabe von jodhaltigem KM per anal oder per os zur besseren Abgrenzbarkeit von Darmstrukturen bei abdominalen Abszessdrainagen oder Biopsien – Präinterventionelle Gabe von i.v.-KM zur periinterventionellen Kontrastierung des Ureters – Bei Interventionen mit intravenöser Sedation/Analgesie oder erhöhtem Risiko von perinterventioneller Emesis bzw. Blutungen mindestens 6 h präinterventionelle Nüchternheit der Patienten garantieren
Patientenpositionierung	– Rücken-, Bauch- oder Seitenlage – Modifikationen der Patientenlage: Kissen unter den Bauch zur Reduktion einer lumbalen Lordose, Kissen unter dem Thorax zur Erweiterung eines Interkostalraums, Elevation eines Armes zur Lageänderung der Klavikula etc.
Untersuchungsbereich	– Nach Indikation – Im Anschluss an eine thorakale Intervention: obere Thoraxapertur bis unterhalb des posterioren pleuralen Rezessus zum Ausschluss eines Pneumothorax – Im Anschluss an komplizierte und lange Interventionen: Kontroll-CT zum Ausschluss einer Blutung

Tab. 12.3 Blutungsrisiko-Stratifizierung für häufig durchgeführte CT-gesteuerte Interventionen gemäß lokaler Gepflogenheiten und CIRSE Standards of Practice on Peri-operative Anticoagulation Management During Interventional Radiology Procedures [s. weiterführende Literatur]

Interventionen mit niedrigem Blutungsrisiko	Interventionen mit mäßigen/hohem Blutungsrisiko
Oberflächliche Aspiration, Drainage oder Biopsie; Brust, Lymphknoten, Schilddrüse; muskuloskelettale Interventionen wie Gelenksinfiltrationen oder Facettengelenkinfiltrationen	Intraabdominale, retroperitoneale, intrathorakale Drainage oder Biopsie, Tumorablation, spinale Biopsien, Lumbalpunktion und epidurale Injektionen
Empfohlen: INR < 2,0, Thrombozyten ≥ 20.000/µl, Hb ≥ 70 g/l	Empfohlen: INR < 1,5, Thrombozyten ≥ 50.000/µl, Hb ≥ 80 g/l

12.6 Protokolle

In der Regel können grundsätzlich drei verschiedene Modi unterschieden werden, welche bei CT-gesteuerten Interventionen angewandt werden:

1. CT-Fluoroskopie: Echtzeitdarstellung mit mehreren Bildern pro Sekunde. Dies erlaubt die Durchführung von Interventionen an atemabhängigen bzw. stark mobilen Läsionen. Der Modus ist mit sonographisch gesteuerten Interventionen vergleichbar. Aufgrund der kontinuierlichen Bildakquisition besteht jedoch die Gefahr, in relativ kurzer Zeit eine hohe Strahlendosis zu applizieren.
2. Sequenzielle Datenakquisition: Nach der Akquisition der Daten während einer Röhrenumdrehung – ohne die Bewegung des Patiententisches – erfolgt die Errechnung eines einzelnen oder mehrerer konsekutiver Schnittbilder. Mit geringer Verzögerung stehen die errechneten Bilder zur Verfügung, sodass im Normalfall während einer Apnoephase des Patienten noch eine Nadelkorrektur durchge-

Tab. 12.4a Übersicht zur Unterbrechung der Antikoagulation bei Interventionen mit geringem Blutungsrisiko, basierend auf lokalen Gepflogenheiten und CIRSE Standards of Practice on Peri-operative Anticoagulation Management During Interventional Radiology Procedures [s. weiterführende Literatur]

Medikamente	Pause vor Interventionen mit geringem Blutungsrisiko	Frühester Wiederbeginn nach Intervention
Plavix	Kein Abbruch	
Aspirin	Kein Abbruch	
Niedrigmolekulare Heparine (prophylaktisch)	12 h	6 h
Niedrigmolekulare Heparine (therapeutisch)	24 h	6–12 h
Unfraktioniertes Heparin	4 h	6 h
Phenprocoumon	15–20 Tage + INR-Kontrolle	12–24 h
Warfarin	3–5 Tage + INR-Kontrolle	12–24 h
Acenocoumarol	2–3 Tage + INR-Kontrolle	12–24 h
Dabigatran	1–2 Tage	6 h
Bivalirudin	4 h	6 h
Argatroban	4 h	6 h
Desirudin	2 h (i. v.); bzw. 10–12 h (s. c.)	24 h
Apixaban	1–2 Tage	6 h
Rivaroxaban	2 Tage (GFR > 50 ml/min) oder 2–4 Tage (GFR < 50 ml/min)	6 h
Edoxaban	1–2 Tage	6 h
Fondaparinux (prophylaktisch)	36 h	6–12 h
Fondaparinux (therapeutisch)	48 h	6–12 h

führt werden kann. Bei dem Modus der CT-Sequenz kann eine kraniokaudale oder kaudokraniale Kippung der Nadel sofort erkannt und problemlos korrigiert werden.

3. Spiral-CT: Bei gewissen Fragestellungen genügen einzelne periinterventionelle Schnittbilder nicht, sodass größere Datenvolumina mittels Spiral-CT (▶ Kap. 1) akquiriert werden müssen. Diese können dann multiplanar reformiert werden. Aufgrund der schnellen Volumenerfassung mittels moderner CT-Scanner ist die Versuchung jedoch groß, perinterventionell zu häufig und zu große Datenmengen zu akquirieren. Dies vergrößert wiederum die applizierte Strahlendosis der Intervention.

Dosisreduktionsprotokolle In den letzten Jahren wurden von verschiedenen Herstellern Protokolle entwickelt, um die Strahlendosis während einer CT-Intervention zu reduzieren. Das Ziel ist eine ausreichende Bildqualität bei minimaler Dosis. Was als ausreichend beurteilt wird, hängt jedoch häufig von der Erfahrung des Untersuchers ab.

> Bei einem dünnen Erwachsenen genügt ein Röhrenstrom von <30 mA für den Großteil der Interventionen.

Je nach Hersteller stehen verschiedene Protokolle zur Dosisreduktion zur Verfügung. Während ein Großteil dieser Protokolle primär zur Dosisreduktion während

Tab. 12.4b Übersicht zur Unterbrechung der Antikoagulation bei Interventionen mit mäßigem/hohem Blutungsrisiko, basierend auf lokalen Gepflogenheiten und CIRSE Standards of Practice on Peri-operative Anticoagulation Management During Interventional Radiology Procedures [s. weiterführende Literatur]

Medikamente	Pause vor Interventionen mit mäßigem/hohem Blutungsrisiko	Frühester Wiederbeginn nach Intervention
Plavix	7 Tage	Sofort
Aspirin	Kein Abbruch	Sofort
Niedrigmolekulare Heparine (prophylaktisch)	12 h	6–12 h
Niedrigmolekulare Heparine (therapeutisch)	24 h	24–72 h
Unfraktioniertes Heparin	4 h	24 h
Phenprocoumon	15–20 Tage + INR-Kontrolle	12–24 h
Warfarin	5 Tage + INR-Kontrolle	12–24 h
Acenocoumarol	3 Tage + INR-Kontrolle	12–24 h
Dabigatran	2–3 Tage (GFR > 50 ml/min) oder 3–5 Tage (GFR < 50 ml/min)	48–72 h
Bivalirudin	4 h	48–72 h
Argatroban	4 h	48–72 h
Desirudin	2 h (i. v.); bzw. 10–12 h (s. c.)	48–72 h
Apixaban	1–2 Tage (GFR > 50 ml/min) oder 3–5 Tage (GFR < 50 ml/min)	48–72 h
Rivaroxaban	2 Tage (GFR > 50 ml/min) oder 3–5 Tage (GFR < 50 ml/min)	48–72 h
Edoxaban	3–4 Tage	48–72 h
Fondaparinux (prophylaktisch)	36 h	6–12 h
Fondaparinux (therapeutisch)	48 h	6–12 h

diagnostischer CT-Untersuchungen entwickelt wurde (▶ Kap. 13), stehen andere spezifische Protokolle zur Dosisreduktion während CT-gesteuerter Interventionen zur Verfügung. So gibt es z. B. CT-Protokolle, welche während der CT-Fluoroskopie sektoriell, d. h. anteroposterior, keine Strahlen applizieren, damit die Hand des Untersuchers nicht unnötig exponiert wird.

Cave

Die besten Protokolle zur Dosisreduktion nützen nichts, wenn sie nicht angewendet werden.

Alternative bildgebende Verfahren zur Dosisreduktion müssen berücksichtigt werden (Durchleuchtung, Sonographie, MRT).

12.7 Ablationsverfahren

Mittel Computertomographie kann die genaue Position des Zielgewebes bestimmt und in Echtzeit überwacht werden, während es durch eine Ablationsmethode zerstört wird. Dies ermöglicht eine genauere Ablation und ein geringeres Risiko von Komplikationen.

Dazu wird minimalinvasiv eine Nadel oder ein Katheter computertomographisch gesteuert direkt in das Zielgewebe eingeführt. Anschließend wird das Ablationsverfahren durchgeführt, während das CT-Bild verwendet wird, um die genaue Position und die Effektivität der Ablation zu überwachen (◘ Abb. 12.2).

Die Ablation kann therapeutisch, zum Debulking wie auch zum Bridging verwendet werden, damit Patienten z. B. innerhalb der Transplantationskriterien bleiben.

Häufig verwendete CT-gesteuerte Ablationsverfahren:

- Radiofrequenzablation (RFA): Hierbei wird ein elektrischer Strom mit hoher Frequenz (Radiofrequenz) verwendet, um das Zielgewebe zu erhitzen und zu zerstören.
- Kryoablation: Dies ist ein Verfahren, bei dem Flüssigstickstoff verwendet wird, um das Zielgewebe zu kühlen und zu zerstören.
- Mikrowellenablation: Hierbei wird Mikrowellenenergie verwendet, um das Zielgewebe zu erhitzen und zu zerstören.
- Irreversible Elektroporation: Mittels kurzer, gepulster, starker elektrischer Felder kommt es zur Porenbildung in den Zellmembranen und dadurch zur Apoptose der behandelten Zellen.

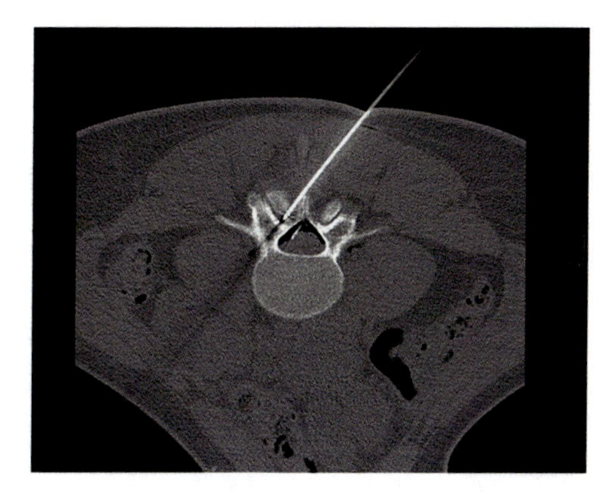

◘ **Abb. 12.2** Perkutane Radiofrequenzablation eines Osteoidosteoms am Processus articularis inferior LWK3 links mit Injektion von CO_2 epidural und Platzierung eines Temperatursensors epidural parallel zur Ablationsnadel (epidurales Temperaturmonitoring)

> Nach der Ablation von großen Tumoren kann es zum sog Post-Ablationssyndrom kommen. Hierbei treten niedriggradiges Fieber und Schmerzen auf. Dies kann supportiv behandelt werden. Bevor etwaige (CT-) Untersuchungen zur „Infektfokussuche" durchgeführt werden, sollte nach entsprechenden Ablationen mit dem interventionellen Radiologen Rücksprache gehalten werden.

12.8 Spezielle Untersuchungstechniken

Im folgenden Abschnitt werden Techniken diskutiert, die zur Durchführung und Vereinfachung von CT-gesteuerten Interventionen angewendet werden.

12.8.1 Inklination der Gantry

Die kraniokaudale oder kaudokraniale Inklination (d. h. Kippung) der Gantry ermöglicht gewisse Interventionen, die auf den ersten Blick oft nicht durchführbar erscheinen. Ohne große Verrenkungen oder Umlagerungen des Patienten ergibt sich jedoch bereits aus der Kippung der Gantry ein Zugangsweg, welcher primär nicht ersichtlich ist (◘ Abb. 12.3).

Ähnliche Effekte können bei modernen CT-Geräten mittels multiplanarer

Rekonstruktion erzielt werden. Dabei werden größere Datenvolumina mittels Spiral-CT (▶ Kap. 1) akquiriert, out-of-plane gelegene Start- und Zielpunkte definiert und der Interventionsweg automatisch ggf. zusätzlich mittels Needle-Tracking rekonstruiert.

12.8.2 Atemlage

Die Lage intrathorakaler und intraabdominaler Organe verändert sich durch die Atmung. Durch eine Apnoe in Inspirations-, Exspirations- oder Atemmittellage können sich interponierte Organe und Strukturen so verschieben, dass ein Zugangsweg für die individuelle Intervention ersichtlich wird.

Zur Kontrolle der Atemlage kann ein Biofeedback-System verwendet werden. Diese Methode wird verwendet, um sicherzustellen, dass der Patient während der Intervention seine Atmung kontrolliert: Mittels Sensoren wird die Atemlage des Patienten während der Untersuchung überwacht. Der Patient erhält daraufhin visuelles oder auditives Feedback, um seine Atemlage zu kontrollieren.

Durch die entsprechend minimierten Bewegungen des Patienten lässt sich das Instrument genauer und mit weniger periinterventionellen Komplikationen platzieren. Zudem wird der Patienten aktiv an der Intervention beteiligt und kann dadurch seine Kontrolle über die Prozedur erhöhen.

12.8.3 Aero- und Hydrodissektion

Ein ersichtlicher Zugangsweg kann kurzstreckig durch ein interponiertes Organ (Darm, Niere, Lunge etc.) obstruiert sein. Dieses Organ kann in unmittelbarem Kontakt zur Läsion stehen, welche abladiert oder biopsiert werden soll. In solchen Fällen kann durch die Injektion von

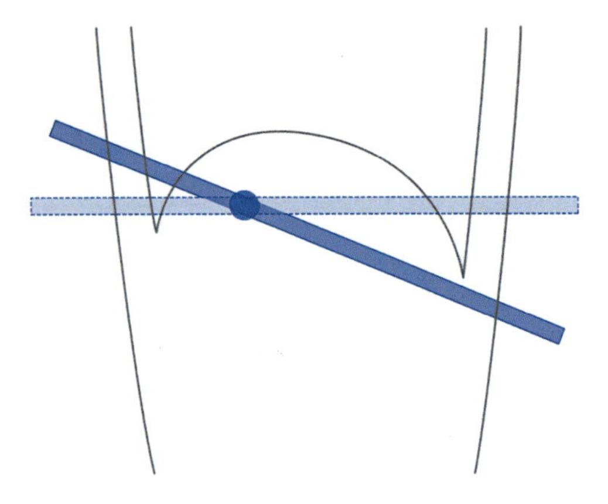

Abb. 12.3 Durch die Kippung der Gantry lässt sich eine transpulmonale bzw. transrezessale Punktion der subdiaphragmalen Leberläsion *(blauer Kreis)* vermeiden *(durchgezogene blaue Linie)*; im Gegensatz dazu der alternative Zugangsweg ohne Kippung *(gestrichelte blaue Linie)*

Lokalanästhetika, NaCl-Lösung oder – im Fall einer Radiofrequenzablation – Glukoselösung versucht werden, dieses Organ zu verdrängen oder einen möglichen, jedoch sehr schmalen Zugangsweg zu erweitern. Das Gleiche kann an ausgewählten Lokalisationen auch durch die Insufflation von Luft oder Kohlendioxid (CO_2) erreicht werden (Abb. 12.2 und 12.4). Je nach Lage des Patienten kann die Schwerkraft zu Hilfe genommen werden. Es gilt: Flüssigkeit wird eher absinken, Gas eher aufsteigen.

12.8.4 Koaxiale Nadeln

Im Gegensatz zu Infiltrationen oder Feinnadelpunktionen werden für Biopsien, Drainagen oder lokal ablative Verfahren häufig dickere Nadeln oder Koaxialsysteme verwendet. Um mögliche Organverletzungen zu vermeiden und/oder eine suffiziente lokale Anästhesie zu erreichen, kann zunächst eine sehr dünne Nadel (z. B. 22 G) bis zum Ziel vorgeschoben werden. In einem zweitem Schritt kann dann über diese Nadel eine grö-

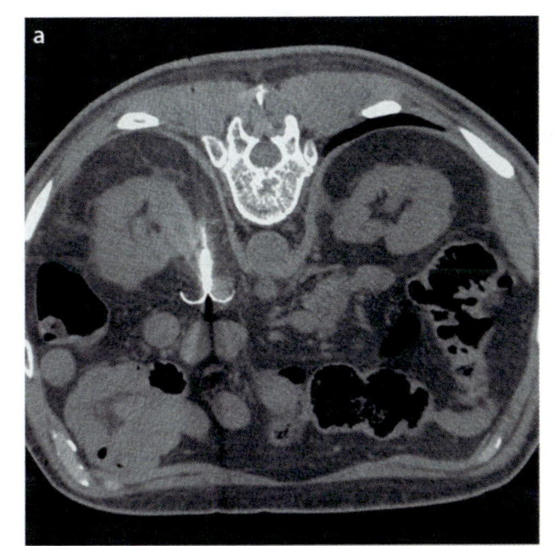

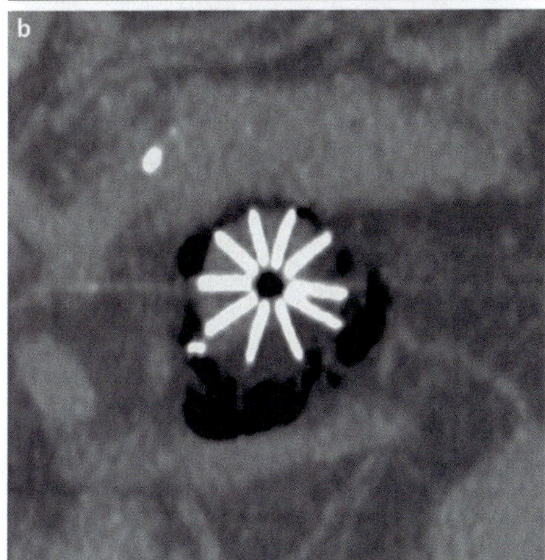

Abb. 12.4 Perkutane Radiofrequenzablation einer Nebennierenkarzinommetastase vor (**a**) und nach (**b**) Anlage eines Pneumoretroperitoneums

ßerkalibrige koaxiale Kanüle vorgeschoben werden, über die dann final und nach Entfernung der dünnen Nadel die eigentliche Intervention durchgeführt wird (Abb. 12.5).

Dies hat zwei Vorteile:

Erstens erfolgen eventuelle unbeabsichtigte Organverletzungen lediglich mit der dünnen Nadel, sodass das Komplikationsrisiko deutlich vermindert ist.

Zweitens können über diese dünne Nadel auch Gase oder Flüssigkeiten appliziert werden, um eine Aero- oder Hydrodissektion zu erreichen (▶ Abschn. 12.8.3).

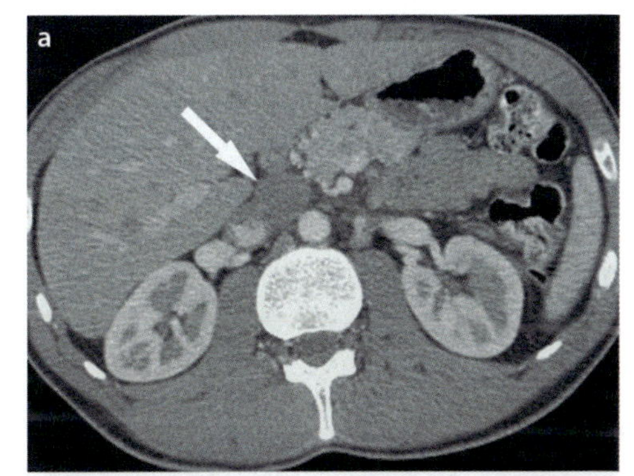

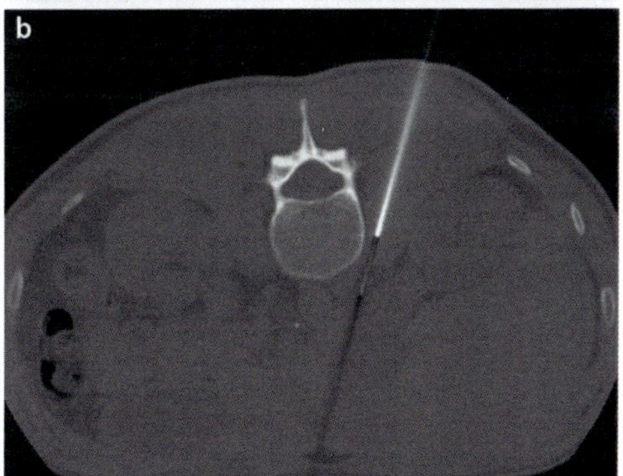

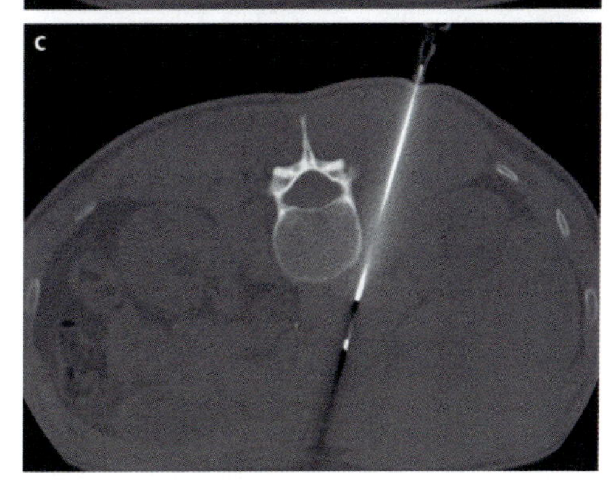

Abb. 12.5 Diagnostische Biopsie eines interaortokavalen Lymphknotens (**a**, *Pfeil*). Nach erfolgreicher Punktion mittels 22-G-Chiba-Nadel (**b**) Vorschieben einer 16-G-Koaxialkanüle und problemlose Biopsie mittels 18-G-Biopsienadel (**c**)

12.8.5 Lasersteuerung

Die Lasersteuerung kann bei CT-gestützten Eingriffen verwendet werden, um eine präzise und sichere Platzierung des Instruments zu gewährleisten. Hierfür wird eine Laserstrahl-Markierung eingesetzt, um die exakte Position des Stichkanals auf der Haut des Patienten zu kennzeichnen. Auf diese Weise kann das Instrument in Echtzeit präzise und sicher platziert werden, da die Lasermarkierung sicherstellt, dass sich die Nadel nicht nach kranial oder kaudal verlagert. Bei sehr adipösen Patienten, bei denen im Zentrum der Gantry kein ausreichender Platz für die Platzierung der Nadel oder Drainage vorhanden ist, kann diese mithilfe der Lasermarkierung sicher z. B. im größeren äußeren Bereich oder bei einigen Systemen auch völlig außerhalb der Gantry platziert werden.

Weiterführende Literatur

Atwell TD, Smith RL, Hesley GK, Callstrom MR, Schleck CD, Harmsen WS, Charboneau JW, Welch TJ (2010) Incidence of bleeding after 15'181 percutaneous biopsies and the role of aspirin. AJR Am J Roentgenol 194:784–789

Dixon RG, Ogden K (2010) Optimizing dose in computed tomographic guided procedures. Tech Vasc Inerv Radiol 13:172–175

Kastler B, Couvreur M, Pereira P, Litzler JF (2006) Computertomography-guided Percutaneous Interventions. In: Kastler B (Hrsg) Interventional Radiology in Pain Treatment, 1. Aufl. Springer, Berlin, S 25–42

Little AF, Ferris JV, Dodd GD, Baron RL (1996) Image-guided percutaneous hepatic biopsy: effect of ascites on the complication rate. Radiology 199:79–83

Lucey BC, Varghese JC, Hochberg A, Blake MA, Soto JA (2007) CT-guided intervention with low radiation dose: feasibility and experience. AJR Am J Roentgenol 188:1187–1194

Malloy PC, Grassi CJ, Kundu S, Gervais DA, Miller DL, Osnis RB, Postoak DW, Rajan DK, Sacks D, Schwartzberg MS, Zuckerman DA, Cardella JF (2009) Consensus guidelines for periprocedural management of coagulation status and hemostasis risk in percutaneous image-guided interventions. J Vasc Interv Radiol 7:240–249

Hadi M, Walker C, Desborough M, Basile A, Tsetis D, Hunt B, Müller-Hüllsbeck S, Rand T, van Delden O, Uberoi R (2021) CIRSE Standards of practice on peri-operative anticoagulation management during interventional radiology procedures. Cardiovasc Intervent Radiol 44(4):523–536

Oñate Miranda M, Moser TP (2018) A practical guide for planning pelvic bone percutaneous interventions (biopsy, tumour ablation and cementoplasty). Insights Imaging 9(3):275–285

Najafi A, Al Ahmar M, Bonnet B, Delpla A, Kobe A, Madani K, Roux C, Deschamps F, de Baère T, Tselikas L (2022) The PEARL approach for CT-guided lung biopsy: assessment of complication rate. Radiology 302(2):473–480

Khorochkov E, Garvin GJ, Potoczny S, Kozak RI (2018) Injection of saline into the biopsy tract and rapid patient rollover decreases pneumothorax size following computed tomography-guided transthoracic needle biopsy. Can Assoc Radiol J 69(4):489–492

Levy S, Goldberg SN, Roth I, Shochat M, Sosna J, Leichter I, Flacke S (2021) Clinical evaluation of a robotic system for precise CT-guided percutaneous procedures. Abdom Radiol (NY). 46(10):5007–5016

Sicherheit und Risiken in der Computertomographie

Strahlenexposition und Dosisreduktion

Jörg Binder

Inhaltsverzeichnis

H. Alkadhi und S. Leschka (Hrsg.), *Wie funktioniert CT?*,
https://doi.org/10.1007/978-3-662-68480-1_13

13.1 Einleitung

Zur Definition der Strahlenexposition werden in der Radiologie zahlreiche Parameter verwendet, wobei die Kenntnis der dosisrelevanten Protokollparameter und das Wissen um ihre Eigenschaften und Zusammenhänge die Grundlage für den adäquaten Strahlenschutz des Patienten liefern.

13.2 Parameter der Strahlenexposition

Im Strahlenschutz werden seit ICRP 60 (1991) folgende Dosisgrößen verwendet:

Energiedosis

Die Energiedosis D (Gy = J/kg) beschreibt die mittlere Energie dE, die durch ionisierende Strahlung in den spezifischen Absorber eingebracht wird. Der Absorber wird durch seine Masse dm entsprechend seiner Dichte ρ und seines Volumens dV charakterisiert.

$$D = \frac{\mathrm{d}E}{\mathrm{d}m} = \frac{1}{\rho} \cdot \frac{\mathrm{d}E}{\mathrm{d}V}$$

Organdosis

Um der biologischen Wirkung der Strahlenart und ihrer Energie zu Rechnung zu tragen, wird für stochastische Strahlenschäden (s. u.) die mittlere Energiedosis im Organ durch einen Wichtungsfaktor für die Strahlungsart (Äquivalentdosis) korrigiert. Dieser berücksichtigt den linearen Energietransfer (LET) der Strahlenart, denn dicht ionisierende Strahlung führt zu gravierenderen Gewebeschäden als weniger dicht ionisierende. Die Organdosis (Equivalent Dose) ergibt sich dann als Summe über alle Strahlungsarten:

$$H_\mathrm{T} = \sum_\mathrm{R} w_\mathrm{R} \cdot D_\mathrm{T,R}$$

Ihre Einheit ist das Sievert (Sv).

> Für Röntgen- und γ-Strahlen ist der biologische Strahlungs-Wichtungsfaktor $w_\mathrm{R} = 1$. Daher gilt: Energiedosis $\boldsymbol{E}$ = Organ-Äquivalentdosis $\boldsymbol{H}$.

Effektivdosis

Die effektive Dosis (mSv) beschreibt das stochastische Risiko eines biologischen Schadens durch ionisierende Strahlung unter Einbeziehung der relativen Strahlenempfindlichkeit der exponierten Organe (Tab. 13.1).

$$E\mathrm{eff} = \sum w\mathrm{T} \cdot H\mathrm{T}\,;\ \sum w\mathrm{T} = 1$$

E_eff effektive Dosis, w_T organspezifischer Wichtungsfaktor, H_T Organ-Äquivalentdosis.

Die effektive Dosis wird auf Basis eines Organmodells geschätzt und für das männliche und weibliche Geschlecht gemittelt. Dabei werden keine interindividuell unterschiedlichen Faktoren wie z. B. Alter berücksichtigt.

Tab. 13.1 Empfohlene Gewebe-Wichtungsfaktoren nach ICRP 103 (2007), deutsch BfS (2009)

Gewebe	w_T	Σw_T
Knochenmark (rot), Kolon, Lunge, Magen, Brust, restliche Gewebe[a]	0,12	0,72
Keimdrüsen	0,08	0,08
Blase, Ösophagus, Leber, Schilddrüse	0,04	0,16
Knochenoberfläche, Gehirn, Speicheldrüsen, Haut	0,01	0,04
	Gesamt	1,00

[a] restliche Gewebe: Nebennieren, obere Atemwege, Gallenblase, Herz, Nieren, Lymphknoten, Muskelgewebe, Mundschleimhaut, Bauchspeicheldrüse, Prostata (m), Dünndarm, Milz, Thymus, Gebärmutter/Gebärmutterhals (f)

Die effektive Dosis setzt die Strahlenexposition einer Teilkörperbestrahlung in Relation zu einer Ganzkörperbestrahlung und erlaubt den Vergleich des biologischen Effekts verschiedener CT-Technologien, CT-Untersuchungen (◘ Tab. 13.2) und Modalitäten.

◘ Tab. 13.2 Ungefähre effektive Dosis verschiedener CT-Untersuchungsregionen

Region	Dosis (mSv)
Schädel	1–2
HWS/LWS	3
Thorax	5–7
Abdomen	5–7
Abdomen und Becken	8–11

Zum Vergleich: Die effektive Dosis, die durch die jährliche Hintergrundstrahlung verursacht wird, beträgt ca. 4,3 mSv (◘ Abb. 13.1) in der Schweiz. Für konventionelle Röntgenaufnahmen des Thorax in 2 Ebenen beträgt sie 0,05–0,1 mSv und für eine Flugreise von Frankfurt nach Rom 0,003–0,006 mSv (lt. BfS).

Die medizinische Strahlenexposition trägt mit ca. 25–45 % (1,5–1,8 mSv) zur jährlichen Strahlenexposition bei, wobei der überwiegende Anteil (ca. 65 %) von CT-Untersuchungen stammt. Weitere Strahlenexpositionen ergeben sich durch Einatmen von Radon (50–75 %), terrestrische Strahlung (6–10 %), kosmische Strahlung (6–8 %) und Isotopen in Nahrungsmitteln (6–10 %) (◘ Abb. 13.1).

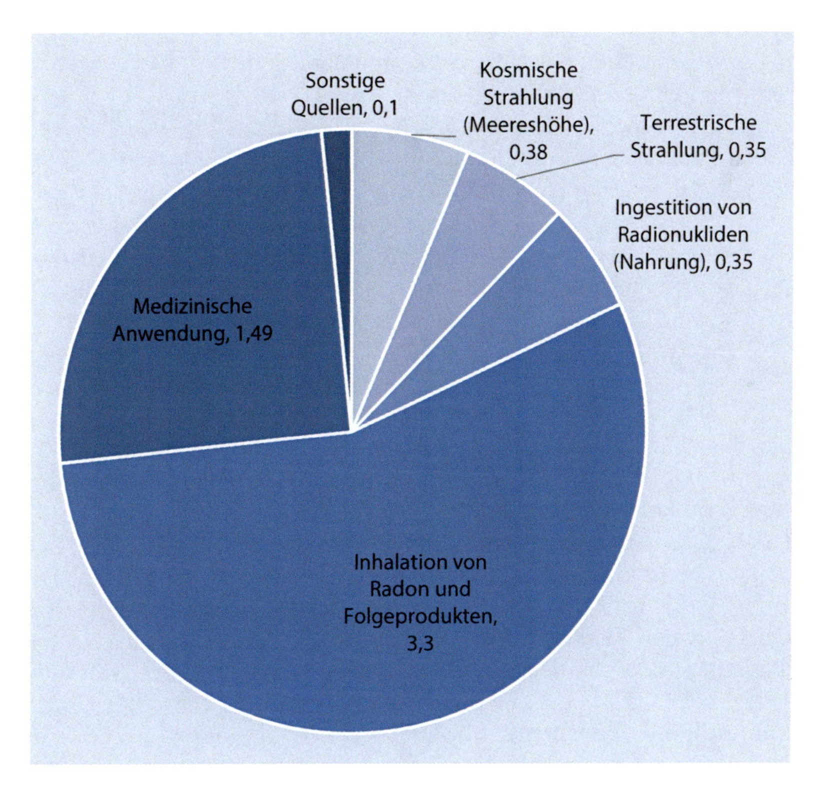

◘ Abb. 13.1 Durchschnittliche Strahlendosis der Schweizer Bevölkerung 2020 in mSv. Ähnliche Verteilungen in Schweiz und Österreich. In Deutschland ist die Exposition durch Radon im Durchschnitt um 2 mSv niedriger. Die medizinische Strahlendosis beträgt in Deutschland und Österreich 1,7 mSv

▪ CTDI

Der »Computed Tomography Dose Index« ($CTDI_{vol}$) ist der CT-Parameter der im Untersuchungsvolumen absorbierten Dosis D (mGy). Da die Dosis mit der Gewebetiefe abnimmt, muss man einen Mittelwert über den Körperquerschnitt bilden. Dazu wird der gewichtete $CTDI_w$ aus der Dosis in einer zentralen Position ($CTDI_c$) und der Summe der Dosen in 4 gleichverteilten peripheren Positionen ($CTDI_p$) in einem zylinderförmigen Phantom aus PMMA (Acrylglas) bestimmt. Sein Wert ist:

$$CTDI_W = \frac{1}{3} CTDI_C + \frac{2}{3} CTDI_P$$

Er wird für 2 standardisierte Phantome mit einem Durchmesser von 16 und 32 cm bestimmt, wobei das 16-cm-Phantom für Kinder und den Kopf und das 32-cm-Phantom für den Körperstamm verwendet wird.

Der $CTDI_{vol}$ berücksichtigt die örtliche Überlagerung bzw. Separation der einzelnen Strahlendosisprofile. Diese ist abhängig vom Pitch. In der CT-Dosimetrie repräsentiert der $CTDI_{vol}$ den Parameter mit der größten Relevanz. Es gilt der folgende Zusammenhang:

> **Der $CTDI_{vol}$ ist umgekehrt proportional zum Pitch:**
>
> $$\boldsymbol{CTDI_{vol} = \frac{CTDI_W}{\text{Pitch}}}$$

Die Anzeige des $CTDI_{vol}$ auf der Konsole ermöglicht den Vergleich der Dosis verschiedener Protokolle. Cave: Der angegebene $CTDI_{vol}$ wird anhand von Standardphantomen bestimmt. Die gemessene absorbierte Dosis wird daher im Körperstamm bei kleinen Volumina (z. B. schlanke Patienten) durch den $CTDI_{vol}$ unterschätzt, die Dosis bei großen Volumina (z. B. adipöse Patienten) überschätzt.

> Der $CTDI_{vol}$ ist keine Messgröße der effektiven Strahlendosis, sondern der Energiedosisleistung des CT-Systems in einem bestimmten Phantom.

▪ SSDE

Eine Korrektur bzw. Anpassung an die Statur des Patienten kann durch die Berechnung des SSDE (Size Specific Dose Estimate) erfolgen. Dazu wird mittels verfügbarer Patientendurchmesser (AP, lateral, AP + lat, effektiver Durchmesser $d$eff) ein entsprechender Konversionsfaktor f bestimmt. Diese Faktoren für eine Anpassung an den tatsächlichen Patientenquerschnitt sind in der Veröffentlichung der Amerikanischen Gesellschaft der Medizinphysiker AAPM Report No. 204 (2011) für das 16-cm- und das 32-cm-Phantom tabelliert. Der effektive Durchmesser d_{eff} ist dabei gegeben durch:

$$d\text{eff} = \sqrt{d\text{AP} \cdot d\text{LAT}}$$

und der SSDE wird berechnet als

$$SSDE = f \cdot CTDI_{vol}{}^{16;32} \text{ für } \varnothing = 16 \text{ bzw. } 32\,\text{cm}$$

▪ Dosis-Längen-Produkt

Der Parameter Dosis-Längen-Produkt (DLP) charakterisiert die gesamte Energie, die während der CT-Untersuchung appliziert wird, und hat die Einheit (mSv × cm). Das Dosis-Längen-Produkt ist das Integral des $CTDI_{vol}$ entlang der z-Achse und ähnelt dem Dosis-Flächen-Produkt in der Projektionsradiographie.

Die »European Working Group for Guidelines on Quality Criteria in CT« empfiehlt eine Abschätzung der in der radiologischen Routine applizierten Dosis mittels Abschätzung der effektiven Dosis durch die Multiplikation des Dosis-Längen-Produkts mit einem für die Untersuchungsregion spezifischen Konversionsfaktor $K\left(\frac{\text{mSv}}{\text{mGy} \times \text{cm}}\right)$ (▪ Tab. 13.3):

$$E_{eff} = K \times DLP.$$

Tab. 13.3 Konversionsfaktoren $K\left(\frac{mSv}{mGy \times cm}\right)$ verschiedener CT-Untersuchungsregionen mit Mehrzeilenscannern nach Patientenalter mit Organgewichtung gemäß ICRP 103 für 120 kVp (Details s. Deak et al., 2010). Für Schädel und Hals gelten diese für das 16-cm-Phantom, für alle anderen Regionen sowohl bei Kindern als auch bei Erwachsenen für das 32-cm-Phantom. Wenn bei Kindern Angaben für das 16-cm-Phantom vorliegen, müssen die Werte mit 2,04 multipliziert werden. Bei abweichenden Röhrenspannungen werden vor allem bei Kindern – um durchschnittlich < 10 %, maximal < 20 % – abweichende Werte gefunden

Patientenalter	Neugeborene	1 Lebensjahr	5 Lebensjahre	10 Lebensjahre	Erwachsener
Schädel	0,0085	0,0053	0,0035	0,0027	0,0019
Hals	0,0206	0,0166	0,012	0,0094	0,0051
Thorax	0,0706	0,0467	0,0314	0,0234	0,0145
Abdomen	0,0804	0,0514	0,0349	0,0246	0,0153
Becken	0,0672	0,0431	0,0294	0,0216	0,0129

Tab. 13.4 CT-Dosisbegriffe und ihre physikalischen Abhängigkeiten

	Einheit	Bedeutung	Abhängigkeit
$CTDI_{vol}$	mGy	Mittlere Energiedosis im Volumen	kVp, mAs, Pitch, Strahlfilterung
Dosis-Längen-Produkt *DLP*	mGy × cm	Patientenexposition	Scanlänge
Effektive Dosis E_{eff}	mSv	Biologisches Risiko	Konversionsfaktoren

E_{eff} effektive Dosis, κ untersuchungsregionsspezifischer Konversionsfaktor, *DLP* Dosis-Längen-Produkt.

Berechnen Sie die individuelle effektive Dosis der CT-Untersuchung durch die Multiplikation des Dosis-Längen-Produkts DLP des individuellen Untersuchungsprotokolls mit dem geeigneten Konversionsfaktor *K* (Tab. 13.3).

Für die genauere Simulation des aus der effektiven Dosis resultierenden Risikos sind folgende Faktoren wichtig: Alter, Geschlecht, Organdosen, organspezifische Risiken.

Tab. 13.4 fasst die wichtigsten CT-Dosisbegriffe und die Abhängigkeit von Protokollparametern zusammen.

Dem Risiko einer Exposition mit ionisierender Strahlung steht immer das Risiko der nicht durchgeführten Untersuchung und der verpassten vs. gestellten Diagnose gegenüber.

13.3 Stochastisches Risiko

Bei der Betrachtung des bisher beschriebenen Strahlenrisikos eines biologischen Schadens handelt es sich um ein stochastisches Risiko. Das bedeutet, dass der Schweregrad der Erkrankung unabhängig von der Dosis ist (in der Regel wird die Mortalität angegeben), aber die Wahrscheinlichkeit für das Auftreten von der Dosis abhängig ist. Wichtige Merkmale des stochastischen Risikos sind, dass kein Schwellenwert für den Effekt angenommen wird. Stochastische Effekte beruhen auf Schädigungen des Erbmaterials und äußern sich in Krebserkrankungen

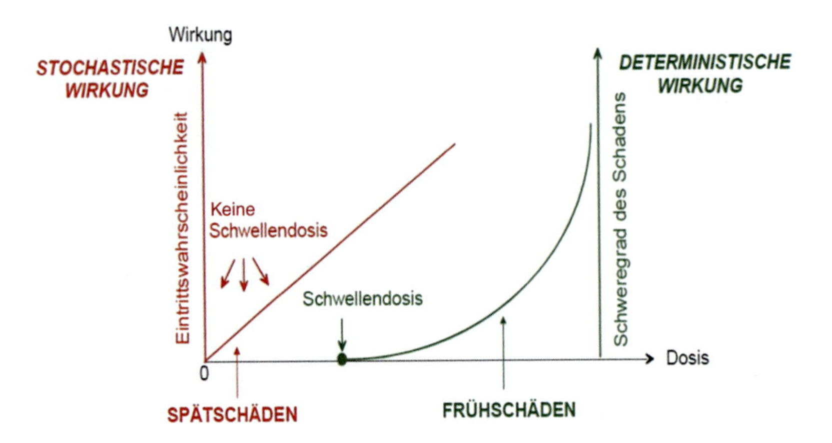

Abb. 13.2 Wirkungsweise von stochastischen und deterministischen Strahlenschäden

Tab. 13.5 Stochastische und deterministische Strahlenschäden. (Quelle: BfS)

	Deterministische Strahlenschäden	Stochastische Strahlenschäden
Beschreibung	Schäden, die nur oberhalb eines Schwellenwertes der Dosis auftreten	Später auftretende Schäden aufgrund von Zellen, deren DNA (Erbmaterial) geschädigt wurde
Ursache des Schadens	Abtötung oder Fehlfunktionen zahlreicher Zellen	Mutationen und nachfolgende Vermehrung von einzelnen mutierten Zellen (Körperzellen oder Keimzellen)
Dosis-Abhängigkeit	Je höher die Strahlendosis, desto schwerer der Strahlenschaden	Je höher die Strahlendosis, desto höher die Wahrscheinlichkeit des Eintretens eines Strahlenschadens
Dosis-Schwellenwert	Ca. 500 Milli-Sievert (mSv); beim ungeborenen Kind ca. 50 bis 100 mSv	Nicht vorhanden
Beispiele	Rötungen der Haut, Haarausfall, Unfruchtbarkeit, akute Strahlenkrankheit, Fehlbildungen und Fehlentwicklungen des Gehirns beim Ungeborenen	Krebs, vererbbare Effekte

oder genetischen Veränderungen der Nachkommen (s. Abb. 13.2).

Das im Strahlenschutz seit Jahrzehnten etablierte LNT-Modell (»linear-no-threshold model«) schätzt gemäß ICRP das Mortalitätsrisiko auf der Basis einer linearen Dosis-Effekt-Beziehung mit einem konstanten Risikokoeffizienten von 5 % pro 1 Sv für Erwachsene ab (cave: die effektive Dosis der CT ist in etwa um den Faktor 103 kleiner). Die Inzidenz ist – abhängig vom medizinischen Standard – ungefähr doppelt so hoch. Für Kinder unter 10 Jahren ist das Risiko darüber hinaus etwa 3-mal so hoch wie für Erwachsene. Zudem ist das Risiko weiblicher Personen grundsätzlich höher als das von männlichen.

Aussagen über Dosis-Effekt-Beziehungen zwischen Strahlendosis und Auftreten von Krebsfällen sind im Bereich niedriger Dosen auf Hypothesen angewiesen, weil die Daten unterhalb von 200 mSv statistisch nicht signifikant sind. Diese Streuung ist Gegenstand einer ständigen Diskussion über die strahleninduzierte Kanzerogenese bei niedrigen Dosen.

Stochastische Strahlenwirkungen sind gekennzeichnet durch lange Latenzzeiten: 5–8 Jahre bei Leukämien, 15–40 Jahre bei soliden Tumoren. Die Ursache sind genetische Veränderungen der DNA. Der Dosiseffekt ist kumulativ, d. h. er summiert sich während des gesamten Lebens auf und hängt neben der Gesamtdosis von der Heftigkeit der Exposition, d. h. von der jeweiligen Dosisrate ab (◘ Tab. 13.5).

13.4 Deterministisches Risiko

Das deterministische Risiko stellt in gewisser Weise das Gegenteil des stochastischen Risikos dar: Es existiert ein Schwellenwert, oberhalb dessen erst Strahlenschäden auftreten. Dieser Schwellenwert kann jedoch je nach Individuum variieren. Oberhalb des Schwellenwerts nimmt der Schweregrad der Erkrankung mit der Höhe der Strahlendosis zu. Ursache sind Tod oder Fehlfunktionen einer größeren Anzahl von Zellen (s. ◘ Abb. 13.2).

Ein typisches Beispiel eines deterministischen Strahlenschadens ist der Sonnenbrand: Eine geringe Exposition ist bedeutungslos, ab einer bestimmten Exposition jedoch beginnen Hautrötungen und steigern sich mit zunehmender Dosis zu Verbrennungen, die immer schwerwiegender werden.

Deterministische Strahlenschäden treten zumeist als Akutschäden auf und zeigen sich sehr früh (Stunden bis Tage) nach der Exposition. Sie können häufig behandelt oder gelindert werden. Auch hier zeigen kurzzeitig hohe Strahlenexpositionen stärkere Effekte bei gleicher Dosis als protrahierte.

In der CT sind deterministische Strahlenwirkungen möglich, hauptsächlich bei Interventionen und bei Perfusionsuntersuchungen o. Ä., bei denen dieselbe Körperregion viele Male gescannt wird. Häufige Effekte sind Haarausfall und Hautrötungen.

13.5 Motivation zur Dosisreduktion

Die CT hat seit ihrer Einführung in den letzten 30 Jahren einen großen Stellenwert in der radiologischen Diagnostik gewonnen. Heute zählt die CT zu den aussagekräftigsten Verfahren, geht jedoch im Vergleich zu anderen Röntgenuntersuchungen mit einer höheren Strahlenexposition pro Untersuchung für den Patienten einher. CT-Untersuchungen stellen kumulativ ca. 10 % der Röntgenuntersuchungen dar, aber ca. 65 % der Kollektivdosis wird dabei durch die CT appliziert. Dies ist auf die Ausweitung der Indikationen für CT-Untersuchungen und die vermehrte Verwendung hochauflösender und mehrphasiger Untersuchungsprotokolle zurückzuführen.

Ein adäquater Umgang mit ionisierender Strahlung ist daher für den optimierten diagnostischen Einsatz der CT entscheidend. Im Folgenden werden Strategien zur Dosisoptimierung bei der Verwendung der CT erklärt und vermittelt.

13.6 Grundsätze des Strahlenschutzes

Der Nutzen der Röntgenuntersuchung für den Patienten muss stets das assoziierte Risiko überwiegen. Das heißt, dass der Vorteil für den Patienten, der durch die Untersuchung gewonnen wird, größer ist als das geschätzte Risiko eines potenziellen Strahlenschadens. Der Optimierungsansatz zielt darauf ab, dass alle Maßnahmen ergriffen werden sollen, um die Dosis angemessen zu wählen, das heißt nicht extrem minimieren, sondern im befundbaren Rahmen zu optimieren.

13.6.1 Rechtfertigung der Strahlenexposition

Die »Grundsätze des Strahlenschutzes« sind in nationalen Gesetzen zum Strahlenschutz der Schweiz, Deutschlands und Österreichs festgehalten. Sie fordern, dass diese nach dem aktuellen Stand des Wissens eingehalten werden. Ein optimaler Strahlenschutz beginnt daher mit der sorgfältigen Prüfung der Indikation der radiologischen Untersuchung und der Abwägung von Alternativen. Die neuere Gesetzgebung fordert hierzu eine 3-stufige Rechtfertigung 1. der Anwendung der Strahlung, 2. der verwendeten Praxis bzw. Methode und 3. der Eigenschaften für den individuellen Patienten (z. B. aufgrund seiner Vorgeschichte, individuellen Situation etc.) Die Rechtfertigung der Strahlenexposition obliegt der Verantwortlichkeit des überweisenden Arztes und des Radiologen gleichermaßen.

Eine Hilfestellung bei der Auswahl der adäquaten Untersuchungsmodalität und des geeigneten CT-Protokolls bietet das American College of Radiology (▶ www.acr.org/ac). Die dort veröffentlichten »Appropiateness Criteria« faktorisieren die assoziierten Strahlenexpositionen und die aktuelle Datenlage. Weitere Richtlinien sind die »Referral Guidelines for Imaging« der European Commission (ec. europa.eu) und des »The Royal College of Radiologists« des Vereinten Königreichs (▶ www.rcr.ac.uk).

13.6.2 Optimierung der Strahlenexposition gem. ALARA-Prinzip

Das sog. ALARA-Prinzip gilt als elementare Leitlinie zum Optimierungsgrundsatz im Strahlenschutz. ALARA steht für »As Low As Reasonably Achievable«; ALARA fordert, beim Umgang mit ionisierenden Strahlen die Strahlenexposition so gering zu halten wie dies vernünftigerweise machbar ist, d. h. unter Gewährleistung der diagnostischen Genauigkeit und unter Berücksichtigung resultierender Nachteile (z. B. Artefakte durch Patientenschutzmittel). Dieses Prinzip hat sich zu einem europäischen Sicherheitsstandard etabliert und findet sich in nationalen Gesetzgebungen.

13.6.3 Diagnostische Referenzwerte

Neben den Grundsätzen für die Rechtfertigung und die Optimierung der Strahlenexposition werden von den nationalen Behörden diagnostische Referenzwerte für verschiedene radiologische Untersuchungen publiziert. Diese besitzen Gültigkeit als Richtwerte für einen Standardpatienten; es gibt keine Dosisbeschränkungen für den einzelnen Patienten bei der medizinischen Anwendung. Bei abweichender Statur des Patienten können höhere oder niedrigere Werte richtig sein.

> Für den Patienten gibt es keine gesetzlichen Dosisbeschränkungen bei der medizinischen Strahlenanwendung.

Publizierte diagnostische Referenzwerte in der medizinischen Diagnostik haben zum Zweck, diejenigen klinischen Situationen zu erkennen, in denen die Strahlenexposition für den Patienten oberhalb der üblichen Untersuchungspraktik liegt. Dieses Prinzip ist international anerkannt und hat sich als wichtiges Hilfsmittel zur Optimierung der Patientendosis etabliert. Nationale Referenzwerte für die Schweiz, Deutschland und Österreich für verschiedene, häufig durchgeführte Untersuchungen sind in ◘ Tab. 13.6 zusammengefasst. Bei einer regelmäßigen Überschreitung dieser Werte

Tab. 13.6 Diagnostische Referenzwerte für computertomographische Untersuchungen nach Indikation für die Schweiz (2018), Deutschland (2022) und Österreich (2020)

CT-Untersuchung	Schweiz		Deutschland		Österreich	
	$CTDI_{vol}$ (mGy)	DLP (mGy × cm)	$CTDI_{vol}$ (mGy)	DLP (mGy × cm)	$CTDI_{vol}$ (mGy)	DLP (mGy × cm)
Hirn/Schädel	51	890	55	715	–	930
Thorax	7	250	8	248	–	350
Oberbauch			12	300	–	400
Abdomen/Becken	11	540	12	540	–	580
Becken			12	336	–	280
Brust- bzw. Lendenwirbelsäule	25		23		–	
	Bundesamt für Gesundheit BAG Merkblatt R-06-06		Bundesamt für Strahlenschutz BfS, Bundeanzeiger BAnz AT 11.01.2023 B11		Bundesamt für Strahlenschutz BfS Bundesgesetzblatt II, Nr. 353	

muss die erhöhte Dosis gerechtfertigt oder durch geeignete Optimierungsmaßnahmen reduziert werden. Für die interne Orientierung ist es hilfreich, lokale Referenzwerte zu definieren, die z. B. das Patientenkollektiv und die Geräteausstattung besser wiedergeben als der nationale Standard.

13.7 Gerätespezifische Einflussfaktoren

Gerätespezifische, die CT-Dosis bestimmende Faktoren berücksichtigen u. a. die Gantry-Geometrie. Ein großer Fokus-Achsen-Abstand reduziert dabei die Strahlenexposition. Darüber hinaus ist die Realisierung der Blendennachführung wichtig. Fliehkräfte und Spiel in der Lagerung führen zu mechanischen und die Erwärmung des Anodentellers zu thermischen Instabilitäten. Um eine vollständige Abdeckung der Detektorzeilen dennoch zu erreichen, wird die Blendenkollimation entsprechend der Fokuslage nachgeführt. Weiterhin hat die Filterung der austretenden Röntgenstrahlung einen signifikanten Einfluss auf die Strahlenexposition des Patienten. Die niederenergetischen Anteile werden – meist mittels eines Aluminium-, Kupfer- oder Zinnfilters – herausgefiltert. Diese Aufhärtung reduziert zusätzlich Aufhärtungsartefakte (▶ Kap. 4). Spezielle Formen dieser Filter (Bowtie-Filter) erlauben außerdem die Modulation peripherer Strahlungsanteile und tragen zur Homogenisierung der Dosisverteilung bei. Die Möglichkeit, die Röhrenspannungen zu variieren, erlaubt außerdem, das Strahlspektrum der Fragestellung (Untersuchungsregion, nativ oder kontrastmittelverstärkt) und dem Patientenkollektiv (Kind oder Erwachsener) anzupassen. Weitere wichtige gerätespezifische Einflussfaktoren sind durch die Empfindlichkeit der Detektoren, die geometrische Effizienz, d. h. die aktive Detektorfläche, und die Effizienz des Röntgenstrahls in z-Richtung bestimmt.

13.8 Strategien zur Dosisreduktion gemäß ALARA

Im Gegensatz zur Technik der traditionellen Projektionsradiographie erscheinen CT-Bilder niemals »über-« oder »unterbelichtet«. Sie sind niemals zu hell oder zu dunkel, da CT-Bilder normalisierte Schwächungswerte relativ zur Wasser- und Luftdichte (▶ Kap. 3) darstellen. Um ein CT-Bild zu erhalten, ist der CT-Benutzer also nicht gezwungen, die Parameter an die Patientengröße anzupassen. Es liegt jedoch in seiner Verantwortung, die Strahlendosis gemäß ALARA-Prinzip zu optimieren, um ein Bild in angemessener Qualität zu erzielen. Deshalb ist die Betrachtung der Bildqualitätsparameter und die adäquate Einstellung der Protokollparameter nach individueller Patientenanatomie von wesentlicher Bedeutung im Strahlenschutz.

Strategien zur Dosisreduktion werden im Folgenden in parameter- und protokollspezifische Strategien unterschieden.

13.8.1 Parameterspezifische Strategien zur Dosisreduktion

▪ Topogramm

Strategien zur Dosisreduktion betreffen nicht nur die Untersuchung selbst, sondern bereits ihre Planung. Durch geeignete Einstellungen (s. »Praxistipp«) lässt sich die Dosis des Topogramms auf ca. ein Fünftel reduzieren. Die Dosis des Topogramms entspricht dann der Strahlendosis einer konventionellen Röntgenaufnahme des Thorax. Dies ist ohne einen subjektiv erkennbaren Qualitätsverlust des Topogramms möglich.

Tipp

Die Dosis des Topogramms wird reduziert durch

- die Auswahl einer niedrigen Röhrenspannung, d. h. z. B. 80 kVp,
- die Auswahl eines niedrigen Röhrenstrom-Zeit-Produkts,
- die Einstellung eines posteroanterioren Strahlengangs.

Durch die Einstellung einer Untertischposition der Röntgenröhre beim Topogramm wird ein posteroanteriorer Strahlengang erreicht. Es werden dann niederenergetische Photonen zuerst durch den Untersuchungstisch und dann durch den Patienten absorbiert, die Patientendosis (insb. die Mammadosis) wird signifikant reduziert.

▪ Patientenpositionierung

Bei der Planung der Untersuchung ist die korrekte isozentrische Lagerung der Patienten in der Gantry von großer Bedeutung. Zum einen beeinträchtigen Zentrierungsfehler die Funktion des Strahlformfilters (Bowtie-Filter) und führen so zu überhöhten Dosen und erhöhtem Bildrauschen insbesondere an den Rändern. Zum anderen führen Zentrierungsfehler (am häufigsten vertikale Off-Center-Positionierungen) bei einer automatischen Expositionskontrolle zu falschen Ausgangswerten und können bei einer zu röhrennahen Positionierung zu erheblich überhöhten Strahlendosen für den Patienten führen, weil die Schwächungswerte falsch und die Durchmesser zu groß gemessen werden.

▪ Automatische Positionierung

Um Positionierungsfehler und die damit verbundenen Nachteile zu minimieren, verfügen neue Computertomographen z. T. über 3D-Kamerasysteme, die mit Hilfe künstlicher Intelligenz eine automatische, an die Untersuchungsregion angepasste Positionierung des Patienten ermöglichen. Dabei werden Kameras verwendet, die in der Lage sind, ein Tiefenprofil und daraus eine dreidimensionale Oberflächenkontur des Patienten zu erstellen. Dies geschieht durch eine Messung des Abstands von einer Kamera oberhalb des Patiententisches zu einem Punkt auf der Körperoberfläche des Patienten, z. B. durch die Messung der Laufzeit eines Lichtpulses zur Oberfläche und zurück. Der Prozess erfolgt in Verbindung mit der bekannten Gerätegeometrie und kann von einer Infrarotkamera unterstützt werden.

Aus einem Vergleich der Körperkontur mit einem Avatar, einem virtuellen Menschenmodell mit anpassbarem Habitus, und durch Deep-Learning-Algorithmen kann der geometrische Mittelpunkt der Scanregion unabhängig von der Lagerung oder eventuellen Abdeckungen bestimmt und die Zentrierung durch Anpassung der Tischhöhe an das Isozentrum des Computertomographen erreicht werden.

Diese Systeme können auch zur Bestimmung der Scanregion in Standardprotokollen und zum Kollisionsschutz benutzt werden. Ihre Genauigkeit beträgt typischerweise 1–2 cm.

Die Systeme werden z. B. unter den Produktnamen Auto Positioning (bei GE), Precise Position (bei Philips) oder FAST (Fully Assisting Scanner Technologies bei Siemens) angeboten.

▪ Automatische Expositionskontrolle

Unter der automatischen Expositionskontrolle (Automatic Exposure Control, AEC) versteht man die automatische Adjustierung des Röhrenstroms in Echtzeit während der CT-Datenakquisition, basierend auf der Stärke des Detektorsignals. Diese Methode funktioniert analog der Belichtungszeitkontrolle bei der traditionellen Projektionsradiographie. Diese Anpassungsstrategie senkt die Strahlendosis um 20–40 % bei erhaltener Bildqualität.

> Bei der Bildgebung adipöser Patienten werden die Röntgenstrahlen überproportional stark geschwächt. Das Bildrauschen steigt daher trotz automatischer Expositionskontrolle mit linearer Anpassung des Röhrenstroms an die Schwächung an.

> Die schwächungswertbasierte Modulation des Röhrenstroms führt zu einem gleichmäßig starken Bildrauschen trotz unterschiedlicher Schwächungen von Schicht zu Schicht und verschiedenen Projektionswinkeln.

Bei EKG-getriggerten Herzuntersuchungen mit der Spiral-CT in Kombination mit niedrigen Pitch-Werten lässt sich durch die Verminderung des nominalen Röhrenstroms auf 4–20 % während der Systole – sog. EKG-basierte Röhrenstrommodulation – eine Dosisreduktion um bis zu 50 % erreichen. Die diagnostische Qualität ist durch die diastolischen Rekonstruktionen gewährleistet (▶ Kap. 9).

Die verschiedenen CT-Geräte-Hersteller verwenden unterschiedliche Algorithmen zur Implementierung der schwächungswertbasierten Modulation des Röhrenstroms unter automatischer Expositionskontrolle (▶ Abschn. 13.5).

Das Produkt Smart mA® (GE) verwendet den sog. Noise-Index. Dieser Noise-Index beschreibt die Standardabweichung der CT-Werte in einem spezifischen Wasserphantom. Eine Tabelle mit diesen so erhaltenen Wasseräquivalenzwerten wird verwendet, um das Topogramm des Patienten auszuwerten und den Röhrenstrom schwächungsbasiert zu modulieren.

Die Produkte DoseRight und Z-DOM® (Philips) verwenden das sog. Automatic Current Setting. Ein Referenzbild ermöglicht die

Auswahl eines gewünschten Bildqualitätsgrads. Während der Applikation des Automatic Current Setting werden nach Auswahl der angestrebten Qualität gespeicherte Rohdaten und Topogramme protokollbasiert verglichen und der geeignete Röhrenstrom ausgewählt.

Das Produkt CareDose 4D® (Siemens) benutzt die sog. Quality-Reference-mAs zur Auswahl des gewünschten Bildqualitätsgrads. Hierbei wählt der Untersucher ein vom Untersuchungsprotokoll abhängiges effektives Röhrenstrom-Zeit-Produkt – dieses wird als Quotient aus Röhrenstrom-Zeit-Produkt pro Pitch definiert – für einen definierten Standardpatienten (adulter Patient 80 kg, pädiatrischer Patient 20 kg). Der auswählte Grad des Bildrauschens wird empirisch abgeschätzt, um den nominal applizierten Röhrenstrom an das individuelle Patiententopogramm anzupassen.

Das Produkt SureExposure® (Canon) benutzt standardisierte Schwächungswerte in Referenzbildern. Mit dieser Methode wird das Bildrauschen in einem patientenäquivalenten Wasserphantom referenziert. Die so gewonnenen Daten werden benutzt, um das Topogramm der spezifischen Untersuchung zu evaluieren und den Röhrenstrom zu modulieren.

> Da der Röhrenstrom bei schlanken Patienten mit geringer Schwächung stärker gesenkt wird als bei adipösen Patienten, ist die Dosiseinsparung deutlich ausgeprägter (ca. 44 % vs. 3 %).

▪ Modulation des Röhrenstroms

Die Röhrenstrommodulation bewirkt die Anpassung des Röhrenstroms entsprechend der Röntgenstrahlschwächung durch den Patienten. Hier dient das Schwächungsprofil als Modulationsgrundlage, d. h., es handelt sich um eine schwächungswertbasierte Modulation.

Als weitere Möglichkeit kann die Belichtung während der Untersuchung überwacht werden (s. oben »Automatische Expositionskontrolle«). Diese Kontrollschleife erlaubt dann die zusätzliche Modulation des Röhrenstroms in Echtzeit unter Kontrolle der aktuellen Belichtung bzw. des Detektorsignals.

Die Strahlendosis lässt sich unter Verwendung dieser Techniken und in Abhängigkeit der Anatomie des Patienten um ca. 50 % reduzieren, da die Dosis E proportional zum Röhrenstrom I ist. Es gilt:

$$E \sim I.$$

E Dosis, I Röhrenstrom

Die Modulation des Röhrenstroms erfolgt optimal in x-y-Richtung während des Umlaufs je nach Winkelstellung zum Körperquerschnitt (z. B. unterschiedliche anterolaterale vs. laterale Projektionen) und in z-Richtung in longitudinaler Anpassung an die Anatomie (z. B. Lunge/Thorax vs. Leber/Abdomen, ◘ Abb. 13.3).

Die x-y-Modulation ist besonders sinnvoll bei ovalen Patientenquerschnitten. Sie erhöht aber auch den negativen Effekt bei unkorrekter Zentrierung. Deshalb ist es häufig sinnvoll bei runden Untersuchungsquerschnitten – also bei Untersuchung des

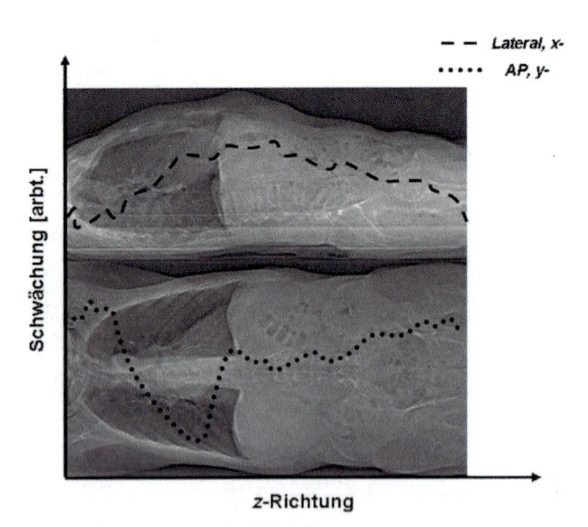

◘ Abb. 13.3 Schwächungsbasierte Modulation des Röhrenstroms basierend auf der unterschiedlichen Schwächung in x-, y- und z-Richtung

Kopfes oder von kleinen Kindern –, keine x-y-Modulation zu verwenden.

▪ Röhrenspannung

Eine weitere Möglichkeit der Dosiseinsparung stellt die Reduktion der Röhrenspannung dar. Dies ist effektiv, da die Dosis E proportional zum Quadrat der Röhrenspannung U ist. Es gilt:

$$E \sim U^2.$$

E Dosis, U Röhrenspannung

$E \sim U^2.$
E Dosis, U Röhrenspannung

Eine reduzierte Röhrenspannung liefert Bilder mit vergleichbarem Rauschen, wenn diese Technik zur CT-Datenakquisition bei schlanken und/oder pädiatrischen Patienten angewendet wird.

Einen weiteren Vorteil liefert diese Dosis-Reduktionsstrategie bei der CT-Untersuchung mit Kontrastmittel: Durch die Reduktion der Röhrenspannung nähert sich die mittlere Röntgenphotonenenergie des Spektrums der Absorptionskante für die K-Schalenionisation des Elements Jod bei 33 keV. Dadurch erhöht sich das Schwächungsvermögen von Jod um ein 5-faches, und die Sichtbarkeit des jodierten Kontrastmittels ist deutlich größer bei niedrigeren als bei höheren Röhrenspannungen (▶ Kap. 18). Deshalb verbessert sich die Erkennbarkeit hyper- (und hypo-) vaskularisierter Läsionen. Auf der anderen Seite sind Bilder nach der Akquisition bei reduzierter Röhrenspannung mit einem höheren Bildrauschen behaftet (▶ Kap. 3). Dies ist durch eine vermehrte Absorption von Röntgenphotonen niedriger Energie zu erklären.

Es ist daher zwischen erhöhtem Bildrauschen und Kontrastmittelverstärkung abzuwägen; gegebenenfalls muss durch einen mäßig erhöhten Röhrenstrom gegenkompensiert werden. ◻ Abb. 13.4 zeigt die

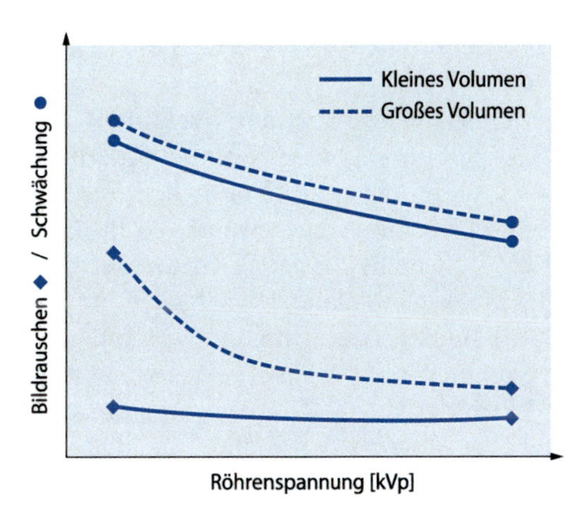

◻ **Abb. 13.4** Abhängigkeit der CT-Schwächung und des Bildrauschens von der Röhrenspannung bei kleinen und großen Volumina

Abhängigkeit der Schwächungsprofile und das Bildrauschen einer kontrastmittelverstärkten CT bei kleinen und großen Volumina. Es gibt eine optimale Röhrenspannung zur Bildgebung eines individuellen Patienten. Mit anderen Worten: Unterhalb einer geräte- und untersuchungsprotokollspezifischen Grenze (z. B. Body-Mass-Index, Körperumfang, Gewicht) erbringt die CT mit reduzierter Röhrenspannung ein optimales Signal-Rausch-Verhältnis und gute Bildqualität bei niedrigerer Dosis. Dies sollte auch in Untersuchungsregionen mit geringerer Strahlschwächung, z. B. beim Thorax und bei Kindern, erwogen werden, denn bei normalgewichtigen Patienten kann durch eine Absenkung der Röhrenspannung eine deutliche Dosisreduktion (z. B. von 120 auf 100 kVp) und eine bessere Niedrigkontrast-Erkennbarkeit erreicht werden.

> Aus der Reduktion der Röhrenspannung resultiert bei schlanken Patienten ein verbessertes Kontrast-Rausch-Verhältnis bei niedrigerer Dosis.

Automatische Auswahl der Röhrenspannung

Bei diesem sehr neuen Verfahren zur Dosisreduktion wird die erforderliche Röhrenspannung automatisch anhand der Strahlschwächung ausgewählt (z. B. CAREkV®, Siemens). Das CT-System errechnet auf der Grundlage der Schwächung des Topogramms eine optimale Kombination aus minimal notwendiger Röhrenspannung und erforderlichem Röhrenstrom, um eine vom Radiologen zuvor definierte Bildqualität für die jeweilige Indikation (d. h. Angiographie, native Untersuchung etc.) zu erreichen. Die Röhrenspannung kann somit automatisch und patientenspezifisch optimiert werden. Die effektive Dosis wird dadurch um bis zu 50 % reduziert.

Pitch

Der Pitch bei der CT-Untersuchung ist ein Parameter der örtlichen Überlappung (▶ Kap. 3) in der Spirale. Eine suffiziente Bildqualität wird bei Pitch-Werten zwischen 1 und 2 erreicht; dies gilt bei der Verwendung von Single-Source-CT-Systemen. Bei der Dual-Source-CT, einem CT-System mit 2 orthogonal angeordneten Röhren-Detektor-Systemen, kann der Pitch auf Werte zwischen 3 und 4 erhöht werden. Bei diesen Pitch-Werten ist die Akquisition überlappender, redundanter Daten reduziert, d. h., die Strahlendosis ist ebenfalls reduziert. Die simultan reduzierte Akquisitionszeit reduziert gleichzeitig Bewegungsartefakte.

> **Wichtig**
>
> Bei der Spiral-CT besteht folgender Zusammenhang:
>
> Pixelrauschen σ ist proportional zum Pitch p:
>
> $\sigma \sim p.$
>
> σ Rauschen, p Pitch

Zur Kompensation des erhöhten Pixelrauschens durch einen erhöhten Pitch steuern einige Hersteller (z. B. Canon, Siemens) in ihren Protokollen automatisch mit einer Erhöhung des Röhrenstroms entgegen. Cave: Ein besonderes Augenmerk ist bei der Pitch-Erhöhung auf den Röhrenstrom zu richten.

Wenn Bewegungsartefakte eine untergeordnete Rolle spielen und der Scanner hohe Röhren-Umlaufgeschwindigkeiten ermöglicht, können auch niedrige Pitch-Werte günstig sein, wenn der Röhrenstrom entsprechend der Pitchreduktion verringert wird, denn durch die Doppelakquisition aus verschiedenen z-Richtungen können Artefakte reduziert und die Bildqualität gesteigert werden.

Schichtdicke

Die Zielschichtdicke nach der Rekonstruktion hat kontroverse Auswirkungen auf die Bildqualität und damit den Dosisbedarf. Einerseits reduziert sich bei dickeren Schichten das Rauschen proportional zur Wurzel aus der Zielschichtdicke, was die Niedrigkontrast-Erkennbarkeit erhöht. Andererseits aber erhöht sich bei dünneren Schichten der Kontrast für Details insbesondere im Hochkontrastbereich, weil über kleinere Bereiche gemittelt wird. Deshalb sollte die zu befundende Zielschichtdicke bereits zu Beginn der Untersuchungsplanung definiert werden.

Die physikalische Zeilenauflösung des Detektors sollte jedoch nicht manipuliert werden, weil hierdurch z. B. multiplanare Rekonstruktionen beeinträchtig werden können und Rekonstruktionsoptionen wie dünne, aber überlagernde Schichten verloren gehen.

Iterative Bildrekonstruktion (IR)

Eine reduzierte Strahlendosis in der CT führt in der Regel zu erhöhtem Bildrauschen und damit zu einem Verlust an Bildqualität (▶ Kap. 3). Um vor allem das Bildrauschen, z. B. bei geringerer Dosis, zu reduzieren und Aufnahmen von höherer Qualität zu generieren, kann das Verfahren der iterativen Bildrekonstruktion eingesetzt werden (vgl. Filtered-Back-Projection-Methode, ▶ Kap. 3).

Im Gegensatz zur iterativen Rekonstruktion muss bei der Filtered-Back-Projection-Methode (FBP) ein Kompromiss zwischen räumlicher Bildauflösung (also Bildqualität) und Bildrauschen eingegangen werden. Soll das Bildrauschen vermindert werden, um eine bessere Bildqualität zu erhalten, muss die Dosis erhöht werden.

Bei der iterativen Bildrekonstruktion werden mittels eines mathematischen Verfahrens aus der angenommenen Schwächung der Röntgenstrahlen die Schwächungswerte in der Querschnittsebene sowie die räumliche Verteilung der Dichten errechnet.

Nach der theoretischen Annahme einer Dichteverteilung zu Beginn der iterativen Rekonstruktion werden neue Projektionsdaten synthetisiert und anschließend mit den »echten« – d. h. gemessenen – Rohdaten verglichen. Aus der Differenz wird die Korrektur ermittelt und angewendet. Dieser Prozess wird iterativ wiederholt und bis zum Erreichen eines Abbruchkriteriums durchlaufen.

Mithilfe iterativer Korrekturschleifen werden

a) das Rauschen reduziert und
b) die Auflösung von Regionen mit hoher Dichte verbessert (◘ Abb. 13.5)
c) Artefakte – insbesondere Metallartefakte – reduziert.

In der ersten Generation der iterativen Rekonstruktion fand die Iteration zur Rauschunterdrückung nur im Bildraum auf der Basis der Statistik der einzelnen Projektionen statt (IRIS, Siemens 2009).

Bereits in der 2. Generation wurden auch die Rohdaten modifiziert, um auch Artefakte zu unterdrücken (SAFIRE, Siemens; ASIR®, GE). Modellbasierte (gerätespezifische) Vorwärtsprojektionen in den Rohdatenraum waren zu diesem Zeitpunkt jedoch häufig noch zu rechenintensiv für schnelle Rekonstruktionen in der klinischen Routine (z. B. Veo™, GE).

In der dritten Generation konnten diese Hürden dank höherer Rechenleistung und verbesserter Algorithmen mit hybriden und modellbasierten Verfahren wie iDose[4] (Philips), AIDR 3D (Canon), ADMIRE (Siemens), ASIR-V (GE) überwunden werden. Die modellbasierte iterative Rekonstruktion (MBIR) etablierte sich zunehmend zur Referenz. Komplexe Algorithmen wie IMR (Philips) und FIRST (Canon) waren jedoch immer noch recht langsam. Ein Problem der iterativen Rekonstruktion bleibt jedoch eine gegenüber FBP veränderte Gewebetextur, die die Bilder synthetisch erscheinen lässt.

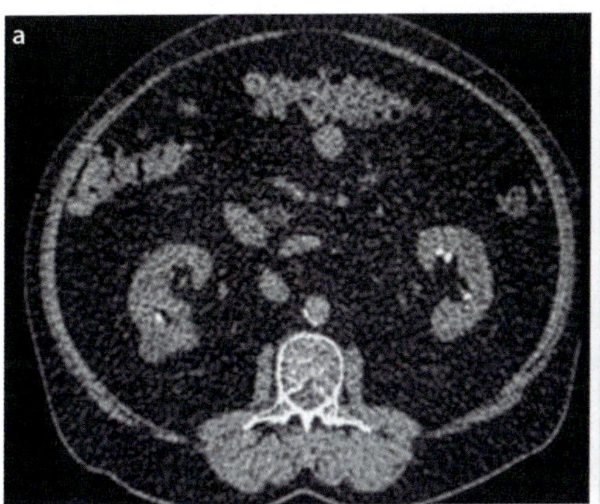

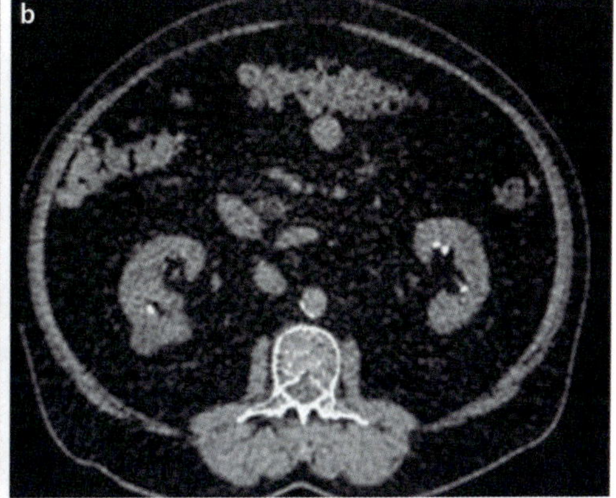

◘ **Abb. 13.5** Rekonstruktionen des Abdomens mittels »Filtered Back Projection« (**a**) und iterativer Rekonstruktion (**b**). Dosiswerte werden bei gleichem Rauschen reduziert

Die neueste Tendenz für optimierte Rekonstruktionen, die neben der Rauschunterdrückung auch auf eine FBP-ähnliche Rauschtextur und verbesserte Niedrigkontrast-Erkennbarkeit abzielen, zeichnet sich durch die Anwendung von künstlicher Intelligenz in Deep-Learning-Algorithmen auf neuronalen Netzwerken (True Fidelity™, GE; AiCE, Canon) ab. Wenn diese gut trainiert sind, können sie die Rekonstruktionen sehr schnell mit deutlich weniger Iterationsschritten durchführen und eignen sich außerdem für die spektrale Bildgebung.

Übersicht

1. Die Implementierung iterativer Rekonstruktionsmethoden hat in den letzten 10 Jahren erhebliche Fortschritte erzielt, wobei die benötigte Rechenzeit den limitierenden Faktor darstellt.
2. Durch IR kann die Strahlendosis einer Untersuchung um 25–75 % verringert werden, ohne die Bildqualität nennenswert zu beeinträchtigen.
3. Modellbasierte, vollständig iterierende Algorithmen sind rein bilddatenbasierten Algorithmen in der Regel überlegen.
4. Bei hohen Iterationsstufen verändert sich häufig der Bildeindruck. Deshalb sollten diese sorgfältig gewählt werden.
5. Die neuerdings stattfindende Implementierung von Deep-Learning-Algorithmen mit künstlicher Intelligenz versucht solche Beeinträchtigungen bei sehr kurzen Rekonstruktionszeiten zu vermeiden.

13

■ Abschirmung

Für die CT wurde früher je nach Körperregion die Verwendung von Schutzmaterialien empfohlen oder sogar vorgeschrieben, wenngleich kontroverse Meinungen vorherrschen.

Es existieren Modelle z. B. für die Abdeckung der Augenlinsen, der Schilddrüse, der Mammae und der Hoden. Diese Modelle bestehen aus flexiblen, meist latex- oder vinylimprägnierten Protektoren, hergestellt aus Elementen mit hohen Ordnungszahlen (meist Bismut, aber auch Wolfram, Gadolinium, Antimon). Wegen der hohen Ordnungszahl und Schwächung verursachen diese Protektoren jedoch regelmäßig Artefakte in den CT-Bildern.

Die Verwendung dieser Schutzmittel im Scanbereich kann einzelne Organdosen um bis zu 30 % reduzieren. Bei dieser Kalkulation wird eine gering erhöhte Austrittsdosis dosimetrisch vernachlässigt. Häufig wird der Effekt aber erkauft mit erheblichen Aufhärtungsartefakten in der Nähe der Protektoren, die die Befundbarkeit in diesen Untersuchungsregionen empfindlich beeinträchtigen können. Deshalb sollte diese Praxis nur noch in Ausnahmefällen angewandt werden. Damit die automatische Dosisregelung die Strahlschwächung der Protektoren nicht gegenkompensiert, müssen die Protektoren nach dem Topogramm oder ausserhalb von diesem aufgelegt werden. Wenn Abschirmungen im Scanbereich dennoch unverzichtbar erscheinen, sollte dringend auf einen ausreichenden Abstand der Protektoren zur Körperoberfläche geachtet werden. Ein oberflächlicher Abstandhalter (z. B. ein zentimeterdickes Baumwolltuch unter dem Protektor) kann zur Reduktion der Aufhärtungsartefakte eingesetzt werden.

Wichtig

Die Akzeptanz und Verwendung der Protektoren ist eingeschränkt. Gegenargumente sind, dass ähnliche Effekte der Dosisreduktion durch die Anpassung mit Organprotokollen erzielt werden, die den (überwiegend ventralen) Röhrenstrom sektoriell in einem angemessenen Winkelbereich reduzieren (z. B. X-CARE®, Siemens), dies jedoch

a) ohne das Auftreten von oberflächlichen Aufhärtungsartefakten und
b) bei weitgehend homogener Verteilung des Bildrauschens und der Dosis.

Die Abdeckung der an den Scanbereich angrenzenden Körperregionen mit Kontaktabschirmungen wird seit Kurzem fast ausnahmslos ablehnend gesehen, denn dies kann zu befundeinschränkenden Artefakten und erheblichen Überdosierungen führen, wenn die Kontaktabschirmungen im Regelbereich der AEC bzw. der automatischen Röhrenstrommodulation liegen. Außerdem überwiegt der Strahlentransport im Körperinneren meistens die Strahlenexposition durch Störstrahlung von außen.

Mögliche Anwendungsfälle für Protektoren sind: Augenlinsen und Schilddrüse bei Schädelscan, Abdomen bei Thorax-CT (z. B. Lungenembolie) von Schwangeren in der Spätphase, Brustabdeckung bei Abdomen- oder Schädelscan von jungen Frauen, wenn ein ausreichender Abstand zu den Scangrenzen sichergestellt ist. Dabei muss der Overscanning-Bereich (s. u.) mitberücksichtigt werden.

Gonadenschutz steht nicht mehr im Vordergrund, denn die Strahlenempfindlichkeit der Ovarien und Testes wird aktuell deutlich niedriger eingeschätzt als früher (Organwichtungsfaktor w_T heute 0,08 statt früher 0,2) und vererbbare Effekte sind äußerst unwahrscheinlich (5 in 1 Million pro mSv).

Übersicht

- Auf die Verwendung von Kontaktabschirmungen sollte im Regelfall und bei Unsicherheit verzichtet werden.
- In zeitkritischen Akutsituationen sollten generell keine Abdeckungen verwendet werden, denn die Fehlerwahrscheinlichkeit ist dann erhöht.
- Die korrekte Wahl von Primärkollimation und Pitch (wg. Overscanning) ist zumeist effektiver als Kontaktabschirmungen.
- Für besonders gefährdete Patientengruppen sind bei elektiven Untersuchungen Abdeckungen eventuell sinnvoll. Dann sollte die Abschirmung möglichst nach der Aufnahme des Topogramms aufgelegt werden.

Die optimierte Lagerung des Patienten und Planung der Untersuchung stellt eine weitere wichtige Maßnahme zur Reduktion der Strahlenexposition dar, die Anwendung von Protektoren unnötig machen kann. Zum Beispiel werden Augenlinsen bei der Untersuchung des Neurokraniums vermindert strahlenexponiert, wenn mit einer angepassten Gantry-Kippung untersucht wird (▶ Kap. 8). Eine starke ventrale Flexion des Kopfes hat einen ähnlichen Effekt.

13.8.2 Protokollspezifische Strategien zur Dosisreduktion

▪ Sequenzielle CT-Datenakquisition

Bei der Verwendung von Protokollen mit sequenzieller Datenakquisition erfolgt die Datenakquisition schrittweise: Der Patiententisch ist während der Akquisition stationär und bewegt sich nur zwischen den Aufnahmen sequenziell zur nächsten Position entlang der z-Achse des Patienten. Da bei diesem Aufnahmeverfahren die Überlappung der akquirierten Daten reduziert ist und kein Overscanning (s. u.) stattfindet, wird die Strahlendosis minimiert. Die Volumenabdeckung erfolgt jedoch langsamer als bei der Datenakquisition mittels Spiral-CT. Cave: kritisches Bolus-Timing z. B. bei kontrastmittelverstärkten Angiographien der Extremitäten.

Die sequenzielle Datenakquisition kann ebenfalls unter Verwendung einer EKG-Synchronisation (z. B. Herz-CT, ▶ Kap. 15) benutzt werden. Der Aufnahmezeitpunkt wird dabei für alle RR-Intervalle vor der Untersuchung festgelegt. Durch die im Vergleich zu retrospektiv EKG-synchronisierten Protokollen kürzere Akquisitionszeit (Zeitdauer ca. 100 ms pro RR-Intervall) wird die Dosis reduziert. Cave: Niedrige und regelmäßige Herzfrequenzen sind Voraussetzungen.

■ **Overscanning**

Zur Bildrekonstruktion aus CT-Daten werden zusätzliche Daten zu Beginn und zum Ende einer Akquisition benötigt. Die tatsächlich exponierte z-Achse einer Spiral-CT-Untersuchung ist daher stets größer als die, die auf der Benutzereinheit angezeigt und rekonstruiert wird. Da die Strahlendosis proportional zur Scanlänge ansteigt (▶ Abschn. 13.2), erhöht dieser Effekt des Overscannings (auch Overranging) die Strahlenexposition des Patienten. Dieser Effekt ist umso größer, je breiter der Detektor und je kürzer der Scanbereich ist.

Cave: Vom Overscanning muss Overbeaming unterschieden werden. Overbeaming beschreibt die geometrische Effizienz (▶ Abschn. 13.7) – d. h. die Breite des Röntgenfächers – im Verhältnis zur aktiven Detektorfläche.

Weiterführende Literatur

ICRP Report No. 103, ISSN 0146-6453, ISBN 978-0-7020-3048-2

BAG Jahresbericht Schweiz 2021, Strahlenschutz BAG, ▶ https://www.bag.admin.ch/bag/de/home/das-bag/publikationen/taetigkeitsberichte/jahresberichte-strahlenschutz-umweltradioaktiviaet-und-dosimetrie.html

Grupen C, Werthenbach U (2008) Grundkurs Strahlenschutz: Praxiswissen für den Umgang mit radioaktiven Stoffen. Springer, Berlin

AAPM Report No. 204 (2011), Size-Specific Dose Estimates (SSDE) in pediatric and adult body CT examinations, ISBN: 978-1-936366-08-8, ISSN: 0271-7344

Deak PD, Smal Y, Kalender WA (2010) Multisection CT protocols: sex- and age-specific conversion factors used to determine effective dose from dose-length product. Radioloy 257:158–166

Bundesamt für Strahlenschutz: Wie wirkt ionisierende Strahlung? ▶ https://www.bfs.de/DE/themen/ion/wirkung/einfuehrung/einfuehrung.html

McCollough CH, Primak AN, Braun N, Kofler J, Yu L, Christner J (2009) Strategies for reducing radiation dose in CT. Radiol Clin North Am 47:27–40

McCollough CH, Bruesewitz MR, Kofler JM Jr (2006) CT dose reduction and dose management tools: overview of available options. Radiographics 26:503–512

Primak AN, McCollough CH, Bruesewitz MR, Zhang J, Fletcher JG (2006) Relationship between noise, dose, and pitch in cardiac multi-detector row CT. Radiographics 26:1785–1794

Boone JM, Geraghty EM, Seibert JA, Wootton-Gorges SL (2003) Dose reduction in pediatric CT: a rational approach. Radiology 228:352–360

Linton OW, Mettler FA Jr (2003) National conference on dose reduction in CT, with an emphasis on pediatric patients. AJR Am J Roentgenol 181:321–329

Thibault JB, Sauer KD, Bouman CA, Hsieh J (2007) A three-dimensional statistical approach to improved image quality for multislice helical CT. Med Phys 34:4526–4544

Willemink MJ, Noël PB (2018) The evolution of image reconstruction for CT – from filtered back projection to artificial intelligence. Eur Radiol 46(Suppl 2):1–11

SSK (2018, 2022) Verwendung von Patienten-Strahlenschutzmitteln bei der diagnostischen Anwendung von Röntgenstrahlung am Menschen, Empfehlung der Strahlenschutzkommission, Bonn DE ▶ https://www.ssk.de/DE/Beratungsergebnisse/beratungsergebnisse_node.html

BIR, British Institute of Radiology (2020), Guidance on using shielding on patients for diagnostic radiology applications, ▶ https://www.bir.org.uk/education-and-events/patient-shielding-guidance.aspx

SGSMP Report on the use of patient shielding in radiological procedures Report Nr 21 (2020) ▶ https://ssrpm.ch/wp-content/uploads/2021/01/Report-21.pdf

CT in der Schwangerschaft

David C. Rotzinger

Inhaltsverzeichnis

H. Alkadhi und S. Leschka (Hrsg.), *Wie funktioniert CT?*,
https://doi.org/10.1007/978-3-662-68480-1_14

14.1 Einleitung

Die Durchführung einer CT bei einer schwangeren Frau ist für medizinisches Fachpersonal und Patientinnen oft mit Stress verbunden. Trotzdem sollte die Anwendung der CT während der Schwangerschaft nicht grundsätzlich vermieden werden, aber die Nutzen-Risiko-Abwägung muss sehr sorgfältig durchgeführt werden. Die untersuchte anatomische Region hat einen großen Einfluss auf die Entscheidung, ob eine CT vorgenommen werden soll oder nicht; bei einer CT des Abdomens/Beckens ist das Risiko für den Embryo bzw. Fetus am höchsten, und diese Bildgebungsmodalität sollte daher nicht in erster Linie verwendet werden. Die CT wird nur durchgeführt, wenn die Diagnosefindung aus klinischer Sicht nicht aufgeschoben werden kann und keine alternative Bildgebung ohne Röntgenstrahlung möglich bzw. sinnvoll ist. Bei der Anwendung der CT während der Schwangerschaft müssen die deterministischen (teratogenen) und stochastischen (Karzinogenese) Risiken bekannt sein und berücksichtigt werden. Besonders kritisch sind Vorsorgemaßnahmen zur Verhinderung einer CT während einer Schwangerschaft sowie – falls die Untersuchung im Unwissen einer Schwangerschaft durchgeführt wurde – Kenntnisse über das adäquate weitere Vorgehen. Für die Aspekte der Gabe von jodhaltigem Kontrastmitteln während der Schwangerschaft wird auf das ▶ Kap. 15 verwiesen. Für nähere Erläuterungen der Strahlenexpositionsparameter siehe ▶ Kap. 13.

14.2 Strahlendosisaspekte einer CT in der Schwangerschaft

Zunächst einmal ist der Embryo bzw. der Fötus strahlenempfindlicher als das erwachsene Subjekt. Fetaldosen können schnell danach kategorisiert werden, ob sich der Fötus im Aufnahmefeld befindet oder nicht. Bei einer einmaligen Untersuchung anatomischer Regionen außerhalb des Abdomens/Beckens ist der Fötus in der Regel nur einer vernachlässigbaren Dosis von Streustrahlung (<0,1 mGy) ausgesetzt, und daher wird das Risiko als sehr gering eingestuft.

14.2.1 Teratogenese

Die Organogenese findet vornehmlich in der 2.–15. Gestationswoche statt. Dies ist die Zeitspanne, in der der Embryo die höchste Sensibilität für teratogene Effekte durch Röntgenstrahlen besitzt. Solche können sein: vorgeburtlicher Tod, Mikrozephalie, Mikrophthalmie, mentale Retardation, Wachstumsretardation, Verhaltensstörungen und Katarakte. Teratogene Effekte beim Embryo durch Röntgenstrahlen sind vor der 2. und nach der 15. Gestationswoche extrem selten.

Die Teratogenese ist ein deterministischer, d. h. nichtstochastischer Effekt von Röntgenstrahlen. Das bedeutet, dass es eine Schwellenwertdosis gibt, unter der kein Risiko vorhanden ist. Dieser Schwellenwert variiert zwischen 50 mGy für vorgeburtlichen Tod (1.–2. Gestationswoche), und 300 mGy für intellektuelle Beeinträchtigung (8.–15. Gestationswoche).

> Die Teratogenese ist ein deterministischer Effekt von Röntgenstrahlen.

▪ Risiko der Teratogenese für das Ungeborene

Das Auftreten eines deterministischen Schadens beim Ungeborenen wird von der Höhe der Strahlendosis in Relation zum Entwicklungsstadium des Ungeborenen bestimmt (◻ Abb. 14.1).

Die Strahlendosis einer CT für das Ungeborene im weiblichen Becken variiert und hängt von verschiedenen Protokollparametern, vom Gestationsalter und von

Erster Tag der letzten Regelblutung

In der frühen Phase einer Schwangerschaft kann die Strahlenwirkung zum Ausbleiben der Einnistung oder zum Absterben der Leibesfrucht führen.
Schwellendosis: 50 bis 100 mSv

4 Wochen nach der letzten Regelblutung

In diesem Zeitraum teilen und differenzieren sich die Zellen und es werden die embryonalen Organanlagen, z. B. für Herz und Nervensystem, gebildet. In dieser Phase besteht das Risiko für Fehlbildungen.
Schwellendosis: 50 bis 100 mSv

10 Wochen nach der letzten Regelblutung

Ab etwa der 11. Schwangerschaftswoche können Strahlenbelastungen eine Fehlentwicklung des Gehirns zur Folge haben.
Schwellendosis: etwa 300 mSv

Geburt

Abb. 14.1 Deterministische Strahlenwirkung auf das Ungeborene in unterschiedlichen Entwicklungsphasen

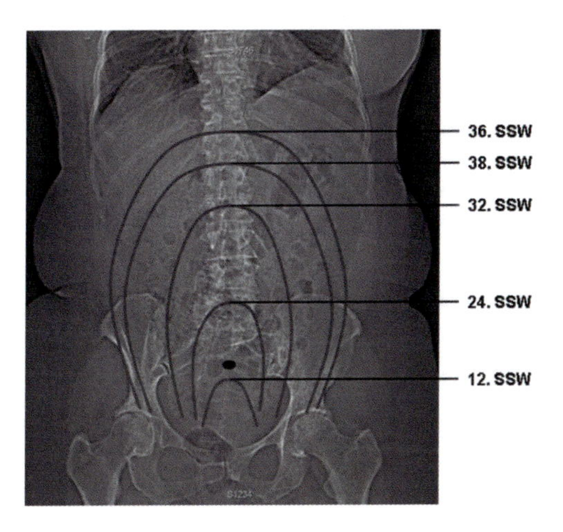

Abb. 14.2 Ungefähre Ausdehnung des Uterus während der Schwangerschaft

der Ausdehnung des Uterus während der Schwangerschaft ab (Abb. 14.2).

Der Schwellenwert für mögliche Missbildungen liegt bei 100 bis 200 mGy vor der 16. Schwangerschaftswoche und danach bei 500 bis 700 mGy. Solche Dosen werden mit den derzeitigen Abdominal-CT-Protokollen nicht erreicht. So konnten Studien zeigen, dass die Inzidenz kongenitaler Missbildungen bei Feten nach intrauteriner Exposition durch Röntgenstrahlen nicht erhöht ist.

> Das Risiko einer Teratogenese als Folge einer CT des Beckens bei einer Schwangeren ist sehr gering, weil die Strahlendosis in der Regel zu niedrig ist, um derartige Effekte zu verursachen.

14.2.2 Karzinogenese

Die Karzinogenese ist ein stochastischer Effekt von Röntgenstrahlen. Das bedeutet, dass kein Schwellenwert existiert und jede Strahlung ein gewisses Risiko darstellt.

Die Wahrscheinlichkeit für das Eintreten eines Schadens steigt mit zunehmender Strahlendosis an und ist unabhängig von der Entwicklungsphase des Fetus.

> Die Karzinogenese ist ein stochastischer Effekt von Röntgenstrahlen.

Das Risiko einer Karzinogenese im Kindesalter nach Bestrahlung in utero wurde in Tiermodellen umfassend untersucht. Das Risiko für Krebs im Kindesalter, insbesondere für Lymphome, ist nach einer Exposition in utero von 10 bis 20 mGy um den Faktor 1,5 bis 2 erhöht.

Dies ist gegen die Tatsache abzuwägen, dass das Risiko für Krebs im Kindesalter ohne Exposition sehr gering ist und in der Größenordnung von 0,2 bis 0,3 % liegt.

Der Zusammenhang zwischen dem Risiko der Karzinogenese und dem Alter der Gestation wird kontrovers diskutiert. Während einige Studien ein höheres Risiko für die Exposition im 1. Trimester im Vergleich zum 2. und 3. Trimester zeigen, deuten andere Studien auf ein höheres Risiko in der späteren Schwangerschaft hin.

> Eine CT mit Exposition des Fetus sollte in jedem Trimenon vermieden werden, weil sie bei heute gängigen Strahlendosen zu einer Verdoppelung des Risikos der Entwicklung eines Karzinoms in der Kindheit führen kann.

14.3 Gesetzliche Bestimmungen

Für den Schutz der Schwangeren gegen ionisierende Strahlung existieren in praktisch allen Ländern gesetzliche Bestimmungen und Richtlinien. Diese sind im deutschsprachigen Raum im Internet unter den folgenden Adressen zu finden:

- Für Deutschland: Bundesamt für Strahlenschutz (BfS), ▶ https://www.bfs.de/DE/themen/ion/anwendung-medizin/diagnostik/schwangerschaft/schwangerschaft_node.html
- Für die Schweiz: Bundesamt für Gesundheit (BAG), Eidgenössische Kommission für Strahlenschutz und Überwachung der Radioaktivität, ▶ https://www.bag.admin.ch/dam/bag/de/dokumente/str/kommission-strahlenschutz/stellungnahmen-medizin/20210520_medizin_schwangere.pdf.download.pdf/2021-05-27_Empfehlungen%20KSR-Strahlenschutz%20Schwangere.pdf
- Für Österreich: Verband für medizinischen Strahlenschutz in Österreich (VMSÖ), ▶ https://www.strahlenschutz.org/web/index.php/leitlinien

14.4 Vorsichtsmaßnahmen

14.4.1 Vor der CT

Zum Schutz des Ungeborenen muss nach den Bestimmungen der Röntgenverordnung bzw. der Strahlenschutzverordnung vor der Anwendung ionisierender Strahlung in der medizinischen Diagnostik oder Therapie der anwendende Arzt jede gebärfähige Frau befragen, ob eine Schwangerschaft besteht oder bestehen könnte.

Die folgenden Maßnahmen sind sinnvoll, um rechtzeitig feststellen zu können, ob eine Patientin im gebärfähigen Alter schwanger ist:

- Es sollten in allen Räumen der Radiologie entsprechende Hinweise (in mehreren Sprachen) aushängen, welche die Patientinnen darauf hinweisen, sich sofort bei einem Radiologen oder einer MTR zu melden, wenn sie weiß oder den Verdacht hat, schwanger zu sein.
- Die MTR sollten vor jeder radiologischen Untersuchung alle Patientinnen im gebärfähigen Alter fragen, ob eine Schwangerschaft vorliegen könnte.
- Anmeldeformulare für Zuweiser sollten eine Frage zur möglichen Schwangerschaft ihrer Patientin beinhalten.
- Keine Untersuchung oder Intervention mit Exposition des Beckens mit Röntgenstrahlung sollte ohne vorherige Konsultation mit dem Radiologen bei einer Patientin stattfinden, die angibt, möglicherweise schwanger zu sein.

Der Radiologe muss dann mit der Patientin

- die Vorteile und Risiken dieser geplanten Untersuchung besprechen,
- festlegen, ob die Untersuchung auch tatsächlich stattfinden soll,
- eine alternative Modalität in Betracht ziehen oder
- die Untersuchung bis zum tatsächlich durchgeführten Schwangerschaftstest verzögern.

Heute gängige Empfehlungen beinhalten keine »sichere« Zeitspanne für eine Untersuchung mit Röntgenstrahlung während des Zyklus. Das bedeutet, dass das Konzept der 10 Tage (sog. Ten-Day-Rule) heute keine Anwendung mehr findet.

> Vor der Anwendung ionisierender Strahlung muss jede gebärfähige Frau befragt werden, ob eine Schwangerschaft besteht oder bestehen könnte.

14.4.2 Während der CT

Teils kontroverse Meinungen existieren zum Thema Bleiabdeckung von schwangeren Patienten während einer CT. Neuere Phantomstudien deuten auf eine moderate Reduzierung der fetalen Strahlendosis durch Abschirmung hin, obwohl dieser Ansatz möglicherweise die automatische Expositionskontrolle behindern könnte, was zu einer höheren Strahlendosis sowohl für die Mutter als auch für den Fötus führen könnte. Darum raten einige Quellen von einer Abschirmung im primären Strahlungsfeld ab. Für das emotionale Wohlbefinden der Mutter wird manchmal eine Abschirmung außerhalb des Strahls eingesetzt, die sich nicht auf die Dosis für den Fötus auswirkt. Es ist hingegen von Vorteil, die Scanlänge zu verkürzen und gleichzeitig eine ausreichende anatomische Abdeckung zu gewährleisten.

> **Cave**
> Bei einer CT des Brustkorbs führt eine bleihaltige Schürze am Bauch der Mutter nur zu einer leichten Dosisreduktion. Die Anpassung der Akquisitionsparameter und die Verringerung der gescannten Länge haben eine größere Schutzwirkung auf den Fötus.

14.5 Indikationen für eine CT in der Schwangerschaft

Die häufigsten Indikationen für CT-Untersuchungen während der Schwangerschaft sind:
- Lungenembolie,
- Trauma,
- Nierenkolik,
- akute Appendizitis,
- Pelvimetrie,
- neurologische Erkrankungen.

Für alle CT-Indikationen in der Schwangerschaft ist es geboten, die Strahlendosis auf ein absolut nötiges Minimum zu reduzieren, ohne dadurch die diagnostische Aussagekraft der Untersuchung zu vermindern (ALARA-Prinzip). Dies soll mit den üblichen Strategien zur Dosisreduktion (► Kap. 13) geschehen.

Praxistipp

1. Reduktion der Dosis des Topogramms auf ein absolutes Minimum
2. Verwendung der automatischen Röhrenstromadaptation mit möglichst tiefer mAs
3. Verwendung einer niedrigen Röhrenspannung bei Patientinnen mit entsprechendem Körpergewicht bzw. BMI
4. Minimierung der z-Achse der Untersuchung auf ein absolut notwendiges Minimum
5. Minimierung der Phasen der Untersuchung
6. Einsatz von iterativen oder Deep-Learning-Rekonstruktionsalgorithmen

14.5.1 Diagnostik der Lungenembolie

Die Inzidenz von Lungenembolien im Rahmen einer Schwangerschaft gilt als erhöht und beträgt ca. 1–2 pro 7000 Schwangerschaften.

Die folgenden Fakten sollten in Betracht gezogen werden, wenn bei einer schwangeren Patientin bei klinischem Verdacht auf eine Lungenembolie eine Bildgebung in Erwägung gezogen werden soll:

- Die CT-Pulmonalisangiographie zeigt eine im Vergleich zur Ventilations-/Perfusionsszintigraphie höhere diagnostische Genauigkeit für die Diagnose einer Lungenembolie.
- Die Szintigraphie kann bei einem nicht unerheblichen Anteil von Patientinnen während der Schwangerschaft ein unklares (»indeterminate«) Ergebnis aufweisen.
- Die fetale Dosis einer CT-Pulmonalisangiographie ist im Vergleich zur Szintigraphie in allen Trimestern niedriger.
- Die Dosis der Mammae ist bei der CT-Pulmonalisangiographie im Vergleich zur Perfusionsszintigraphie höher.

Neuere Forschungen deuten darauf hin, dass trotz internationaler Richtlinien, die eine Lungenszintigraphie nach einer normalen Röntgenaufnahme des Brustkorbs empfehlen, die CT-Pulmonalisangiographie sowohl während der Schwangerschaft als auch nach der Geburt das am häufigsten verwendete bildgebende Verfahren ist.

Cave

Die fetale Dosis bei der CT-Pulmonalisangiographie ist niedriger als die der Szintigraphie.
Die Mammadosis bei der CT-Pulmonalisangiographie ist höher als die der Szintigraphie.

14

Tipp

Aufgrund der gesteigerten Blutzirkulation und des erhöhten Herzminutenvolumens ist die Kontrastierung der Pulmonalarterien bei der Schwangeren oftmals schwächer als bei nichtschwangeren Patientinnen (▶ Kap. 7).

14.5.2 Trauma in der Schwangerschaft

Traumata verkomplizieren ca. 6–7 % aller Schwangerschaften, sie sind die Hauptursache der nichtgeburtshilflichen Müttersterblichkeit und in der Regel die Folge von Autounfällen, häuslichem Missbrauch oder Stürzen.

Typische unerwünschte Konsequenzen sind Uteruskontraktionen, vorzeitige Wehen und Plazentalösung. In den meisten Fällen genügen ein externes fetales Monitoring und Ultraschallkontrollen, welche eine etwaige Plazentalösung oder Uterusruptur diagnostizieren können.

Der Leitsatz des Managements von schwangeren Patientinnen mit Trauma ist, dass es kein Überleben des Feten ohne ein Überleben der Mutter gibt, mit Ausnahme einer schweren Verletzung in der Spätschwangerschaft, wo eine Notfallsektion das Überleben des Feten sichern kann.

Ultraschall ist eine gute Methode zur Initialdiagnostik der Schwangeren nach einem Trauma. Die CT ist die bevorzugte Methode, wenn die klinische und/oder Ultraschalluntersuchung auf Organverletzungen ohne intraperitoneale Blutung hinweisen, oder beim Verdacht auf Verletzungen von Lunge, Mediastinum, Aorta, Wirbelsäule, Retroperitoneum, Darm, Blase und Knochen.

Die MRT ist eine im klinischen Alltag ungeeignete Modalität für die rasche Evaluation dieser Körperteile bei instabilen Schwangeren nach Trauma. Nach der Erstbeurteilung kann eine MRT in besonderen Fällen sinnvoll sein, z. B. bei einem Wirbelsäulentrauma oder einer komplexen neurologischen Erkrankung. Die MRT kann auch dazu beitragen, die Strahlendosis zu reduzieren, wenn eine Folgebildgebung indiziert ist.

> Ultraschall kann als primäre bildgebende Diagnostik der schwangeren Patientin nach Trauma ausreichend sein. Sind jedoch schwere Verletzungen zu vermuten, sollte eine CT durchgeführt werden.

14.5.3 Nierenkolik

Obstruktive Harnleitersteine kommen bei ca. 1 von 3300 Schwangerschaften vor. Die Bildgebung wird durch die physiologische Hydronephrose verkompliziert.

Ultraschall ist die primäre bildgebende Methode, um Harnleitersteine zu diagnostizieren. Jedoch können in zweiter und dritter Line die MRT oder sogar eine CT notwendig sein, wenn sich der Ultraschall als negativ oder nicht eindeutig erweist.

In jedem Fall sollte eine CT bei der Schwangeren beim Verdacht auf eine Nierenkolik ohne Kontrastmittel, d. h. nativ, und in Niedrigdosistechnik erfolgen (▶ Kap. 13).

> Ultraschall ist die primäre bildgebende Modalität beim klinischen Verdacht auf Nierenkolik bei einer Schwangeren. Eine MRT-Urographie sollte in Betracht gezogen werden, wenn Ultraschall nicht diagnostisch ist. Eine Low-Dose-CT sollte als letztes bildgebendes Verfahren benutzt werden.

14.5.4 Akute Appendizitis

Die akute Appendizitis ereignet sich in ca. 1 von 1500 Schwangerschaften. Die Diagnose einer Appendizitis in der Schwangerschaft kann klinisch insbesondere im 3. Trimenon schwierig zu stellen sein.

Die Perforationsraten im 1. und 2. Trimenon betragen ca. 31 %, während sie im 3. Trimenon auf 69 % ansteigen.

Der Ultraschall mit Kompression der Appendix vermiformis ist die primäre bildgebende Methode der Wahl. Grundsätzlich ist jedoch die Durchführbarkeit sowie die Beurteilbarkeit des Ultraschalls mit zunehmender Dauer der Schwangerschaft erschwert.

Wenn die Ultraschalluntersuchung nicht eindeutig ist, ist die MRT die bevorzugte nächste bildgebende Untersuchung, da sie strahlungsfrei ist und kostengünstig erscheint. Darüber hinaus liefert die MRT eine ausgezeichnete Sensitivität und Spezifität (>95 %).

Eine CT sollte nur in Betracht gezogen werden, wenn die Ultraschalluntersuchung nicht aussagekräftig ist und keine MRT verfügbar ist. CT-Studien bei Verdacht auf eine Blinddarmentzündung in der Schwangerschaft sind spärlich und weisen auf eine geringere Sensitivität hin (85 %) als die MRT.

14.5.5 Pelvimetrie

Eine Pelvimetrie wird gelegentlich vor vaginaler Entbindung verlangt, insbesondere bei Steißlage oder bei Patientinnen mit zephalopelvischer Dysproportion. Bei der Pelvimetrie wird das Becken einer Frau beurteilt, um festzustellen, ob sie vaginal entbinden kann oder nicht.

Eine Pelvimetrie kann mit konventioneller Radiographie, mit CT und mit der MRT durchgeführt werden.

Während die MRT den Vorteil besitzt, keine ionisierende Strahlung zu verwenden, kann die CT-Pelvimetrie mit einer limitierten Technik (Niedrigdosis, laterale und frontale digitale Radiographie und eine einzelne axiale Schicht durch die Femurköpfe, um den interspinosen Durchmesser zu berechnen) mit einer Dosis von < 1 mGy durchgeführt werden.

Das Risiko der Entstehung eines fatalen Karzinoms in der Kindheit würde durch diese Strahlendosis um maximal 2 % erhöht werden. Nichtsdestotrotz sollte – wenn keine Kontraindikationen existieren – eine MRT zur Pelvimetrie in der Schwangerschaft bevorzugt werden.

Eine Überprüfung der Literatur zeigt jedoch den Mangel an Daten über den klinischen Nutzen der CT- oder MRT-Pelvimetrie und die Notwendigkeit klinischer Studien in diesem Bereich.

> Wenn eine Pelvimetrie während der Schwangerschaft aufgrund von Kontraindikationen für eine MRT mit der CT durchgeführt werden soll, muss eine Niedrigdosistechnik verwendet werden.

14.6 Dosisabschätzungen der CT in der Schwangerschaft

Es besteht eine relative Einigkeit bzgl. der Empfehlung, eine Schwangerschaft nach Strahlenexposition zu beenden.

Die sog. Dänische Regel, 1959 von Hammer-Jacobsen eingeführt (Danish Med Bull 1959; 6: 113–122), schlug einen Schwangerschaftsabbruch bei einer fetalen Dosis von über 100 mGy vor. Dieser Empfehlung wurde bisher weitgehend gefolgt. Später kamen weitere, detailliertere Empfehlungen hinzu. So empfiehlt Wagner (Radiology 1986; 159: 787–792) den Abbruch einer Schwangerschaft bei einer Strahlendosis > 50 mGy zwischen der 2. und 15. SS-Woche sowie für jedwede SS-Woche bei Dosen > 150 mGy. Hall (Lippincott Williams & Wilkins 1994, 4th edition, S. 363–452) wiederum empfiehlt eine Schwangerschaft bei einer Strahlendosis > 100 mGy zwischen 10 Tagen und der 26. SS-Woche abzubrechen.

In der Praxis ist es nahezu ausgeschlossen, dass eine einzelne radiologische Untersuchung mit einer Dosis einhergeht, die einen Schwangerschaftsabbruch rechtfertigen würde.

Wenn sich die Gebärmutter jedoch im Aufnahmefeld befindet, sollte die Dosis für den Fötus abgeschätzt werden, insbesondere wenn diese Dosis > 50 mGy ist. Dafür ist die Seite ▶ www.fetaldose.org besonders nützlich, da sie eine Abschätzung der fetalen Dosis unter Berücksichtigung des Gestationsalters, der kVp, des $CTDI_{vol}$, des mütterlichen Perimeters und der oberen/unteren Position des Expositionsbereichs ermöglicht. Die genaue Berechnung der Uterusdosis wird vorzugsweise von einem Medizinphysiker mit Expertise in der CT übernommen.

Nichtsdestotrotz ist es hilfreich, sich der einzelnen Röntgenuntersuchungen und der damit einhergehenden Strahlendosis bewusst zu sein. Die in ◘ Tab. 14.1 aufgeführ-

◘ **Tab. 14.1** Dosis der Gebärmutter bei verschiedenen Röntgenuntersuchungen[a]

Methode	Gebärmutterdosis[b] (mSv)
CT Schädel	<0,1
CT Thorax	<0,3
CT Oberbauch	3–12
CT Becken	15–40
Thorax in 2 Ebenen	<0,01
LWS in 2 Ebenen	1,2–6,0
Becken-Röntgen	1,5–4,0

a Aus: Strahlenthemen. Bundesamt für Strahlenschutz, D
[b] Die Gebärmutterdosis kann während der ersten 8 SS-Wochen mit der Ganzkörperdosis des Fetus gleichgesetzt werden. Je weiter die mittels Röntgendiagnostik untersuchte Körperregion von der Gebärmutter entfernt ist, desto geringer ist i. Allg. die Strahlenexposition für den Fetus.

ten Zahlen sind Näherungen, welche hilfreich sein können, schwangere Patientinnen zu beraten, die eine Röntgenuntersuchung erhalten sollen oder eine ungewollte Exposition mit Röntgenstrahlung hatten.

> Im klinischen Alltag ist es nahezu ausgeschlossen, dass eine einzelne Untersuchung mit Röntgenstrahlung bei einer Schwangeren eine Strahlendosis besitzt, welche ausreicht, einen Schwangerschaftsabbruch zu rechtfertigen.

Falls eine ungewollte Exposition des Abdomens/Beckens einer Schwangeren mit Röntgenstrahlung erfolgt ist, wird empfohlen, das weitere Vorgehen nach den jeweiligen nationalen Richtlinien und gesetzlichen Bestimmungen zu richten (▶ Abschn. 14.3).

Im Allgemeinen soll sich das Vorgehen nach einem 3-Stufenplan richten:

1. Uterusdosis < 20 mSv: keine weiteren Maßnahmen. Hiervon kann immer ausgegangen werden, wenn der Uterus nicht im Nutzstrahlenbündel lag. Andernfalls erfolgt Schritt 2.
2. Dosisberechnung am Uterus anhand von Standardwerten der benutzten Anlage und den Größenverhältnissen der Patientin. Falls diese Berechnung über 50 mSv ergibt, geht man über zu Schritt 3.
3. Rekonstruktion der Untersuchung mit patientenspezifischen Daten und Phantommessungen durch Medizinphysiker, um die exakte Dosis zu berechnen. Die Schwangere ist hierüber aufzuklären.

> Nach ungewollter Exposition einer Schwangeren mit Röntgenstrahlung sollte das Vorgehen nach eingehender Besprechung mit der Schwangeren und im Einklang mit den jeweiligen nationalen Richtlinien und gesetzlichen Bestimmungen erfolgen, in der Regel im Rahmen eines 3-Stufenplans.

Weiterführende Literatur

Coakley F, Gould R, Laros RK, Jr, Thiet MP (2011) Guidelines for the use of CT and MRI during pregnancy and lactation. ▶ http://www.radiology.ucsf.edu/patient-care/patient-safety/ct-mri-pregnancy. Zugegriffen: 01.Juni 2023

Hall EJ, Giaccia AJ (2006) Radiobiology for the radiologist, 6. Aufl. Lippincott Williams & Wilkins, Philadelphia

Hammer-Jacobsen E (1959) Therapeutic abortion on account of x-ray examination during pregnancy. Danish Med Bull 6:113–122

Kobayashi M, Nishihara Y, Haba T, Matsunaga Y, Minami K, Asada Y (2022) Size-specific dose estimates in fetal computed tomography. Radiat Prot Dosimetry 198(6):339–348

Li X, Yang K, Westra SJ, Liu B (2021) Fetal dose evaluation for body CT examinations of pregnant patients during all stages of pregnancy. Eur J Radiol 141:109780

Picone C, Fusco R, Tonerini M, Fanni SC, Neri E, Brunese MC, Grassi R, Danti G, Petrillo A, Scaglione M, Gandolfo N, Giovagnoni A, Barile A, Miele V, Granata C, Granata V (2023) Dose reduction strategies for pregnant women in emergency settings. J Clin Med 12(5):1847

Sensakovic WF, Royall I, Hough M, Potrebko P, Grekoski V, Vicenti R (2020) Fetal dosimetry at CT: a primer. Radiographics 40(4):1061–1070

Shetty MK (2010) Abdominal computed tomography during pregnancy: a review of indications and fetal radiation exposure issues. Semin Ultrasound CT MRI 31:3–7

Wiles R, Hankinson B, Benbow E, Sharp A (2022) Making decisions about radiological imaging in pregnancy. BMJ 377:e070486

Winer-Muram HT, Boone JM, Brown HL, Jennings SG, Mabie WC, Lombardo GT (2002) Pulmonary embolism in pregnant patients: fetal radiation dose with helical CT. Radiology 224:487–492

Unerwünschte Wirkungen jodhaltiger Kontrastmittel

Michael Uder und Hatem Alkadhi

Inhaltsverzeichnis

H. Alkadhi und S. Leschka (Hrsg.), *Wie funktioniert CT?*,
https://doi.org/10.1007/978-3-662-68480-1_15

15.1 Einleitung

Die Anwendung der Computertomographie (CT) erfordert oftmals die Gabe von jodhaltigem Kontrastmittel (KM). Obwohl diese als sehr sicher gelten, sind dennoch verschiedene Nebenwirkungen bekannt. Zu diesen zählen u. a. die Verschlechterung einer bereits bestehenden Niereninsuffizienz (▶ Kap. 16), die Auslösung allergieartiger Symptome und chemotoxische Reaktionen. Da jodhaltige KM die am häufigsten in der radiologischen Bildgebung verwendeten KM sind, ist es für Radiologen und Radiologiefachpersonen bzw. Medizinische Technolog/-innen für Radiologie (MTR) unabdingbar, die verschiedenen unerwünschten Wirkungen zu unterscheiden sowie Möglichkeiten zu kennen, diese Reaktionen zu behandeln. Sämtliche hier wiedergegebenen Empfehlungen sind im Einklang mit denen der European Society of Urogenital Radiology (ESUR). Für die Besonderheiten der intravasalen Gabe von jodhaltigem KM in der Schwangerschaft wird auf ▶ Kap. 17 verwiesen.

15.2 Klassifikation der unerwünschten Wirkungen

Unerwünschte Wirkungen intravasal applizierter jodhaltiger KM können in allgemeine und organspezifische Wirkungen eingeteilt werden. Die generalisierten unerwünschten Wirkungen werden als akut, spät und sehr spät klassifiziert (◘ Abb. 15.1).

Als akut wird eine unerwünschte Reaktion gewertet, wenn sie innerhalb einer Stunde nach der intravasalen Gabe der KM auftritt. Bei den akuten unerwünschten Wirkungen der KM muss unbedingt zwischen allergieartigen Hypersensitivitätsreaktionen auf der einen Seite und chemotoxischen Reaktionen auf der anderen Seite unterschieden werden. Die Hypersensitivitätsreaktionen sind meist nicht IgE-vermittelt, können aber auch echte Allergien sein. Die klinischen Manifestationen allgemeiner akuter Reaktionen sind in ◘ Tab. 15.1 zusammengefasst.

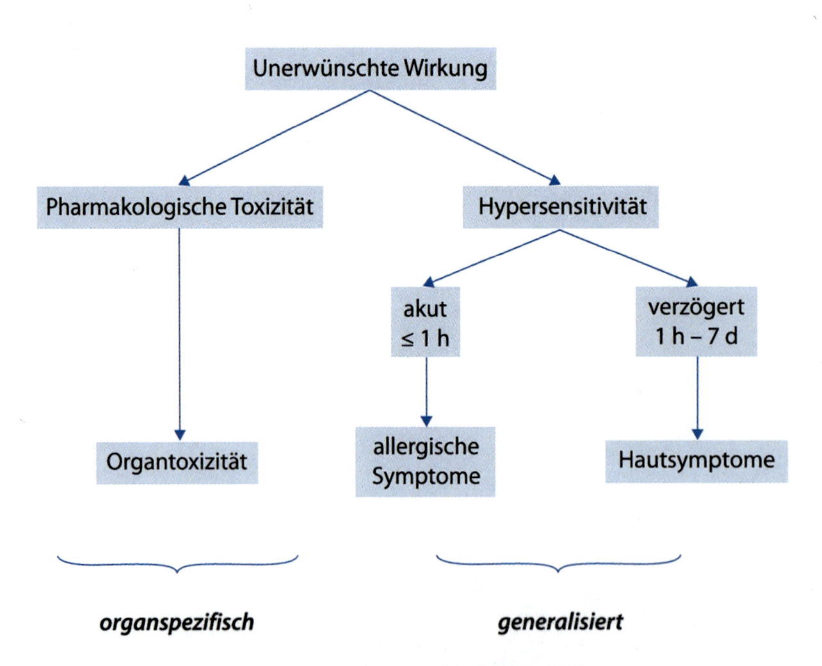

◘ **Abb. 15.1** Einteilung der unerwünschten Reaktionen auf jodhaltige KM

15

Tab. 15.1 Klinische Präsentationen von akuten unerwünschten Wirkungen auf jodhaltige Kontrastmittel. (Modifiziert nach ESUR Leitlinie für Kontrastmittel 10.0)

Art der Reaktion	Allergieartig/Hypersensitivität	Chemotoxisch
Mild	Leichte Urtikaria Leichter Juckreiz Erythem	Übelkeit/Erbrechen Wärme-/Kältegefühl Angstgefühl Selbstlimitierende vasovagale Reaktion
Moderat	Deutlich sichtbare Urtikaria Leichter Bronchospasmus Gesichts-/Larynxödem	Vasovagale Reaktion
Schwer	Hypotensiver Schock Atemstillstand Herzstillstand	Arrhythmien Zerebraler Krampfanfall

Milde Reaktionen sind in der Regel kurz dauernd und selbstlimitierend. Im Gegensatz dazu erfordern moderate und schwere Reaktionen oft ein direktes Management.

Späte unerwünschte Wirkungen sind definiert als Reaktionen, welche sich eine Stunde bis eine Woche nach KM-Injektion präsentieren. Diese verzögerten unerwünschten Wirkungen bestehen meistens aus Hautreaktionen.

Eine sehr späte unerwünschte Wirkung tritt nach Definition für gewöhnlich frühestens eine Woche nach der Kontrastmittelgabe auf. Hierzu wird von der ESUR bei den jodhaltigen Kontrastmitteln die Thyreotoxikose aufgeführt.

15.3 Akut auftretende allgemeine unerwünschte Wirkungen

Milde akute Reaktionen finden sich bei ca. 3 % aller Patienten, welche nichtionisches KM erhalten. Moderate Reaktionen zeigen sich bei 0,2–0,4 %, schwere Reaktionen treten bei 0,04 % auf. Fatale Reaktionen sind sehr selten (1:100.000–1:500.000 KM-Gaben).

15.3.1 Allergieartige Hypersensitivitätsreaktionen

Röntgenkontrastmittel können allergieartige Symptome auslösen. Dabei führen die Kontrastmittel ohne Vermittlung durch IgE-Antikörper zu Histaminfreisetzung aus Mastzellen. Sie sind daher klinisch nicht von einer echten Allergie zu unterscheiden. Allerdings ist – anders als bei einer IgE-vermittelten Allergie – das Wiederholungsrisiko der allergieartigen KM-Reaktionen gering. Nach neueren Untersuchungen liegt es um die 25 % und kann auf unter 10 % reduziert werden, wenn bei der wiederholten KM-Gabe ein anderes Röntgenkontrastmittel (andere chemische Grundsubstanz, z. B. Iomeprol statt Iohexol) verwendet wird.

15.3.2 Behandlung von akuten unerwünschten Wirkungen

Generelle Richtlinien

Die Aufgabe des Radiologen besteht im sorgfältigen Abwägen zwischen klinischem Nutzen einer KM-verstärkten radiologischen Studie für den Risikopatienten und dem geringen, jedoch nicht zu vernachlässigenden Risiko einer unerwünschten Reaktion auf KM. Es sollte immer versucht werden, die geringste Menge, die geringste Konzentration und die niedrigste Zahl von KM-Gaben pro Untersuchung anzustreben, um die gewünschte diagnostische Information zu erhalten. Eine vorherige komplikationslose Gabe von jodhaltigem KM spricht zwar für ein geringes Risiko einer neu auftretenden unerwünschten Wirkung, schließt diese jedoch nicht sicher aus.

Ein regelmäßig gewarteter Notfallkoffer, Atemwegsutensilien, Sauerstoff und Sauerstoffmasken, intravenöse Flüssigkeit und adäquate Medikamente müssen immer sofort und in unmittelbarer Nähe verfügbar sein. Ebenso sind ein Alarmsystem zum notfallmäßigen Herbeirufen von erfahrenem Notfallpersonal (Reanimationsteam), ein EKG und ein Defibrillator essenziell.

Obligate Medikamente in einem Notfallkoffer im CT-Untersuchungsraum

- Sauerstoff
- Adrenalin 1:1000
- H1-Antihistaminikum als Injektionslösung
- Atropin
- Beta-2-Agonist als Inhalator
- i.v.-Flüssigkeit – physiologische NaCl-Lösung und/oder Ringerlaktat
- Antikonvulsive Medikamente (z. B. Diazepam)
- Blutdruckmessgerät
- Beatmungsbeutel

▪ **Spezifische Maßnahmen**

Obwohl geringe Reaktionen in der Regel selbstlimitierend sind, sollte dennoch der intravenöse Zugang der KM-Gabe beibehalten und der Patient bis zu seiner vollständigen Erholung beobachtet werden.

Anhaltendes Erbrechen kann mit einem D2-Rezeptor-Antagonisten wie z. B. Prochlorperazine-Maleat (12,5 mg verdünnt mit 10 ml NaCl-Lösung über 2 min injiziert) therapiert werden. Ein H1-Rezeptor-Antagonist wie z. B. Chlorpheniramin-Maleat (4–8 mg oral oder 10–20 mg intravenös über 2 min) kann Patienten mit Urtikaria verabreicht werden. Bei mäßigem Keuchen sollte 100 % O_2 über eine Maske (10–15 l/min) und zerstäubtes Salbutamol, ein Beta-2-Sympathomimetikum (5 mg in 2 ml NaCl), zur Inhalation verabreicht werden. Das Management schwerer Reaktionen ist in ◘ Tab. 15.2 zusammengefasst.

Das sofortige Erkennen und Behandeln akuter unerwünschter Wirkungen ist unverzichtbar zur Vermeidung lebensbedrohlicher Komplikationen. Patienten sollten bis ca. 30 min nach KM-Gabe nicht allein gelassen werden, denn 94–100 % aller schweren Reaktionen finden innerhalb der ersten 30 min nach KM-Gabe statt.

> Nahezu 100 % aller schweren Reaktionen auf die intravasale Gabe von jodhaltigen Kontrastmitteln finden in den ersten 30 Minuten nach KM-Gabe statt.

15.3.3 Prophylaxe

Die ESUR verzichtet ihrer aktuellen guideline auf die Empfehlung einer medikamentösen Prophylaxe zur Vermeidung allgemeiner unerwünschter KM-Wirkungen, da weder für die Gabe von Kortikoiden noch für die von Antihistaminika eine belastbare Evidenz vorliegt.

Trotz der fehlendenden Evidenz legt das American College of Radiology – anders als die ESUR – wegen der geringen Nebenwirkungen der prophylaktischen Medikation bei Patienten mit Hypersensitivitätsreaktionen bei früheren KM-Untersuchungen die Gabe von Glukokortikoiden (32 mg Methylprednisolon oral oder 40 mg Methylprednisolon bzw. 200 mg Hydrokortison i.v.) in Kombination mit einem nichtselek-

Tab. 15.2 Behandlung von generalisierten schweren akuten Reaktionen auf jodhaltiges KM

Schwere Bronchospasmen	1. Sauerstoff über eine Maske (6–10 l/min)
	2. Beta-2-Agonist-Dosier-Inhalator (2–3 tiefe Inhalationen)
	3. Adrenalininjektion (1:1000) 0,1–0,3, ml falls Bronchospasmus progredient
Larynxödem	1. Sauerstoff über eine Maske (6–10 l/min)
	2. Adrenalin (1:1000) 0,5 ml intramuskulär injiziert
Blutdruckabfall ohne Bradykardie	1. Beine hochlagern
	2. Sauerstoff über eine Maske (6–10 ml/min)
	3. Intravenöse Flüssigkeit (NaCl oder Ringerlaktat)
	1. Bei Nichtansprechen: Adrenalin 1:1.000, 0,5 ml (0,5 mg) 2. Intramuskulär. Bei Bedarf wiederholen
Vasovagale Reaktion	1. Beine hochlagern
	2. Sauerstoff über eine Maske (6–10 l/min)
	3. Intravenöse Flüssigkeit (NaCl oder Ringerlaktat)
	4. Atropin 0,6 mg intravenös, falls notwendig, nach 3–5 min wiederholen bis max. 3 mg
Anaphylaktische generalisierte Reaktion	1. Reanimationsteam rufen
	2. Atemwege sichern
	3. Beine hochlagern
	4. Sauerstoff über eine Maske (6–10 l/min)
	5. Intravenöse Flüssigkeit (NaCl oder Ringerlaktat)
	6. Adrenalin (1:1000) 0,5 ml intramuskulär injiziert

tiven Antihistaminikum (50 mg Diphenhydramin) nahe. Dabei sollte ein minimaler Abstand von Prämedikation und KM-Gabe von 4–5 h eingehalten werden.

Die wichtigste Maßnahme zur Prophylaxe einer erneuten allergieartigen KM-Reaktion bei Patienten, die bei früheren KM-Gaben eine allergieartige Hypersensitivitätsreaktion erlitten haben, ist zweifelsfrei der Wechsel des Kontrastmittels. Bei einer erneuten KM-Exposition sollte ein anderes KM verwendet werden als das, welches in der Vergangenheit die allergieartigen Symptome ausgelöst hat. Ist die Reaktion z. B. auf Iodixanol beobachtet worden, sollte bei einer erneuten KM-Untersuchung Iohexol, Iopamidol oder Iomeprol verwendet werden. Es ist daher ratsam, mindestens zwei verschiedene jodhaltige KM vorrätig zu haben, um im Bedarfsfall wechseln zu können.

> Bei Patienten mit anamnestisch bekannter allergoider KM-Reaktion sollte bei erneuter KM-Gabe ein anderes jodhaltiges KM verwendet werden als das, welches die Reaktion ausgelöst hat. Eine prophylaktische Prämedikation mit Antihistaminika oder Kortikoiden wird von der ESUR nicht mehr empfohlen.

15.4 Späte unerwünschte Wirkungen

Späte unerwünschte Wirkungen von Röntgenkontrastmitteln sind nicht gut untersucht. Viele Studien zu diesem Phänomen wurden ohne Kontrollgruppe durchgeführt, was ihre Aussagekraft einschränkt. In Studien mit Kontrollgruppen wurden Spätreaktionen bei Patienten ohne KM-Exposition nicht seltener dokumentiert als nach KM-Gabe, was die Existenz der Spätreaktionen als KM-Nebenwirkung infrage stellt.

Verzögerte Reaktionen ereignen sich in den meisten Fällen in den ersten 3 Tagen nach Gabe von jodhaltigem KM. Diese finden sich häufiger bei jungen Erwachsenen, Frauen und bei Patienten mit einer Allergie in der Anamnese. Prädisponierende Faktoren für das Entstehen einer verzögerten Reaktion sind eine vorangegangene verzögerte Reaktion und eine Interleukin-2-Therapie. Die Spätreaktionen manifestieren sich in der Regel als Hautreaktionen mit makulopapulärem Exanthem, Erythem, Urtikaria und Angioödem. Die meisten Hautreaktionen sind gering bis moderat und i. Allg. selbstlimitierend. Das Management von verzögerten Reaktionen ist symptomatisch und identisch zu dem anderer medikamentös induzierter Hautreaktionen.

> Verzögerte Reaktionen auf jodhaltige Kontrastmittel sind in der Regel selbstlimitierende Hautreaktionen.

15.5 Vorgehen nach einer moderaten oder schweren akuten unerwünschten Reaktion auf jodhaltige Kontrastmittel

Die wichtigste Maßnahme nach einer allergieartigen Hypersensitivitätsreaktion auf jodhaltige Röntgenkontrastmittel ist die Dokumentation des verwendeten Kontrastmittels und der aufgetretenen Symptome. Dies ist wichtig, da der Wechsel des Kontrastmittels als einzige Prophylaxemaßnahme empfohlen wird. Auch muss für zukünftige KM-Gaben erkennbar sein, ob es sich um allergieartige oder um chemotoxische Symptome gehandelt hat. Die Dokumentation sollte sowohl im Radiologieinformationssystem als auch im Befund vorgenommen werden. So kann sichergestellt werden, dass der Zuweiser und der Hausarzt des Patienten in Kenntnis gesetzt werden, welches KM die Reaktion ausgelöst hat. Bei zukünftigen Anforderungen können Behandler/Hausarzt diese Information dann weitergeben. Auch der Patient sollte den Namen des Kontrastmittels, welches die Reaktion ausgelöst hat, kennen. Bei schwerwiegenden oder ungewöhnlichen Reaktionen müssen je nach nationalen Regeln auch nationale Behörden für Phamakovigilanz informiert werden.

1–2 h nach einer schweren Hypersensitivitätsreaktion sollte eine Blutentnahme zur Bestimmung von Histamin und Tryptase erfolgen. Innerhalb von 6 Monaten sollte dann eine Überweisung an einen Spezialisten für Allergologie erfolgen, um zu klären, ob eine echte Allergie Auslöser der Reaktion war.

15.6 Extravasation von Kontrastmittel

Die Extravasation (oder Paravasation) von intravenösem KM ereignet sich bei 0,1–1,2 % aller Patienten, bei denen ein mechanischer Powerinjektor verwendet wurde (▫ Abb. 15.2).

Die Risikofaktoren für die Entstehung einer Extravasation sind in ▫ Tab. 15.3 aufgelistet. Um das Risiko einer Extravasation zu reduzieren, wird die Durchführung von Probeinjektionen mit ca. 10 ml Kochsalzlösung empfohlen, sofern ein bereits vorbestehender Venenzugang für die KM-Injektion verwendet wird.

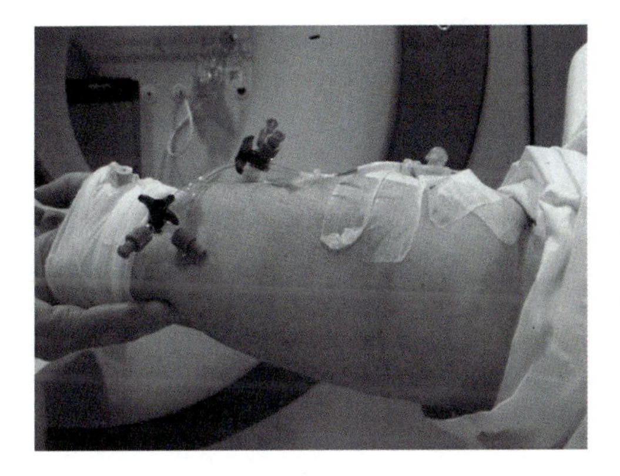

Abb. 15.2 Typisches Beispiel einer akzidentellen Extravasation von Kontrastmittel

Tab. 15.3 Risikofaktoren für die Entstehung eines Extravasats

Technisch bedingt	Verwendung eines Powerinjektors
	Punktionsstellen an kleinen distalen Venen
	Großes Volumen an Kontrastmittel
	Hochosmolares Kontrastmittel
Patientenbedingt	Eingeschränkte Kommunikation
	Fragile oder vorgeschädigte Venen (v. a. onkologische Patienten)
	Arterielle Insuffizienz
	Eingeschränkte lymphatische und/oder venöse Drainage
	Adipositas

Klinisch präsentiert sich eine Extravasation als brennender Schmerz, Spannungsgefühl, Ödem und Rötung. In schweren Fällen kann es zu einer Hautnekrose kommen. Ein Kompartmentsyndrom wird vielfach als Komplikation angegeben, ist allerdings sehr unwahrscheinlich, da sie Extravasation nahezu immer im Subkutangewebe und nicht in der faszienumhüllten Muskulatur stattfindet.

Die initiale, konservative Behandlung ist in nahezu allen Fällen ausreichend und beinhaltet das Anheben der betroffenen Gliedmaßen, die Kühlung mit Eispacks und die engmaschige Überwachung über mindestens 2–4 h. Die Konsultation eines Chirurgen wird empfohlen, wenn die Menge des Extravasats 100 ml KM übersteigt, und/oder bei Hinweisen auf Durchblutungsstörungen, Parästhesien und bei zunehmenden Schmerzen innerhalb von 4 h sowie bei Entstehung von Hautblasen. Der Chirurg sollte aber auf jeden Fall über den wahrscheinlichen Austrittsort (subkutan) informiert werden.

Cave

Bei Extravasation von Kontrastmittel:

1. Anheben der betroffenen Gliedmaßen,
2. Kühlung und
3. engmaschige Überwachung über mindestens 2–4 h.

Bei Hinweisen auf Durchblutungsstörungen, Parästhesien und bei zunehmenden Schmerzen innerhalb von 4 h sowie bei Hautblasen sollte ein chirurgisches Konsil erwogen werden.

15.7 Kontrastmittel und Schilddrüsenfunktion

Das Risiko einer durch jodhaltige Kontrastmittel ausgelösten Hyperthyreose muss als sehr gering eingestuft werden. Zum Einfluss von jodhaltigen Kontrastmitteln auf die Schilddrüsenfunktion liegen kaum valide Informationen vor. Die Kontrastmittel stehen im Verdacht, in Ausnahmefällen Hyper-, aber auch Hypothyreosen auszulösen. Verantwortlich hierfür sollen freie, biologisch aktive Jodid-Ionen sein, die als Spuren in den Kontrastmittellösungen auftreten. Möglicherweise wird das Vorkommen von Jodid-Ionen durch lange Lagerung mit Lichtexposition verstärkt.

Jod ist ein kritischer Bestandteil für die Synthese und Exkretion von Schilddrüsenhormonen. Die in der CT verwendeten KM-Volumina enthalten eine große Menge an Jod (ca. 200 000–300 000 mg). Allerdings enthalten die KM-Formulierungen nur kleinste Mengen von Jodid und der allergrößte Teil des Jods ist fest im Benzolring der KM gebunden und kann daher von der Schilddrüse nicht aufgenommen werden. Im Rahmen einer Gleichgewichtsreaktion kann zwar Jod aus dem Benzolring freigesetzt werden, allerdings besteht hierzu biologisch nur wenig Zeit, da die KM sehr schnell renal eliminiert werden.

Es ist bemerkenswert, dass einerseits die Zahl der KM-Gaben für CT-Untersuchungen und Gefäßdarstellungen, bei denen jeweils ein Vielfaches des Lebenszeitbedarfs an Jod verabreicht werden, weltweit seit Jahren ansteigt, und anderseits belastbare Daten zur KM-Induzierten Funktionsstörung der Schilddrüse fast vollständig fehlen.

Die ESUR Guideline führt als Risikopatienten für eine Thyreotoxikose Patienten mit einem unbehandelten Morbus Basedow sowie eine Struma nodosa und Schilddrüsenautonomie besonders bei älteren Patienten und solchen in Jodmangelgebieten auf. Patienten mit normaler Schilddrüsenfunktion sind keine Risikopatienten. Die Guideline empfiehlt, auf die KM-Gabe bei manifester Hyperthyreose zu verzichten. Eine aktuelle Metaanalyse, die die verfügbaren Studien zur Hyperthyreose durch Jod-KM ausgewertet hat, kommt zum Schluss, dass auf Basis der verfügbaren Daten selbst bei Patienten mit Risikofaktoren die prophylaktische Gabe von Thyreostatika oder Perchlorat höchst fragwürdig ist.

Ein potenziell gravierendes Problem ist die Unverträglichkeit von jodhaltigem KM bei nuklearmedizinischer Bildgebung und Radiojodtherapien. Dabei zeigen neueste Untersuchungen, dass nicht freies Jodid, sondern die KM selbst die Jodaufnahme in die Schilddrüse hemmen. Aktuelle Empfehlungen sehen vor, 2 Monate vor Beginn einer Therapie mit radioaktivem Jod kein jodhaltiges KM zu verabreichen.

15.7.1 Prophylaxe

Eine grundsätzliche Prophylaxe vor Gabe von jodhaltigem KM mit Perchlorat oder Thiamazol wird selbst bei Risikopatienten als nicht sinnvoll erachtet.

Die 2021 publizierten European Thyroid Assoziation Guidelines zur KM-induzierten Schilddrüsenfunktionsstörung stellen fest, dass das generelle Screening der Schilddrüsenfunktion durch TSH-Bestimmung vor einer KM-Gabe nicht empfohlen werden kann. Die Bestimmung des TSH sollte, wenn überhaupt, von Risikofaktoren (Anamnese) des Patienten abhängig gemacht werden.

15.8 Jodhaltiges Kontrastmittel und Bronchialsystem

Jodhaltiges Kontrastmittel kann in sehr seltenen Fällen zu Bronchospasmen, einem erhöhten pulmonalarteriellen Druck oder einem Lungenödem führen. Gefährdet sind insbesondere Patienten mit einer Anamnese für Asthma, für eine pulmonalarterielle Hypertonie und mit einem beginnenden Herzversagen.

Um dieses ohnehin geringe Risiko weiter zu minimieren, wird empfohlen, bei Risikopatienten (Asthma, pulmonale Hypertonie, Herzinsuffizienz) die kleinstmögliche Menge von KM zu verwenden.

15.9 Kontrastmittel und katecholaminproduzierende Tumoren

Patienten mit katecholaminproduzierenden Tumoren (wie z. B. Phäochromozytomen) sind durch die intravenöse Gabe von niedrig osmolarem, jodhaltigem KM nicht gefährdet. Eine früher vielfach postulierte, massive Freisetzung von Katecholaminen ist bei CT-Untersuchungen nicht zu befürchten. Bei intraarterieller Gabe sollte aber nach den aktuellen Leitlinien eine α- und β-Rezeptor-Blockade mit oral applizierten Medikamenten durchgeführt werden.

Weiterführende Literatur

American College of Radiology Committee on Drugs and Contrast Media (2023) ACR manual on contrast media. ▸ https://www.acr.org/-/media/ACR/Files/Clinical-Resources/Contrast_Media.pdf

Becker C (2007) Radiologisch praxisrelevante Prophylaxe und Therapie von Nebenwirkungen jodhaltiger Kontrastmittel. Radiologe 47:768–773

Bednarczuk T et al. (2021) 2021 European Thyroid Association Guidelines for the management of iodine-based contrast media-induced thyroid dysfunction. Eur Thyroid J 10:269–284

Bervini S et al. (2021) Prevalence of iodine-induced hyperthyroidism after administration of iodinated contrast during radiographic procedures: a systematic review and meta-analysis of the literature. Thyroid 31:1020–1029

Burman KD, Wartofsky L (2000) Iodine effects on the thyroid gland: biochemical and clinical aspects. Rev Endocr Metab Disord 1:19–25

European Society of Urogenital Radiology (2018) ESUR guidelines on contrast media. ▸ http://www.esur.org/Contrast-media.10.0.html

Namasivayam S, Kalra MK, Torres WE, Small WC (2006) Adverse reactions to intravenous iodinated contrast media: a primer for radiologists. Emerg Radiol 12:210–215

Vassaux G et al (2018) Iodinated contrast agents perturb iodide uptake by the thyroid independently of free iodide. J Nucl Med 59:121–126

Wang C et al (2007) Frequency, management, and outcome of extravasation of nonionic iodinated contrast medium in 69,657 intravenous injections. Radiology 243:80–87

Kontrastmittelassoziierte Nephropathie

Muhammed Taha Hagar und Hatem Alkadhi

Inhaltsverzeichnis

H. Alkadhi und S. Leschka (Hrsg.), *Wie funktioniert CT?*,
https://doi.org/10.1007/978-3-662-68480-1_16

16.1 Einleitung

Die kontrastmittelassoziierte Nephropathie (CA-AKI, engl. „contrast-material associated acute kidney injury") ist eine spezifische Form der akuten Nierenschädigung, die nach intravasaler Verabreichung von vornehmlich jodhaltigen Kontrastmitteln (KM) auftritt. Anfällig für diese Krankheit sind Patienten mit vorbestehender schwerer Niereninsuffizienz. Gegenüber der intravenösen KM-Applikation weist die intraarterielle KM-Applikation mit renalem First-Pass-Effekt ein erhöhtes Risiko auf. Weitere Risikofaktoren sind ein Diabetes, Dehydratation sowie fortgeschrittenes Patientenalter. Die Diagnose der CA-AKI wird laborchemisch durch den Anstieg des Serumkreatininspiegels innerhalb eines Zeitraums von 48–72 h nach der KM-Applikation gestellt. Um die Auswirkungen der CA-AKI zu vermeiden, ist es für Radiologen und medizinische Technolog/-Innen für Radiologie (MTR) essenziell, Hochrisikopatienten frühzeitig zu erkennen und geeignete präventive Maßnahmen zu treffen. Diese umfassen eine ausreichende Flüssigkeitszufuhr und die angepasste Dosierung des Kontrastmittels. Bei den therapeutischen Ansätzen stehen Flüssigkeitsmanagement und bei Bedarf Nierenersatztherapie im Vordergrund. Die in diesem Kapitel vorgestellten Handlungsempfehlungen folgen den Richtlinien der European Society of Urogenital Radiology (ESUR) und orientieren sich zudem an den gemeinschaftlichen Konsensusempfehlungen des American College of Radiology (ACR) sowie der National Kidney Foundation.

16.2 Definition

Es existieren mehrere Definitionen der CA-AKI. Die Diagnosestellung erfolgt laborchemisch. Am geläufigsten sind die von der ESUR definierten Kriterien:

- Akute Verschlechterung der Nierenfunktion innerhalb von 48–72 h nach Gabe von KM, gekennzeichnet durch einen Anstieg des Serumkreatinins um das ≥ 1,5-fache des Referenzwertes oder um ≥ 0,3 mg/dl (bzw. ≥ 26,5 µmol/l).

Alternativ definieren die Leitlinien der Kidney Disease Improving Global Outcomes (KDIGO) das akute Nierenversagen – inklusive CA-AKI – in drei Stadien:

- Stadium I: 1,5- bis 1,9-facher Anstieg des Kreatinin-Ausgangswertes innerhalb von 1 Woche, oder Anstieg ≥ 0,4 mg/dl innerhalb von 48 h
- Stadium II: 2,0- bis 2,9-facher Anstieg über den Ausgangswert
- Stadium III: >3,0-facher Anstieg oder Anstieg des Serumkreatinins auf ≥ 4,0 mg/dl

Es ist hier kritisch anzumerken, dass die laborchemische Definition der CA-AKI die wesentliche Erkrankung, nämlich das klinische Nierenversagen, die dialysepflichtige Niereninsuffizienz und den Tod durch Nierenversagen nicht berücksichtigt, sondern lediglich Laborparameter im Verlauf, die theoretisch ohne Symptome und ohne klinische Konsequenzen für die Patienten sein können.

16.3 Inzidenz

Die Inzidenz der KM-assoziierten Nephropathie variiert gemäß Literatur erheblich, was z. T. an den unterschiedlichen Definitionen der Erkrankungen liegt. In den letzten Jahren nahm die Evidenz zu, dass es früher zu einer Überschätzung der Inzidenz der CA-AKI kam. Bei Patienten ohne Anamnese oder Zeichen einer bereits bestehenden Nierenerkrankung ist das Risiko einer KM-assoziierten Nephropathie deutlich unter 1 % – wenn überhaupt existent – und somit praktisch vernachlässigbar. Falls eine präexistierende Nephropathie vorhanden ist, steigt das Risiko in Abhängigkeit der Nierenfunktion – also der geschätzten glomerulären Filtrationsrate (eGFR [in ml/min/1,73m^2]): Bei einer eGFR von >45 beträgt das Risiko nahe 0 %, bei einer eGFR von 30–44 beträgt es 0–2 %; bei einer eGFR <30 % steigt das geschätzte Risiko auf 0–17 %. Wichtig zu erwähnen ist, dass die vor Jahrzehnten (aber heute nicht mehr) verwendeten ionischen KM nephrotoxischer waren als die heute verwendeten nichtionischen KM.

> Das Risiko einer KM-assoziierten Nephropathie liegt bei Patienten ohne Anamnese oder Zeichen einer Nierenerkrankung – wenn überhaupt vorhanden – deutlich unter 1 %. Das Risiko steigt bei Patienten mit präexistierender Nephropathie und insbesondere bei einer diabetischen Nephropathie an. In der Vergangenheit ist das Erkrankungsrisiko überschätzt worden. Studien zum individuellen Risiko von Patienten mit einer eGFR < 30 ml/min liegen nur unzureichend vor.

16.4 Injektionsroute des jodhaltigen KM

Nach aktueller Datenlage ist die Injektionsroute ein relevanter Faktor für das Risiko der Entstehung einer KM-assoziierten Nephropathie.

Bei intraarterieller Gabe von jodhaltigem KM, insbesondere mit renalem First-Pass-Effekt, ist das Risiko einer KM-assoziierten Nephropathie höher als bei einer intravenösen Applikation. Beachtet werden muss, dass bei einer selektiven arteriellen Angiographie z. B. der Nierenarterien die lokale Konzentration des KM höher ist und dass bei einer Katheterintervention proximal der Nierenarterien eine Cholesterinembolisation den Effekt einer KM-assoziierten Nephropathie vortäuschen kann.

> Die intraarterielle Gabe von jodhaltigem KM birgt höhere Risiken der Entstehung einer KM-assoziierten Nephropathie als die intravenöse KM-Applikation.

16.5 Osmolarität

Hochosmolare KM weisen ein erhöhtes Risiko für eine CA-AKI auf und sind somit durch iso- und insbesondere hyposmolare KM ersetzt worden. Inwieweit die Osmolarität des applizierten Präparats im Vergleich zwischen iso- und hypoosmolarem KM zur Entstehung der CA-AKI beiträgt, ist Gegenstand kontroverser Diskussionen. Initiale Ergebnisse zeigten einen Vorteil bei der Verwendung von isoosmolaren KM (wie z. B. Iodixanol) mit einem geringeren Risiko gegenüber hypoosmolaren KM (wie z. B. Iopromidum oder Iomeprol). Nach aktueller Datenlage jedoch erachtet man das Risiko der Entstehung einer KM-assoziierten Nephropathie bei hypo- und isoosmolaren KM bei der intravenösen Applikation als vergleichbar.

Trotz der Bezeichnung sind hypo- oder isoosmolare KM immer noch signifikant hyperosmolar im Vergleich zu Plasma (400–800 mosmol/kg H_2O vs. 290 mosmol/kg H_2O). Es ist zu beachten, dass isoosmolare KM eine etwa zweifach höhere Viskosität aufweisen, was einen bedeutenden pathophysiologischen Effekt bei der Entstehung der Nephropathie darstellen könnte: KM wird im Blutstrom stark verdünnt, nach freier Filtration jedoch nicht rückresorbiert, was zu einer erneuten Konzentrationszunahme des KM im Tubulus und zu einem linearen Anstieg der Osmolalität führt. Zusätzlich kommt es zum oxidativen Stress mit Vasokonstriktion und medullärer Hypoperfusion. Die hierdurch wiederum verminderte Flussrate verlängert die Kontaktzeit zwischen KM und Tubuluszellen und könnte somit zu einem Tubuluszelluntergang führen.

> Die aktuelle Datenlage deutet darauf hin, dass bei intravenöser Applikation das geschätzte Risiko der Entstehung einer KM-assoziierten Nephropathie bei isoosmolaren und hypoosmolaren KM vergleichbar ist.

16.6 Prädisponierende Faktoren

Prädisponierende Faktoren für das Entstehen einer KM-assoziierten Nephropathie sind

- präexistierende Nephropathie,
- Diabetes mellitus,
- Dehydratation,
- kardiovaskuläre Erkrankungen,
- die Verwendung von Diuretika,
- fortgeschrittenes Alter ($\geq$ 70 Jahre),
- multiples Myelom,
- arterielle Hypertonie und
- Hyperurikämie.

16.7 Prävention der KM-assoziierten Nephropathie

Die Erwägung alternativer Untersuchungsmethoden ohne den Einsatz von jodhaltigem KM, insbesondere bei Hochrisikopatienten, stellt eine wichtige Präventionsmaßnahme dar. Falls die Untersuchung mit jodhaltigem KM unvermeidlich ist, bilden Hydratation und Verwendung der geringstmöglichen Menge an jodhaltigem KM entscheidende Maßnahmen zur Prophylaxe einer KM-assoziierten Nephropathie.

Eine Hydratation kann entweder mit intravenöser 1,4-%-iger Natriumbikarbonatlösung oder mit 0,9-%-iger Kochsalzlösung durchgeführt werden. Für intravenöse Kontrastmittelapplikationen empfiehlt die ESUR eine Hydratation 3–4 h vor und 4–6 h nach der Untersuchung. In der Notfallsituation ist dies normalerweise nicht möglich. Hier gilt, dass die Volumenexpansionstherapie mittels intravenöser Flüssigkeitszufuhr so früh wie möglich vor der Kontrastmittelgabe beginnen sollte. Das im Jahr 2020 publizierte Konsensuspapier der amerikanischen Gesellschaft für Radiologie und Nephrologie empfiehlt die Durchführung einer prophylaktischen Volumenexpansion erst ab einer eGFR < 30 ml/min/1,73 m^2. Selbst bei diabetischer Nephropathie und einer eGFR < 45 ml/min/1,73 m^2 muss keine Prophylaxe zwangsläufig erfolgen. Eine Ausnahme bildet die intraarterielle Kontrastmittelapplikation mit renalem First-Pass-Effekt. Hier sollte das Hydratationsschema entsprechend variieren. Auch muss bei Patienten mit schwerer Herzinsuffizienz oder terminaler Niereninsuffizienz (eGFR <15 ml/min/m^2) die präventive Volumenexpansion individuell angepasst werden.

Hinsichtlich der Effektivität einer Hydrierung ist das Ergebnis des AMACING-Trials zu berücksichtigen: In dieser randomisierten, kontrollierten Studie an 660 Patienten konnte gezeigt werden, dass die Nichtanwendung einer prophylaktischen Hydrierung bei der Verhinderung einer CA-AKI bei Hochrisikopatienten ebenso effektiv war wie eine vorausgegangene Volumenexpansionstherapie (Inzidenz der CA-AKI von 2,6 % in der Gruppe ohne Hydrierung gegenüber 2,7 % in der Hydrierungsgruppe). Darüber hinaus erwies sich die Nichtanwendung der Prophylaxe als kosteneffektiver und führte zu weniger schwerwiegenden Komplikationen – es wurden in 18 Fällen mit einer i.v.-Hydrierung Komplikationen wie beispielsweise Lungenödem oder Arrhythmie beobachtet. Dies führte bei 13 von 18 Fällen zu einem Abbruch der Hydrierung bzw. zu einer verlängerten Hospitalisierungsdauer. Die Ergebnisse dieses Trials sind in den aktuellen klinischen Leitlinien zur Prävention der CA-AKI noch nicht berücksichtigt. Nichtsdestotrotz deuten die Ergebnisse dieser Studie darauf hin, dass die Hydrierung als Prophylaxe der kontrastmittelinduzierten Nephropathie auf individueller Basis unter Berücksichtigung der Komorbiditäten des/der jeweiligen Patienten/in zu treffen ist.

Initiale Studienergebnisse hatten einen positiven Effekt der Gabe von oralem N-Acetylcystein auf die Entwicklung der kontrastmittelinduzierten Nephropathie gezeigt. Jedoch konnten diese Ergebnisse in zahlreichen späteren Studien nicht mehr reproduziert werden. Daher ist die Gabe von N-Acetylcystein zur Prophylaxe der KM-induzierten Nephropathie in aktuellen Empfehlungen nicht aufgeführt. Tatsächlich unterstützt die aktuelle Evidenzlage die Entscheidung, auf die Gabe von Acetylcystein und Natriumbikarbonat vor KM-Gabe zu verzichten. Ähnliches gilt auch für die Gabe von Kaliumbicarbonat, Theophyllin oder Fenoldopam, bei denen eine klare Evidenz eines Vorteils zur Prophylaxe der KM-assoziierten Nephropathie fehlt. Es ist somit zu beachten, dass bislang keine medikamentöse Prophylaxe existiert, die Patienten nachweislich vor einer KM-assoziierten Nephropathie schützt.

Cave

Die wichtigsten Maßnahmen zur Prävention einer KM-assoziierten Nephropathie sind

- die Evaluation alternativer Untersuchungsmethoden bzw. der Verzicht auf das Kontrasmittel
- die Hydratation unter Berücksichtigung der Komorbiditäten des Patienten sowie die
- Verwendung einer möglichst geringen Menge an KM.

Hydrierung kann bei vulnerablen Patienten ein Risiko darstellen und zu Komplikationen wie zu einer Herzinsuffizienz bzw. einem Lungenödem führen.

Es existiert keine medikamentöse Prophylaxe, die nachweislich vor einer KM-assoziierten Nephropathie schützt.

16.8 Risikoscreening für eine KM-assoziierte Nephropathie

Bis zu 97 % aller Patienten mit einem erhöhten Serumkreatininspiegel (≥2,0 mg/dl) haben Risikofaktoren für das Entstehen einer KM-assoziierten Nephropathie. Es empfiehlt sich daher, das Serumkreatinin vor Applikation des KM zu bestimmen. Die Indikationen für eine Bestimmung des Serumkreatinins vor KM-Gabe sind in nachstehender Übersicht aufgelistet.

Indikatoren für eine Serumkreatinin-Bestimmung vor Gabe von jodhaltigem KM

- Anamnese einer Nierenerkrankung
- Familienanamnese eines Nierenversagens
- Diabetes mellitus, welcher durch Insulin oder andere Medikamente behandelt wird
- Multiples Myelom
- Kollagenosen
- Medikamente: Metformin, nichtsteroidale Entzündungshemmer, Aminoglykoside

Es ist üblich, einen Serumkreatinin-Grenzwert von 1,5 mg/dl für die Detektion von Risikopatienten für eine KM-assoziierte Nephropathie zu verwenden. Jedoch können erhebliche Nierenfunktionsstörungen auch bei normalem Serumkreatininwert vorhanden sein. Es ist daher geboten, Risikopatienten mit der geschätzten glomerulären Filtrationsrate zu identifizieren, weil ein abnormer eGFR-Wert bei Patienten mit einer bis dahin unbekannten Nierenerkrankung trotz normalen Serumkreatininwertes vorkommen kann.

Es existieren zahlreiche Formeln zur Errechnung der geschätzten GFR. Eine etablierte Formel ist z. B. die CKD-EPI-Formel:

$$\text{eGFR} = 141 \times \min(\text{SKrea}/\kappa,\ 1)^{\alpha} \times \max(\text{SKrea}/\kappa,\ 1)^{-1{,}209} \times 0{,}993^{\text{Alter}}$$

SKrea = Serumkreatinin [mg/dl]
Geschlechtsabhängiger Faktor κ = 0,7 (Frau) bzw. 0,9 (Mann)
Geschlechtsabhängiger Faktor α = −0,329 (Frau) bzw. −0,411 (Mann)
min = Minimum von SKrea/κ und 1
max = Maximum von SKrea/κ und 1
Alter = Lebensalter [Jahre]

Die CKD-EPI-Formel basiert auf einer angenommenen normalen Körperoberfläche von 1,73 m^2 und muss bei stark abweichender Patientenkonstitution korrigiert werden. Bei Kindern empfiehlt sich zur Berechnung der eGFR die überarbeitete Schwartz Formel.

$$\text{eGFR}(\text{ml/min/1,73m}^2) = 36{,}5 \times \text{Körpergröße/SKrea}$$

(SKrea in µmol/l; Körpergröße in cm)

Bedienerfreundliche eGFR-Rechner sind auf diversen Internet-Seiten verfügbar, wie z. B. ▶ https://nierenrechner.de/ oder ▶ http://www.kidney.org/professionals/kdoqi/gfr_calculator.cfm

Das Risiko einer KM-induzierten Nephropathie auf Basis der geschätzten GFR ist in ◘ Tab. 16.1 aufgelistet.

16.9 Dialyse zur Prävention der KM-assoziierten Nephropathie

Der theoretische Sinn einer Hämodialyse (oder Peritonealdialyse) nach KM-Exposition besteht darin, das KM rasch aus dem Kreislauf zu eliminieren und somit potenzielle Nierenschäden zu verhindern bzw. zu reduzieren. KM sind wasserlösliche, minimal proteingebundene und nicht metabolisierbare Substanzen, die sich exklusiv im Extrazellulärraum aufhalten und tatsächlich mit allen Dialyseverfahren entfernt werden können. Dennoch konnte bislang kein Nutzen einer Dialyse für Patienten mit eingeschränkter Nierenfunktion durch KM gezeigt werden. Somit ist eine Dialyse (sowohl Hämo- als auch Peritonealdialyse) im Anschluss an eine Gabe von jodhaltigem KM weder extra vorzunehmen, noch ist die Zeitspanne zwischen einer intravasalen KM-Gabe mit einer geplanten Dialyse zu koordinieren.

16.10 Metformin und das Risiko einer Laktatazidose

Die Gabe von Metformin, einem oralen Antidiabetikum, kann bei Patienten mit einer eingeschränkten Nierenfunktion in sehr

◘ Tab. 16.1 Risiko einer KM-assoziierten Nephropathie auf Basis der geschätzten GFR

GFR (ml/min/ 1,73 m^2)	Risiko einer KM-assoziierten Nephropathie	Intravenöse Gabe von jodhaltigem KM
≥45	Keins	Sicher
30–44	Gering bis nicht existent	Sicher; im Falle weiterer Risikofaktoren (z. B. diabetische Nephropathie) kann eine Prophylaxe erwogen werden
< 30	Vermutlich moderat	Relativ kontraindiziert: nur wenn klinisch essenziell, Prophylaxe und optimiertes KM-Protokoll empfohlen

seltenen Fällen zu einer Laktatazidose führen. Zudem kann ein unkontrollierter Diabetes einen Volumenmangel bewirken und somit das Risiko für eine KM-assoziierte Nephropathie erhöhen.

Die Plasmahalbwertszeit von Metformin beträgt ca. 1,5–4,9 h. Daher scheint es unproblematisch, Metformin bis zur Nacht vor der KM-Gabe zu verabreichen. Da das Risiko der Laktatazidose sehr gering ist, empfiehlt die ESUR bei elektiven CT-Untersuchungen mit jodhaltigem KM ein Vorgehen abhängig von der geschätzten GFR:

- Bei Patienten mit einer eGFR > 30 ml/min/1,73m^2 kann Metformin weiter eingenommen werden.
- Beträgt die eGFR < 30 ml/min/1,73 m^2, sollte Metformin unmittelbar vor der KM-Untersuchung abgesetzt werden. Wenn der Serumkreatininwert 48 h nach KM-Gabe unverändert geblieben ist, sollte eine Wiederaufnahme erfolgen. Hier ist jedoch anzumerken, dass eine terminale Niereninsuffizienz prinzipiell eine Kontraindikation für eine Metformintherapie darstellt.

Cave

Die Einnahme von Metformin kann in sehr seltenen Fällen bei Patienten mit deutlich eingeschränkter Nierenfunktion zu einer Laktatazidose führen.

Daher wird empfohlen das Metformin bei eingeschränkter Nierenfunktion (geschätzte GFR < 30 ml/min/1,73 m^2) zu sistieren.

Bei Patienten mit einer geschätzten GFR > 30 ml/min/1,73 m^2 sind keine besonderen Maßnahmen notwendig.

16.11 Patienten mit multiplem Myelom

Anders als früher angenommen weisen Patienten mit multiplem Myelom in der Regel kein erhöhtes CA-AKI-Risiko auf. Allerdings besteht bei diesem Patientenkollektiv häufig eine eingeschränkte Nierenfunktion, weshalb vor KM-Gabe eine Bestimmung der eGFR erfolgen sollte. Ein weiterer Risikofaktor ist die oft vorhandene Hyperkalzämie, die zu Nierenschäden führen kann. Es wird daher dazu geraten, diese vor der Gabe von KM vor der Gabe von KM zu behandeln. Eine gesonderte Bestimmung einer Bence-Jones-Proteinurie vor der Gabe von KM ist nicht erforderlich.

Ein multiples Myelom allein erhöht das Risiko einer KM-assoziierte Nephropathie nicht. Angesichts der gehäuft vorkommenden Niereninsuffizienz ist ein eGFR-Screening in diesem Patientenkollektiv jedoch ratsam.

16.12 Gadolinium als Alternative zu jodhaltigem KM

Gadolinium, das Standard-KM bei der Magnetresonanztomographie, kann ähnlich wie Jod Röntgenstrahlen schwächen. Es ist jedoch zu beachten, dass Gadolinium – wenn es in Dosen verabreicht wird, welche eine äquivalente Schwächung von Röntgenstrahlen wie jodhaltige KM erreichen soll – nephrotoxischer als jodhaltiges KM ist. Es wird deshalb prinzipiell davon abgeraten, Gadolinium als KM in der Computertomographie (CT) zu verwenden.

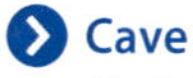

Gadolinium als Alternative zu jodhaltigem KM sollte in der CT nicht verwendet werden. Der Grund ist die höhere Nephrotoxizität bei den hohen Gadoliniumdosen, welche für eine äquivalente Schwächung von Röntgenstrahlen benötigt werden.

16.13 Gabe von jod- und gadoliniumhaltigen KM am gleichen Tag

Die ESUR empfiehlt für Patienten mit normaler oder moderat eingeschränkter Nierenfunktion ein zeitliches Intervall von 4 h zwischen einer Untersuchung mit Gadolinium- und einer Untersuchung mit jodhaltigem Kontrastmittel (wie zum Beispiel bei Patienten, die eine Staging-CT des Thorax/Abdomens/Beckens und eine MRT des Neurokraniums benötigen). Für diese Empfehlung liegen jedoch, nach unserem Kenntnisstand, keine wissenschaftlichen Belege vor. Vielmehr ist es an vielen Instituten üblich, Patienten schnelle Untersuchungen zu ermöglichen, indem auf die empfohlene 4-stündige Wartezeit verzichtet wird. Hinsichtlich der Patientensicherheit wurden hier keine negativen Erfahrungen gemacht. Im Falle einer terminalen Niereninsuffizienz wird seitens der ESUR ein Abstand von 7 Tagen zwischen der Gabe von jod- und gadoliniumhaltigen KM empfohlen.

Wie oben beschrieben schwächen gadoliniumhaltige Kontrastmittel Röntgenstrahlen, was bei einer CT-Untersuchung nach erfolgter Gadolinium-Gabe zu Missinterpretationen führen kann, insbesondere wenn das Kontrastmittel in die ablaufenden Harnwege ausgeschieden wird. Daher empfiehlt es sich, bei Untersuchungen am selben Tag zuerst eine Abdomen-CT durchzuführen bevor die MRT-Untersuchung stattfindet. Bei einer Untersuchung des Thorax und des Neurokraniums ist die Reihenfolge nachrangig.

16.14 K-Kanten-Bildgebung in Dual- und Multienergy-CT

Die Dual- und Multi-Energy-CT sind Gegenstand der aktuellen Forschung. Hierbei spielt die Tatsache eine entscheidende Rolle, dass verschiedene Materialien bei einer spezifischen Energie einen abrupten Anstieg der Röntgenstrahlenabsorption – bekannt als „K-Kante" – aufweisen.t Dieses Phänomen wird unter anderem dazu genutzt, um das Signal von KM zu verstärken (oder zu unterdrücken), was auch die Grundlage für die Entwicklung neuartiger Kontrastmittel oder die Kombination verschiedener Kontrastmittel in einer einzigen Untersuchung bildet. Studien mit geringer Fallzahl und einzelne Fallbeispiele zur CT-Bildgebung mit Gadolinium unter Anwendung dieser Techniken liegen vor. Ferner konnte mit der Photon-Counting-CT gezeigt werden, dass unter Verwendung von Bildern mit tiefer Energie (keV) eine erhebliche Einsparung der KM-Dosis bei konstanter objektiver Bildqualität im Falle einer CT-Aortographie möglich ist, welche somit zu einer nephroprotektiven Untersuchung beiträgt.

Weiterführende Literatur

Andrassy KM (2013) Comments on „KDIGO 2012 clinical practice guideline for the evaluation and management of chronic kidney disease". Kidney Int 84:622–623. ▶ https://doi.org/10.1038/ki.2013.243

Becker C (2007) Radiologisch praxisrelevante Prophylaxe und Therapie von Nebenwirkungen jodhaltiger Kontrastmittel. Radiologe 47:768–773

Bosserdt M, Martus P, Tauber R, Dreger H, Dewey M, Schönenberger E (2022 Juni) Serum creatinine baseline fluctuation and acute kidney injury after intravenous or intra-arterial contrast agent administration – an intraindividual comparison as part of a randomized controlled trial. Nephrol Dial Transplant 37(6):1191–1194

Davenport MS, Perazella MA, Yee J, Dillman JR, Fine D, McDonald RJ, Rodby RA, Wang CL, Weinreb JC (2020 März) Use of intravenous iodinated contrast media in patients with kidney disease: consensus statements from the American

College of Radiology and the National Kidney Foundation. Radiology 294(3):660–668

Erley C (2007) Mit jodhaltigen Kontrastmitteln induzierte Nephropathie. Radiologe 47:761–767

European Society of Urogenital Radiology (2018) ESUR guidelines on contrast media – Version 10.0. ▶ https://www.esur.org/esur-guidelines-on-contrast-agents/. Zugegriffen: 26. Juni 2023

Heinrich MC, Häberle L, Müller V, Bautz W, Uder M (2009) Nephrotoxicity of isoosmolar iodixanol compared with nonionic low-osmolar contrast media: meta-analysis of randomized controlled trials. Radiology 250:65–86

Higashigaito K, Mergen V, Eberhard M, Jungblut L, Hebeisen M, Rätzer S, Zanini B, Kobe A, Martini K, Euler A, Alkadhi H (2023 Jan 26) CT angiography of the aorta using photon-counting detector CT with reduced contrast media volume. Radiol Cardiothorac Imaging 5(1):e220140

Jost G, McDermott M, Gutjahr R, Nowak T, Schmidt B, Pietsch H (2023 Juli) New contrast media for K-edge imaging with photon-counting detector CT. Invest Radiol 58(7):515

Latus J, Schwenger V, Schlieper G et al. Kontrastmittelinduzierte akute Nierenschädigung – Konsensuspapier der Arbeitsgemeinschaft „Herz – Niere" der Deutschen Gesellschaft für Kardiologie – Herz- und Kreislaufforschung e. V. und der Deutschen Gesellschaft für Nephrologie e. V. Kardiologe 14:494–504 (2020). ▶ https://doi.org/10.1007/s12181-020-00411-2

Lee CC, Chan YL, Wong YC, Ng CJ, Chang CH, Hung CC, Su TH (2023 Juni 06) Contrast-enhanced CT and acute kidney injury: risk stratification by diabetic status and kidney function. Radiology 307(5):e222321

Mehran R, Dangas GD, Weisbord SD (2019 Mai 30) Contrast-associated acute kidney injury. N Engl J Med 380(22):2146–2155

Nijssen EC, Rennenberg RJ, Nelemans PJ, Essers BA, Janssen MM, Vermeeren MA, van Ommen V, Wildberger JE (2017 Apr 01) Prophylactic hydration to protect renal function from intravascular iodinated contrast material in patients at high risk of contrast-induced nephropathy (AMACING): a prospective, randomised, phase 3, controlled, open-label, non-inferiority trial. Lancet 389(10076):1312–1322

Stacul F, Bertolotto M, Thomsen HS, Pozzato G, Ugolini D, Bellin MF, Bongartz G, Clement O, Heinz-Peer G, van der Molen A, Reimer P (2018 Februar) Iodine-based contrast media, multiple myeloma and monoclonal gammopathies: literature review and ESUR Contrast Media Safety Committee guidelines. Eur Radiol 28:683–691

Weisbord SD, Gallagher M, Jneid H, Garcia S, Cass A, Thwin SS, Conner TA, Chertow GM, Bhatt DL, Shunk K, Parikh CR (2018 Feb 15) Outcomes after angiography with sodium bicarbonate and acetylcysteine. N Engl J Med 378(7):603–614

Wilhelm-Leen E, Montez-Rath ME, Chertow G (2017) Estimating the risk of radiocontrast-associated nephropathy. J Am Soc Nephrol 28:653–659. ▶ https://doi.org/10.1681/ASN.2016010021

Kontrastmittel während der Schwangerschaft oder Stillzeit

Johannes M. Fröhlich und Rahel A. Kubik-Huch

Inhaltsverzeichnis

H. Alkadhi und S. Leschka (Hrsg.), *Wie funktioniert CT?*,
https://doi.org/10.1007/978-3-662-68480-1_17

17.1 Einleitung

Bei der bildgebenden Untersuchung der schwangeren Patientin ist besondere Vorsicht geboten. Der medizinische Nutzen muss bei der Indikationsstellung im individuellen Fall mit dem potenziellen Risiko, insbesondere auch für das ungeborene Kind, abgewogenen werden. Etwaige alternative diagnostische Vorgehensweisen sollten deshalb jeweils in Betracht gezogen werden.

Neben der in ▶ Kap. 14 diskutierten Strahlenexposition durch die Computertomographie-(CT-)Untersuchung ist hier bei kontrastmittelverstärkten CT-Untersuchungen die mögliche schädigende Auswirkung durch die Applikation jodhaltiger Kontrastmittel zu berücksichtigen, die in diesem Kapitel diskutiert wird. Im Vordergrund steht dabei ein erhöhtes Hypothyreoserisiko beim Neugeborenem (Ahmet et al. 2009; Hallett et al. 2011; Thaker et al., 2014).

Während der Stillzeit ist zu beachten, dass das der Mutter für eine CT-Untersuchung applizierte Kontrastmittel in sehr geringen Mengen in die Muttermilch übertritt, sodass auch hier die Kenntnis etwaiger Auswirkungen sowie eine gute Patientinnen-Information wichtig sind.

> Bei kontrastmittelverstärkten CT-Untersuchungen während der Schwangerschaft muss bei der Indikationsstellung der Nutzen für die Mutter mit dem potenziellen Risiko für das Kind sorgfältig abgewogen werden.

17.2 Anatomisch-physiologische Grundlagen für den Kontrastmittelübertritt in die fetale Zirkulation

17.2.1 Mütterlich-fetaler Blutkreislauf

Für die Entwicklung der Fruchtanlage und damit eine erfolgreiche Schwangerschaft ist eine funktionelle Verbindung zwischen dem mütterlichen und dem fetalen Blutkreislauf eine entscheidende Voraussetzung. Vonseiten der Mutter wird die Plazenta durch Äste der Arteria uterina versorgt. Kavumwärts kommt es zuerst zur Aufzweigung in die Arteriae arcuatae, die sich dann in die Radialarterien und danach wiederum in die sog. Basal- und Spiralarterien verzweigen. Unter dem hormonellen Einfluss in der Schwangerschaft erweitern sich die Spiralarterien stetig. Etwa bis zum Ende der ersten Schwangerschaftshälfte erfolgt eine extravillöse Invasion der fetalen Trophoblastzellen in die Spiralarterien (Moser et al. 2018). Daran anschließend kommt es zu einer trichterförmigen Erweiterung bis auf das 1000-fache. Mütterliches Blut strömt springbrunnenartig aus den Spiralarterien in den sogenannten intervillösen Raum, der am Ende der Schwangerschaft etwa 200 ml Blut enthält, und umspült so die fetalen Zotten (◘ Abb. 17.1). Die Zotten enthalten fetale Blutkapillaren, die über zwei Arterien und eine Vene in der Nabelschnur an den kindlichen Kreislauf angeschlossen

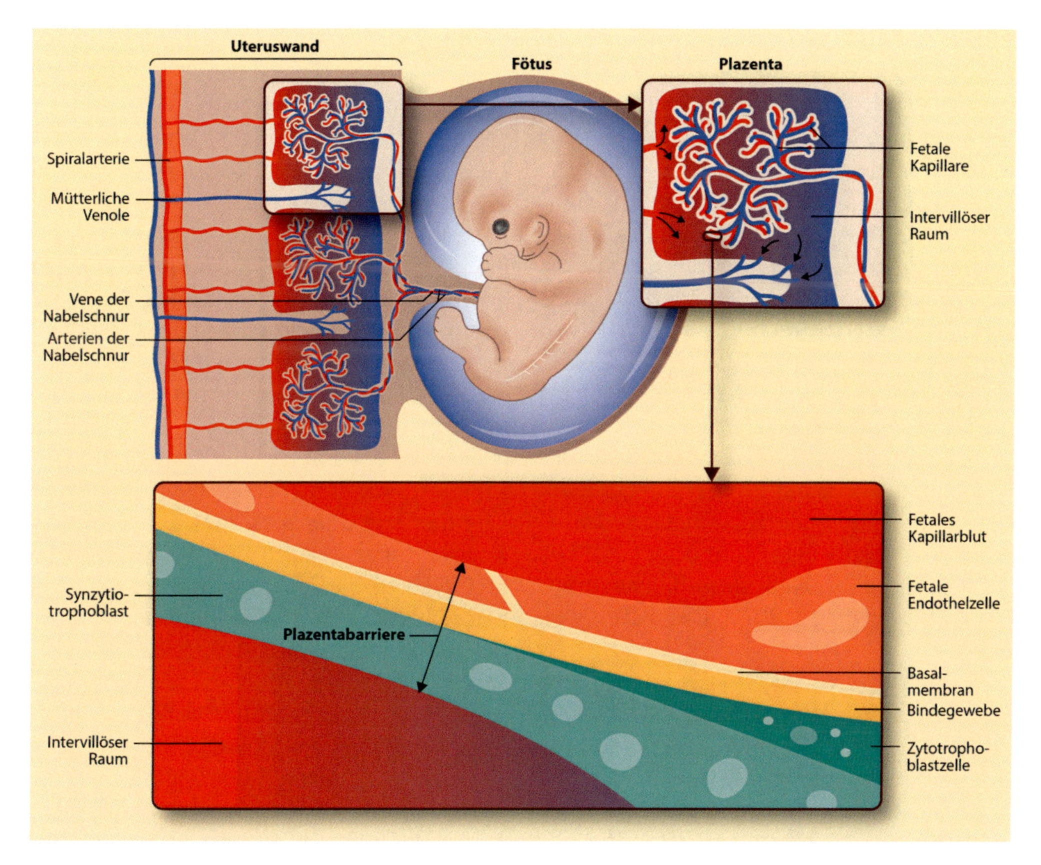

Abb. 17.1 Uterine Gefäßversorgung während der Schwangerschaft (oberer Teil der Abbildung): Mütterliches Blut aus erweiterten Kapillaren und Lakunen (sog. intervillöser Raum) umspült die fetalen Zotten, die die fetalen Blutkapillaren enthalten. (Zeichnung © Wolfgang Herzig)

sind. Etwa 500–700 ml Blut/min erneuern mütterlicherseits am Ende der Schwangerschaft das Blutvolumen und ermöglichen es, den großen Sauerstoff- und Nährstoffbedarf des Kindes zu decken (Huch 2001). Wie Abb. 17.1 zeigt, sind mütterliches und fetales Blut durch fetales Gewebe getrennt. In der reifen Plazenta besteht diese Barriere, die eigentliche Plazentaschranke, zwischen mütterlichem und fetalem Blut nur noch aus dem Synzytium des Trophoblasten, einer schmalen Bindegewebsschicht, und der fetalen Kapillarwand (etwa 2–3 μm Dicke) (Abb. 17.1).

Wie die Abbildung (Abb. 17.1) zeigt, sind mütterliches und fetales Blut durch fetales Gewebe getrennt. In der reifen Plazenta (etwa ab dem 4. Schwangerschaftsmonat) besteht diese 2–3 μm messende Plazentaschranke nur noch aus dem Synzytium des Trophoblasten, einer dünnen Bindegewebsschicht, und der fetalen Kapillarwand.

17.2.2 Stoffaustausch in der Plazenta

Der Stoffaustausch in der Plazenta und damit der Übertritt von Substraten vom mütterlichen in den fetalen Blutkreislauf hängen von der Aufnahmekapazität des Blutes für diesen Stoff, der Durchblutungsmenge und der Permeabilität der Plazentamembran für das Substrat ab. Abgesehen von der passiven Diffusion bestehen auch aktive rezeptorgesteuerte oder ionenabhängige Transportsysteme durch die Membran sowie endozytoseartige Transferbewegungen. Durch solche aktiven Prozesse werden Nährstoffe, aber auch Medikamente transportiert (Griffiths und Campbell 2015). Die genauen Regelmechanismen sind noch unklar (Al-Enazy et al. 2017; Dallmann et al. 2019).

Im Allgemeinen gelingt die passive Passage eher Substanzen mit einer Molekularmasse <500–600 Da. Begünstigt wird die Passage bei lipophileren Stoffen oder solchen Substanzen, die einen geringen Ionisierungsgrad bei neutralem pH oder eine vernachlässigbare Proteinbindung aufweisen (Griffiths und Campbell 2015). Da sich die Durchblutung im Laufe der Schwangerschaft erhöht und sich gleichzeitig die Plazentamembrandicke reduziert, nimmt die transplazentäre Diffusion über die Trimena eher zu (Griffiths und Campbell 2015).

17.2.3 Plazentapassage von jodhaltigen Kontrastmitteln

Im Falle jodhaltiger Kontrastmittel sind die Molekularmasse, das Löslichkeitsverhalten sowie das Pharmakokinetikprofil entscheidend. Die heute verwendeten hydrophilen Kontrastmittel sind apolar und werden relativ schnell über die Nieren der Mutter ausgeschieden, sodass die passive fetale Passage durch die Plazentaschranke vergleichsweise gering bleibt (s. u.). Bei der Passage der jodierten Röntgenkontrastmittel (bezogen auf die Derivate der Trijodbenzoesäure) in den fetalen Kreislauf gilt es auch, mögliche Verunreinigungen in die Überlegungen einzubeziehen (◘ Abb. 17.2). Besonders der in Spuren vorhandene Anteil an freiem Jod bzw. Jodid sollte aufgrund möglicher Schilddrüseneffekte berücksichtigt werden. Ob es tatsächlich durch körpereigene Dejodasen zu einer sekundären Freisetzung von Jodid nach Kontrastmittelgabe kommt (Rendl und Saller 2001), bleibt umstritten. Es werden aber auch direkte Effekte der Kontrastmittel auf den Natrium-Jodid-Symporter (NIS) und dessen Expression auf den Schilddrüsenzellen vermutet (Vassaux et al. 2018). NIS ist ein intrinsisches Membranprotein mit 13 Transmembrandomänen, welches Jodid aus der extrazellulären

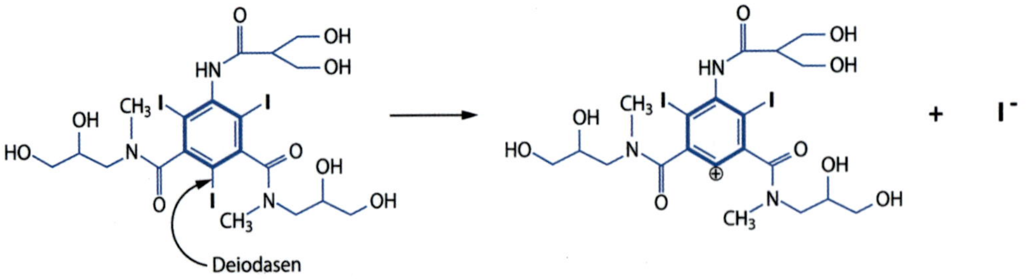

◘ Abb. 17.2 Schematische Darstellung der Dejodierung eines nichtionischen Monomers (Iobitridol DCI) durch körpereigene Dejodasen oder Redoxreaktionen im mütterlichen Kreislauf. Dies führt zu einer Freisetzung von Jodid und damit zur verstärkten Jodid-Exposition des Organismus und insbesondere der Schilddrüse

Flüssigkeit in das Zytosol beispielsweise der Thyrozyten aktiv aufnimmt.

Während initiale Studien am Tiermodell nach intravenöser Applikation jodhaltiger Kontrastmittel keine eindeutige Plazentapassage und insbesondere keine Retention von Kontrastmittel in der Amnionflüssigkeit oder dem fetalen Gewebe nachweisen konnten, sind die Plazentapassage und der Nachweis des Kontrastmittels im Darm menschlicher Feten zwischenzeitlich in der Literatur gut dokumentiert (Bourrinet et al. 1995; Fitzpatrick et al. 2011; Hill et al. 2007; Huang et al. 2014; Moon et al. 2000; Munoz-Fraile et al. 2014; Saigal und Abdenour 2007; Vanhaesebrouck et al. 2005).

Auch die in der MR-Bildgebung verwendeten, ähnlich großen Gadoliniumkomplexe werden transplazentär verteilt (Laissy et al. 2021; Marcos et al. 1997). Der Verteilungsmechanismus kann aufgrund der ähnlichen Molekülgrößen und -eigenschaften auf die jodierten Röntgenkontrastmittel übertragen werden.

Es ist vermutlich von einer verzögerten Diffusion entlang der äußerst kurzen Diffusionsstrecken von 2–3 µm der Plazentaschranke auszugehen (siehe ◘ Abb. 17.1.). Die Pinozytose oder auch kleinere Mikroläsionen in der Plazentabarriere dürften allenfalls in geringem Ausmaß zur Passage beitragen (Laissy et al. 2021; Oh et al. 2015; Prola-Netto et al. 2018). Bei trächtigen Mäusen betrug die maximale Plazentakonzentration 10 min nach Injektion 0,15 % der injizierten Dosis. Die maximale fetale Konzentration betrug ca. 30 min nach Injektion 0,077 % der injizierten Dosis mit noch verbleibenden Spurenmengen nach 48 h (Muhler et al. 2011).

Nach Eintritt in den fetalen Kreislauf zirkuliert das Kontrastmittel im gesamten Organismus des Feten und wird danach renal über den Urin in die Amnionflüssigkeit eliminiert. Diese wird teilweise vom Feten geschluckt und das Kontrastmittel damit erneut aufgenommen. Allenfalls kann dies zu einer Kontrastierung des Magen-Darm-Trakts führen (Hill et al. 2007; Moon et al. 2000; Saigal und Abdenour 2007; Vanhaesebrouck et al. 2005). Teilweise erfolgt eine Resorption im fetalen Dünndarm, während der Rest unverändert in die Amnionflüssigkeit eliminiert wird. Dieser Zyklus wiederholt sich mehrfach. Eine Rückverteilung in den maternalen Kreislauf konnte nachgewiesen werden (Webb 2014).

> Die sehr hydrophilen, sich durch eine geringe Molekularmasse auszeichnenden Jod- wie auch Gadolinium-haltigen Kontrastmittel passieren nach intravenöser Anwendung in geringen Mengen die Plazentaschranke.

Ob die lipophileren Moleküle wie die heute nicht mehr verwendeten gallengängigen Röntgenkontrastmittel oder das jodierte Mohnöl (Lipiodol® Ultra-fluide), welches früher für die Amniofetographie – heute in einzelnen Ländern bei einer Hysterosalpingographie kurz vor der Schwangerschaft verwendet wird, in höherem Ausmaß die Plazentaschranke passiert, bleibt unklar (Bourrinet et al. 1995; Satoh et al. 2015). Es gilt allerdings die längere Verweildauer im Körper, die spezifische Distribution und Umverteilung in die Lymphbahnen sowie den metabolischen Abbau mitzuberücksichtigen. Längere Wechselwirkungen werden in utero postuliert (Li et al. 2021).

17.2.4 Orale Verabreichung von jodhaltigen Kontrastmitteln

Bei oraler oder auch rektaler Gabe von jodierten Röntgenkontrastmitteln (Gastrografin® [Natrium-/Meglumin-Amidotrizoat], Peritrast® [L-Lysin-Amidotrizoat], Telebrix® Gastro [Megluminioxitalamat], Omnipaque® [Iohexol], Visipaque® [Iodixanol]) ist die Resorption so gering (meist <1 %; nur in Ausnahmefällen höher), dass die fetale Exposition zu vernachlässigen ist. Vermutlich ist auch bei der enteralen Gabe der heute nur noch selten verwendeten Suspensionen von Bariumsulfat ($BaSO_4$) die Resorption vernachlässigbar, wobei es hier unserer Kenntnis nach keine kontrollierten Studien gibt.

> Bei oraler Verabreichung von Röntgenkontrastmitteln ist die maternale gastrointestinale Resorption bereits so gering, dass die fetale Exposition zu vernachlässigen ist.

17.2.5 Kontrastmittel und Schilddrüsenfunktion

Bei der Exposition des fetalen Organismus durch das jodierte Röntgenkontrastmittel muss v. a. die **Jodid-Exposition** und damit der nachteilige Effekt auf die fetale Schilddrüsenfunktion diskutiert werden. Jodid, welches bereits initial in Spuren im Kontrastmittel enthalten ist, kann die Plazentaschranke in beide Richtungen passieren. Toleriert wird aus produktionstechnischer Sicht im Allgemeinen ein Jodid-Grenzwert von 50 µg/ml. Dieser nimmt im Laufe der Lagerung teilweise deutlich zu (bis 190 µg/ml) (◘ Abb. 17.2). Die Hypothese lautet, dass es infolge einer erhöhten Jodid-Schilddrüsenaufnahme zu einer Schilddrüsenfunktionsbeeinträchtigung kommt. Eine Studie weist zudem auf einen direkten Einfluss der jodierten Kontrastmittel auf die NIS-Expression und damit auf die transmembranäre Aufnahmerate des Schilddrüsengewebes hin (Vassaux et al. 2018).

Über die genauen Expositionsmengen gehen die Meinungen sehr weit auseinander, jedoch dürften die von der WHO während der Schwangerschaft festgelegten Grenzdosen von 500 µg bei einer durchschnittlichen CT-Kontrastmitteldosis überschritten werden (World Health Organization 2007). Potenziell kann eine erhöhte Jodid-Exposition zu einer fetalen Schilddrüsenfunktionsbeeinträchtigung mit Auswirkungen auf die ZNS-Reifung führen (Etling et al. 1979; Vagenakis und Braverman 1975; Vicens-Calvet et al. 1998; Webb 2014). Die bei zahlreichen Neugeborenen nach Röntgenkontrastmittelexposition durchgeführten TSH-Messungen weisen in der Mehrheit der Fälle auf eine geringe In-utero-Exposition hin (Ahmet et al. 2009; Atwell et al. 2008; Bourjeily et al. 2010). Neuere Studien gehen allerdings von einem erhöhten Risiko einer Hypothyreose (1–15 %) bei Exposition während der Schwangerschaft aus (Bednarczuk et al. 2021; Jick et al. 2019; Kubicki et al. 2020; Rosenberg et al. 2018).

> Jodierte wasserlösliche Röntgenkontrastmittel treten in geringem Maß in den fetalen Kreislauf und Organismus über. Berücksichtigen sollte man die erhöhte Jodid-Exposition des Feten infolge von Spurenmengen in den Kontrastmittellösungen sowie allfällige Einflüsse auf den NIS. Bei Exposition während der Schwangerschaft müssen wegen der Hypothyreosegefahr das TSH sowie T4 engmaschig nach der Geburt beim Neugeborenen überwacht werden.

17.3 Potenzielle schädigende Auswirkungen auf das ungeborene oder neugeborene Kind

17.3.1 Intrauterine Exposition

Wie in ▸ Abschn. 17.2 dargelegt, währt die Exposition des ungeborenen Kindes mit Röntgenkontrastmitteln und mit allenfalls freigesetztem Jodid relativ kurz. Wie bei jeder Fremdsubstanz müssen die reproduktionstoxischen, d. h. die mutagenen, teratogenen und immunogenen Auswirkungen neben den üblichen fetotoxischen Effekten berücksichtigt werden. Es muss betont werden, dass aufgrund fehlender Studien sowie allenfalls auch längerer Latenzperioden der Effekt der jodierten Röntgenkontrastmittel auf den Embryo beim Menschen eher unzureichend dokumentiert ist.

Den präklinischen Studien entnimmt man, dass die akute sowie auch die subakute Toxizität der Röntgenkontrastmittel äußerst gering ist. Präklinische Studien konnten keine spezifischen fetotoxischen Effekte bei Normaldosen (<3,5 g I/kgKG = 10 ml/kgKG) nachweisen. Weder in vitro noch in vivo konnten mutagene oder teratogene Effekte mit wasserlöslichen, jodhaltigen Kontrastmitteln nachgewiesen werden (Webb 2014). Hingegen wurden klinisch abnormale Mikronuklei mit Hinweis auf Chromosomenschäden in Lymphozyten kurz nach Gabe von Röntgenkontrastmitteln nachgewiesen (Belle et al. 2013). Diese zytotoxischen Effekte scheinen nur in zirkulierenden Blutzellen zeitnah zur Untersuchung ohne weitere Auswirkungen aufzutreten.

Präklinische Fertilitätsstudien wiesen weder bei der Ratte noch beim Kaninchen nachteilige Wirkungen auf (Webb 2008, 2014). Schließlich haben die zahlreichen dokumentierten akzidentellen oder indizierten Kontrastmittelanwendungen während der Schwangerschaft – abgesehen von einer dosisabhängigen Schilddrüsenbeeinträchtigung (van Welie et al. 2021) – praktisch keine nachteiligen Wirkungen beim Neugeborenen zeigen können (Ahmet et al. 2009; Atwell et al. 2008; Bourjeily et al. 2010; Kochi et al. 2012; Mathur et al. 2020; Morrison et al. 1973; Rajaram et al. 2012; Tirada et al. 2015).

> Mutagene, teratogene oder fetotoxische Effekte konnten weder in vitro noch in vivo bei wasserlöslichen, jodhaltigen Kontrastmitteln nachgewiesen werden.

17.3.2 Schilddrüsendysfunktion

Eine kongenitale Hypothyreose wird als Hauptrisiko nach Röntgenkontrastmittel-Exposition angesehen. Die Ausbildung der fetalen Schilddrüse ist in der 10.–12. Schwangerschaftswoche (SSW) abgeschlossen. In diesem Stadium kann das Drüsengewebe Jod konzentrieren und Jodothyronine synthetisieren. Die TSH-Sekretion wird ab diesem Zeitpunkt messbar, nimmt aber erst deutlich mit der 18.–20. SSW zu (Andersson und Braegger 2021; Springer 2017). Parallel dazu erfolgt eine erhöhte Jodaufnahme und Schilddrüsenhormonsynthese. Erhöhte Plasma-Jodwerte beeinträchtigen die Synthese und Sekretion der Schilddrüsenhormone im Fetus, ein Autoregulationsprozess, der als Wolff-Chaikoff-Effekt bezeichnet wird. Dies führt allenfalls zu einer fetalen Schilddrüsenunterfunktion. Erst ab der 36. SSW kann die fetale Schilddrüse diesem zunehmend entgehen (Escape-Mechanismus). Das Risiko einer durch jodierte Röntgenkontrastmittel induzierten Hypothyreose scheint deshalb zwischen der 18. und 36. SSW am höchsten zu sein. Besondere Risikofaktoren wie eine Schilddrüsendysfunktion der Mutter (Karavani et al. 2022), eingeschränkte Nierenfunktion der Mutter, allenfalls höhere Kontrastmitteldosen, die erhöhte Präsenz von Schilddrüsenantikörpern im Serum oder auch die weitere Komedikation sollten nicht unberücksichtigt bleiben. Andererseits weist die in zahlreichen Fällen ausbleibende Schilddrüsendysfunktion auf gewisse Schutzfaktoren hin.

Die Beobachtung eines erhöhten Risikos in einzelnen epidemiologischen Studien bei Neugeborenen und Kleinkindern hat allerdings 2022 zu neuen Warnungen der Arzneimittelbehörden mit erhöhter Vigilanz bei Kontrastmittelexposition nach der Geburt geführt. Der Schilddrüseneinfluss auf Wachstum sowie die neurokognitive Entwicklung werden als bedeutender eingestuft. Dies betrifft indirekt auch während der

Schwangerschaft exponierte Neugeborene oder auch Frühgeborene. Empfohlen werden TSH- sowie T4-Messungen kurz nach Geburt sowie nochmals 14 Tage danach (Warnung der US FDA 2022). Falls die Kontrollen eine Hypothyreose andeuten, sollte das Kind bis zum 3. Lebensjahr regelmäßig kontrolliert werden.

Ob die In-utero-Exposition mit Röntgenkontrastmitteln später zu einer erhöhten oder einer erniedrigten Immunisierung des Kindes führt, kann aufgrund fehlender Daten nicht beurteilt werden. Es ist davon auszugehen, dass die mütterlichen Immunglobuline möglicherweise auch mit Kontrastmittelmolekülen reagieren. Auch hierzu gibt es keine Daten.

> Das Risiko einer Schädigung des Fetus durch parenteral appliziertes jodhaltiges Röntgenkontrastmittel ist gering. Die jodidinduzierte Hypothyreose scheint allenfalls von praktischer Bedeutung zu sein. Zur Sicherheit muss die Schilddrüsenfunktion nach der Geburt beim Neugeborenen kontrolliert werden.

17.4 Kontrastmittelexposition beim Stillen

Die mögliche Exposition des Kindes durch eine von der Mutter oral oder parenteral aufgenommene Substanz ist nach der Geburt durch das Stillen weitaus geringer als während der Schwangerschaft in utero. Zahlreich sind die Barrieren, die eine Substanz überwinden muss, bevor sie im kindlichen Organismus wirksam werden kann. In der Brustdrüse selbst hängt es wie in der Plazenta vom Substrat ab, ob der Transport durch einfache Diffusion oder aktive Systeme erfolgt. Begünstigt wird der Übertritt aus dem Blut in die Milch durch Substanzeigenschaften wie eine gute Fettlöslichkeit, geringe Molekülgröße, alkalisches Lösungsverhalten (pH der Milch 6,8–7,1), geringem Ionisationsgrad und geringe Eiweißbindung im Blut. Die Jodid-Exposition des Neugeborenen kann infolge der geringen oralen Expositionsdosen und der eingeschränkten oralen Resorption vernachlässigt werden. Allenfalls kommt noch die spezifische NIS-Aktivität der Brustdrüsen mit einer gewissen Jodid-Akkumulationskapazität zum Tragen (Andersson und Braegger 2021; Simon et al. 2002; Spitzweg et al. 2000), was den hohen Normalgehalt an Jodid in der Brustmilch von 20–150 µg/l erklärt. Radiojodmessungen haben allerdings gezeigt, dass es bei erhöhtem Angebot an Jodid zu einem Kompensationsmechanismus und Sättigungseffekt des Symporters in der mütterlichen Brust kommt (Andersson und Braegger 2021; Simon et al. 2002).

Humanstudien mit Hochrechnungen ergaben, dass weniger als 1 % der der Mutter verabreichten parenteralen Röntgenkontrastmittel-Dosis über die Muttermilch ausgeschieden werden (Kubik-Huch et al. 2000; Ilett et al. 1981; Nielsen et al. 1987). Die Exkretion des Röntgenkontrastmittels mit der Muttermilch erfolgt zudem über einen längeren Zeitraum als ursprünglich angenommen, d. h. sicher länger als 48 h. Da der Resorptionsgrad im Darm des Neugeborenen relativ gering ist (<1 % der Exposition), ergibt sich aus Schätzwerten eine maximale Exposition des Neugeborenen von 0,01 % der verabreichten Dosis. Im Vergleich zu den üblichen klinischen Dosen von 2–10 ml/kg Körpergewicht, welche intravaskulär verabreicht werden, kann diese Dosis vernachlässigt werden.

In Anbetracht der geringen Dosen kann eine akute Toxizität praktisch ausgeschlossen werden. Es liegen keine Angaben hinsichtlich einer erhöhten Sensibilisierung oder von Spätreaktionen nach Kontrastmittelgabe bei Neugeborenen vor. Allgemein ist das Immunsystem noch nicht sehr stark ausgeprägt, sodass die Sensibilisierungsreaktionen in einem pädiatrischen Kollektiv ganz allgemein viel geringer sind als bei erwachsenen Patienten (Callahan et al. 2009; Dillman et al. 2007).

> Weniger als 1 % der der Mutter parenteral verabreichten Kontrastmitteldosis wird über die Muttermilch ausgeschieden. Die Kontrastmittelexposition des Neugeborenen kann somit praktisch vernachlässigt werden.

17.5 Aktuelle Empfehlungen zur Kontrastmittelgabe

In der Tab. 17.1 sind die aktuellen Empfehlungen gemäß Fachinformationen der Industrie, den Guidelines der European Society of Urogenital Radiology (ESUR Version 10.0, Stand April 2018) und dem American College of Radiology (ACR Manual on Contrast Media, Stand 2023) für die Verwendung wasserlöslicher jodhaltiger Röntgenkontrastmittel in der Schwangerschaft und Stillzeit aufgeführt (Webb 2014). Erhöhte Vorsicht sollte bei Risikopatienten mit erhöhter Schilddrüsenfunktion oder auch kurz vor dem Wunsch nach einer Schwangerschaft gelten. Wie immer gilt der Grundsatz, dass Röntgenkontrastmittel nur indiziert sind, wenn sie voraussichtlich eine wichtige diagnostisch-therapeutische Zusatzinformation bieten können.

Neben diesen Richtlinien gibt es verschiedene weitere, in der Literaturliste aufgeführte Publikationen zu diesem Thema, deren Empfehlungen jedoch in der Regel vergleichbar sind und auf die im Rahmen dieses Kapitels deshalb nicht weiter eingegangen werden soll (weitere Guidelines: American College of Obstetricians and Gynecologists Obstetrics and Gynecology 2017: 130: Oct. 2017; Bednarczuk et al. 2021; Brent 2009; Chen et al. 2008; Patel et al. 2007; Proença et al. 2021; Siegmann et al. 2009; Wang et al. 2012).

Zusammenfassend kann festgehalten werden,

- Bei der Verabreichung von jodhaltigen Röntgenkontrastmitteln steht primär die Strahlenexposition durch die Röntgenuntersuchung im Vordergrund.
  Diese sollte, wenn möglich, während der Schwangerschaft vermieden werden.
- In Ausnahmesituationen, wenn die Untersuchung aus maternaler Sicht dringend indiziert ist, können Röntgenkontrastmittel der schwangeren Frau verabreicht werden.
- Die Aufklärung und die dokumentierte Einverständniserklärung der Schwangeren müssen sichergestellt werden.
- Bei Verdacht auf eine Schilddrüsendysfunktion sollten vor der Untersuchung die relevanten Schilddrüsen-Hormonsspiegel bestimmt werden.
- Nach Applikation von Röntgenkontrastmitteln während der Schwangerschaft sollte die Schilddrüsenfunktion beim Neugeborenen innerhalb der ersten Lebenswoche sowie 14 Tage nach Geburt überprüft werden. Dies gilt in besonderem Maß für frühgeborene Kinder. Bei einer diagnostizierten Hypothyreose sollte das Kind bis zum 3. Lebensjahr regelmäßig kontrolliert werden.
- Bei der stillenden Patientin ist das Risiko für das Neugeborene als äußerst gering zu erachten. Der Mutter sollte die Möglichkeit gegeben werden, informiert über eine temporäre Stillpause von 24–48 h oder die Fortsetzung des Stillens zu entscheiden.

Tab. 17.1 Empfehlungen für die Verwendung wasserlöslicher jodhaltiger Röntgenkontrastmittel während der Schwangerschaft und Stillzeit

Richtlinien	Schwangerschaft	Stillzeit
Fachinformationen der Industrie/Arzneimittelbehörden	Keine Information über eine direkte oder indirekte schädigende Wirkung auf Reproduktion, Entwicklung von Embryo oder Fötus, Schwangerschaftsverlauf und peri- oder postnatale Entwicklung. Die Unbedenklichkeit während der Schwangerschaft ist bisher nicht in kontrollierten Studien erwiesen. Aufgrund der Strahlenexposition sollte eine Röntgenuntersuchung während der Schwangerschaft nicht erfolgen, es sei denn, sie ist klar indiziert. In solchen Fällen sollte die Schilddrüsenfunktion des Neugeborenen engmaschig (erste Lebenswoche sowie 14 Tage nach Geburt) kontrolliert werden. Sollte eine Hypothyreose diagnostiziert werden, so sollte das Kind bis zum 3. Lebensjahr regelmäßig kontrolliert werden.	Das Stillen kann normal fortgesetzt werden, wenn der Mutter jodhaltige Kontrastmittel verabreicht wurden. Andere Hersteller empfehlen eine 24- bis 48-stündige Unterbrechung des Stillens.
ESUR (Version 10.0, Stand 2018)	In Ausnahmesituationen, wenn die Untersuchung essenziell ist, können Röntgenkontrastmittel der schwangeren Frau verabreicht werden. In diesen Fällen sollte die Schilddrüsenfunktion beim Neugeborenen innerhalb der ersten Lebenswoche überprüft werden Bei bestehender Niereninsuffizienz der Mutter müssen die üblichen Nieren-Vorsichtsmaßnahmen, jedoch keine spezifischen Maßnahmen für den Fetus oder das Neugeborene eingehalten werden.	Das Stillen kann nach der Gabe jodierter Röntgenkontrastmittel normal fortgesetzt werden.
ACR Manual on Contrast Media (Version 2023)	Aufgrund der unzureichenden Datenlage wird empfohlen: A1: Dokumentieren, dass die benötigte diagnostische Information nur mit RKM und der besagten Bildgebungsmethode gewonnen werden kann A2: Sicherstellen, dass die dank Kontrastmittel zusätzlich erwarteten Informationen die weitere Behandlung der betroffenen Patientin respektive des Fötus im Laufe der Schwangerschaft beeinflusst. A3: Der Zuweiser stellt fest, dass nicht bis nach der Schwangerschaft gewartet werden kann B1: Eine umfassende Aufklärung und informierte Einverständniserklärung der Patientin wird sichergestellt.	Der Mutter sollte die Möglichkeit gegeben werden, informiert über eine temporäre Unterbrechung oder die Fortsetzung des Stillens zu entscheiden. Aufgrund der geringen Mengen erachten die Experten das Fortsetzen des Stillens als sicher. Bei Unsicherheit wird empfohlen, für 24 h die Milch zu verwerfen.

Weiterführende Literatur

ACR Manual on Contrast Media (Stand 2023)

Ahmet A, Lawson ML, Babyn P, Tricco AC (2009) Hypothyroidism in neonates post-iodinated contrast media: a systematic review. Acta Paediatr 98(10):1568–1574

Al-Enazy S, Ali S, Albekairi N, El-Tawil M, Rytting E (2017 Juli 01) Placental control of drug delivery. Adv Drug Deliv Rev 116:63–72

American College of Obstetricians and Gynecologists' Committee on Obstetric Practice (2016 Feb) Committee Opinion No. 656: Guidelines for Diagnostic Imaging During Pregnancy and Lactation. Obstet Gynecol. 127(2):e75–80. ► https://doi.org/10.1097/AOG.0000000000001316. PMID: 26942391

Andersson M, Braegger CP (2021) The role of iodine for thyroid function in lactating women and infants. Endocr Rev 20:1–38

Atwell TD, Lteif AN, Brown DL, McCann M, Townsend JE, Leroy AJ (2008) Neonatal thyroid function after administration of IV iodinated contrast agent to 21 pregnant patients. AJR 191(1):268–271

Bednarczuk T, Brix TH, Schima W, Zettinig G, Kahaly GJ (2021) 2021 European Thyroid Association Guidelines for the management of iodine-based contrast media-induced thyroid dysfunction. Eur Thyroid J 10(4):269–284

Belle MB, Leffa DD, Mazzorana D, De Andrade VM (2013) Evaluation of the mutagenic effect of the Jodinated contrast medium Urografina® 292 using the micronucleus test in mouse bone marrow cells. An Acad Bras Cienc 85:737–744

Bourjeily G, Chalhoub M, Phornphutkul C, Alleyne TC, Woodfield CA, Chen KK (2010) Neonatal thyroid function: effect of a single exposure to Jodinated contrast medium in utero. Radiology 256(3):744–750

Bourrinet P, Dencausse A, Havard P, Violas X, Bonnemain B (1995) Transplacental passage and milk excretion of iobitridol. Invest Radiol 30:156–158

Brent RL (2009) Saving lives and changing family histories: appropriate counseling of pregnant women and men and women of reproductive age, concerning the risk of diagnostic radiation exposure during and before pregnancy. Am J Obstet Gynecol 200:4–24

Callahan MJ, Poznauskis L, Zurakowski D, Taylor GA (2009) Nonionic iodinated intravenous contrast material-related reactions: incidence in large urban children's hospital-retrospective analysis of data in 12 949 patients. Radiology 250:674–681

Chen MM, Coakley FV, Kaimal A, Laros RK (2008) Guidelines for computed tomography and magnetic resonance imaging use during pregnancy and lactation. Obstet Gynecol 112:333–340

Dallmann A, Liu XI, Burckart GJ, van den Anker J (2019) Drug transporters expressed in the human placenta and models for studying maternal-fetal drug transfer. J Clin Pharmacol 59(Suppl 1):S70–S81

Dillman JR, Strouse PJ, Ellis JH, Cohan RH, Jan SC (2007) Incidence and severity of acute allergic-like reactions to i.v. nonionic Jodinated contrast material in children. AJR 188:1643–1647

ESUR/European Society of Urogenital Radiology) Leitlinien – siehe ► www.esur.org (Version 10.0, Stand März 2018)

Etling N, Gehin-Fouque F, Vielh JP, Gautray JP (1979) The iodine content of amniotic fluid and placental transfer of iodinated drugs. Obstet Gynecol 53(3):376–380

Fitzpatrick J, Speakman J, Kapfer SA, Holston AM (2011) Transplacental passage of the non-ionic contrast agent iopamidol in twins. Pediatr Radiol 41(4):534–536

Griffiths SK, Campbell JP (2015) Placental structure, function and drug transfer. Continuing Education Anaesth Crit Care Pain 15:84–89

Hallett A, Evans C, Moat S, Barton J, Warner J, Gregory JW (2011) Hypothyroidism in preterm infants following normal screening. Ann Clin Biochem 48:572–574

Hill BJ, Saigal G, Patel S, Abdenour GE Jr (2007) Transplacental passage of non-ionic contrast agents resulting in fetal bowel opacification: a mimic of pneumoperitoneum in the newborn. Pediatr Radiol 37(4):396–398

Huang TK, Reese J, Weitkamp J-H, Stancombe BB (2014) Congenital radiocontrast agent in the neonatal gut. J Pediatr 164:1236

Huch R (2001) Kapitel 17: Plazenta. In: Siegenthaler W (Hrsg) Klinische Pathophysiologie. 8. Aufl. Thieme, Stuttgart, New York, S 420–429

Ilett KF, Hackett LP, Paterson JW, Mc Cormick CC (1981) Excretion of metrizamide in milk. Br J Radiol 54:537–538

Jick SS, Hedderson M, Xu F, Cheng Y, Palkowitsch P, Michel A (2019) Iodinated contrast agents and risk of hypothyroidism in young children in the United States. Invest Radiol 54(5):296–301. ► https://doi.org/10.1097/RLI.0000000000000541

Karavani G, Daoud-Sabag L, Chay C, Gillis D, Strich D (2022 Juli) Is TSH a reliable indicator of thyroid hormone status in pregnancy? Horm Metab Res 54(7):435-441. ► https://doi.org/10.1055/a-1872-0246. Epub 2022 Juli 14. PMID: 35835143

Kochi MH, Kaloudis EV, Ahmed W, Moore WH (2012) Effect of in utero exposure of iodinated intravenous contrast on neonatal thyroid function. J Comput Assist Tomogr 36:165–169

Kubicki R, Grohmann J, Kunz K-G, Stiller B, Schwab KO, van der Werf-Grohmann N (2020) Frequency of thyroid dysfunction in pediatric patients with congenital heart disease exposed to iodinated contrast media – a long-term observational study. J Pediatr Endocrinol and Metab 33(11):1409–1415

Kubik-Huch RA, Gottstein-Aalame N, Frenzel T, Seifert B, Puchert E, Wittek S, Debatin JF (2000) Gadopentate dimeglumine excretion into human breast milk during lactation. Radiology 216:555–558

Laissy JP, Siauve N, Dossier A, Lancelot E (2021) Transient signal intensity enhancement in the amniotic fluid after administration of a macrocyclic gadolinium chelate to a pregnant woman. J Magn Reson Imaging 54(2):669–671

Li R, Chen W, Liu Y, Ma L, Qiu L, Han J, Li R (2021 Oct) The impact of preconceptional hysterosalpingography with oil-based contrast on maternal and neonatal iodine status. Reprod Sci 28(10):2887–2894

Marcos HB, Semelka RC, Worowattanakul S (1997) Normal placenta: gadolinium-enhanced dynamic MR imaging. Radiology 205:493–496

Mathur S, Pillenahalli Maheshwarappa R, Fouladirad S, Metwally O, Mukherjee P, Lin AW, Bharatha A, Nicolaou S, Ditkofsky NG (2020) Emergency imaging in pregnancy and lactation. Can Assoc Radiol J 71(3):396–402

Moon AJ, Katzberg RW, Sherman MP (2000) Transplacental passage of iohexol. J Pediatr 136:548–549

Morrison JC, Boyd M, Friedman BI et al (1973) The effects of Renografin-60 on the fetal thyroid. Obstet Gynecol 42:99–103

Moser G, Windsperger K, Pollheimer J et al (2018) Human trophoblast invasion: new and unexpected routes and functions. Histochem Cell Biol 150:361–370

Muhler MR, Clement O, Salomon LJ et al (2011) Maternofoetal pharmacokinetics of a gadolinium chelate contrast agent in mice. Radiology 258:455–460

Muñoz-Fraile B, Coca-Robinot D, Bergón-Sendín E, Orbea C, del Gloria P, Pallás-Alonso C (2014) Bowel opacification in a very low weight born infant due to maternal administration of Jodinated contrast agent. Arch Dis Child Fetal Neonatal Ed 99(6):F474

Nielsen ST, Matheson I, Rasmussen JN, Skinnemoen K, Andrew E, Hafsahl G (1987 Sep–Oct) Excretion of iohexol and metrizoate in human breast milk. Acta Radiol 28(5):523–526. PMID: 2960342

Oh KY, Roberts VH, Schabel MC, Grove KL, Woods M, Frias AE (2015) Gadolinium chelate contrast material in pregnancy: fetal biodistribution in the nonhuman primate. Radiology 276(1):110–118

Patel SJ, Reede DL, Katz DS, Subramaniam R, Amorosa JK (2007) Imaging the pregnant patient for nonobstetric conditions: algorithms and radiation dose considerations. Radiographics 27:1705–1722

Proença F, Guerreiro C, Sá G, Reimão S (2021) Neuroimaging safety during pregnancy and lactation: a review. Neuroradiology 63(6):837–845. ► https://doi.org/10.1007/s00234-021-02675-1

Prola-Netto J, Woods M, Roberts VHJ, Sullivan EL, Miller CA, Frias AE, Oh KY (2018) Gadolinium chelate safety in pregnancy: barely detectable gadolinium levels in the juvenile nonhuman primate after in utero exposure. Radiology 286:122–128

Rajaram S, Exley CE, Fairlie F, Matthews S (2012) Effect of antenatal iodinated contrast agent on neonatal thyroid function. Br J Radiol 85:e238–e242

Rendl J, Saller B (2001) Schilddrüse und Röntgenkontrastmittel. Dt Arzneiblatt 98:A402–A406

Rosenberg V, Michel A, Chodick G, Cheng Y, Palkowitsch P, Koren G, Shalev V (2018 Dec) Hypothyroidism in young children following exposure to iodinated contrast media: an observational study and a review of the literature. Pediatr Endocrinol Rev 16(2):256–265. ► https://doi.org/10.17458/per.vol16.2018.hypothyroidism. PMID: 30556658

Saigal G, Abdenour GE (2007) Another case of transplacental passage of the non-ionic contrast agent ioversol. Pediatr Radiol 37(7):726–727

Satoh M, Aso K, Katagiri Y (2015) Thyroid dysfunction in neonates born to mothers who have undergone hysterosalpingography involving an oil-soluble iodinated contrast medium. Horm Res Paediatr 84(6):370–375

Siegmann KC, Heuschmid M, Claussen CD (2009) Diagnostic imaging during pregnancy. Dtsch Med Wochenschrift 134:686–689

Simon SL, Luckyanov N, Bouville A, VanMiddlesworth L, Weinstock RM (2002) Transfer of 131I into human breast milk and transfer coefficients for radiological dose assessments. Health Phys 82:796–806

Spitzweg C, Heufelder AE, Morris JC (2000) Thyroid iodine transport. Thryoid 10(4):321–330

Springer D, Jiskra J, Limanova Z, Zima T, Potlukova E (2017 Mar) Thyroid in pregnancy: from physiology to screening. Crit Rev Clin Lab Sci 54(2):102–116. ► https://doi.org/10.1080/10408363.2016.1269309. Epub 2017 Jan 19. PMID: 28102101

Thaker VV, Leung AM, Braverman LE, Brown RS, Levine E (2014) Iodine-induced hypothyroidism in full-term infants with congenital heart disease: more common than currently appreciated? J Clin Endocrinol Metab 99:3521–3526

Tirada N, Dreizin D, Khati NJ, Akin EA, Zeman RK (2015) Imaging pregnant and lactating patients. Radiographics 35:1751–1765

US FDA (13.08.2022) recommends thyroid monitoring in babies and young children who receive injections of iodine-containing contrast media for medical imaging. ► https://www.fda.gov/drugs/drug-safety-and-availability/fda

Vagenakis AG, Braverman LE (1975) Adverse effects of iodides on thyroid function. Med Clin North Am 59:1075–1088

Vanhaesebrouck P, Verstraete AG, De Praeter C, Smets K, Zecic A, Craen M (2005) Transplacental passage of a nonionic contrast agent. Eur J Pediatr 164:408–410

van Welie N, Portela M, Dreyer K, Schoonmade LJ, van Wely M, Mol BWJ, van Trotsenburg ASP, Lambalk CB, Mijatovic V, Finken MJJ (2021) Jodine contrast prior to or during pregnancy and neonatal thyroid function: a systematic review. Eur J Endocrinol 184(1):189–198

Vassaux G, Zwarthoed C, Signetti L, Guglielmi J, Compin C, Guigonis JM, Juhel T, Humbert O, Benisvy D, Pourcher T, Cambien B (2018) Iodinated contrast agents perturb iodide uptake by the thyroid independently of free iodide. J Nuc Med 59:121–126

Vicens-Calvet E, Potau N, Carreras E, Bellart J, Albisu MA, Carrascosa A (1998) Diagnosis and treatment in utero of goiter with hypothyroidism caused by iodide overload. J Pediatr 133:147–148

Wang PI, Chong ST, Kielar AZ, Kelly AM, Knoepp UD, Mazza MB, Goodsitt MM (2012 Apr) Imaging of pregnant and lactating patients: part 1, evidence-based review and recommendations. AJR Am J Roentgenol 198(4):778–784. ▶ https://doi.org/10.2214/AJR.11.7405. PMID: 22451541

Webb JAW (2008) Pregnancy and lactation. Out of: Contrast media. Safety Issues and ESUR guidelines. 2. überarbeitete Aufl. Springer, Berlin

Webb JAW Pregnancy and lactation: intravascular use of contrast media

Webb JAW (2014) Pregnancy and lactation: intravascular use of contrast media. In: Thomsen HS, Webb JAW (Hrsg) Contrast media, medical radiology. diagnostic imaging. Springer, Berlin. ▶ https://doi.org/10.1007/174_2013_884

WHO (2007) Assessment of iodine deficiency disorders and monitoring their elimination. 3. Aufl. WHO, Geneva

CT bei Kindern

Stephan Wälti und Sebastian Leschka

Inhaltsverzeichnis

H. Alkadhi und S. Leschka (Hrsg.), *Wie funktioniert CT?*,
https://doi.org/10.1007/978-3-662-68480-1_18

Die Computertomographie (CT) wird bei Kindern deutlich restriktiver eingesetzt als bei Erwachsenen. Anders als bei Erwachsenen macht die CT in kinderradiologischen Abteilungen meist nur einen sehr kleinen Anteil aller radiologischen Untersuchungen aus. Dieser Unterschied ist einerseits durch die Besonderheiten der CT-Untersuchung bei Kindern, insbesondere bezüglich der Strahlensensibilität (▶ Abschn. 18.1), begründet. Andererseits ist der kindliche Körper sehr viel besser einer Ultraschalluntersuchung zugänglich als ein erwachsener Körper.

18.1 Besonderheiten der CT-Untersuchung bei Kindern

Für das Kind Für das Kind kann eine CT-Untersuchung eine psychische Belastung darstellen. Die Untersuchung findet in einer fremden Umgebung in Anwesenheit fremder Personen statt. Zudem können schmerzhafte Ereignisse mit der Untersuchung verbunden sein, wie z. B. das Legen einer Venenverweilkanüle für die Kontrastmittelapplikation. Die Vorbereitung für die Untersuchung sollte daher altersgerecht durchgeführt werden. Oftmals ist ein „Probeliegen" vor der eigentlichen Untersuchung mit Erklärung der wichtigsten Schritte der Untersuchung hilfreich. Eine CT-Untersuchung bei einem größeren Kind setzt dessen Einverständnis voraus, um eine bewegungsfreie Untersuchung durchführen zu können.

Für die Eltern Für die Eltern ist die Durchführung einer CT-Untersuchung bei ihrem Kind ein sehr besorgniserregendes Ereignis, da sie ihr Kind in einem veränderten Zustand in einer fremdartigen Umgebung erleben und dem Ergebnis der Untersuchung mit Angst entgegensehen. Bei der Aufklärung des Kindes und der Eltern sollte auch ein gewisses psychologisches Augenmerk auf die Beruhigung der Eltern gelegt werden. Die Unruhe der Eltern überträgt sich leicht auf das Kind.

Strahlensensibilität Verglichen mit Erwachsenen haben Kinder eine höhere Sensibilität gegenüber ionisierenden Strahlen. Zum einen treten die stochastischen Wirkungen ionisierender Strahlen mit größerer Wahrscheinlichkeit in sich teilenden Zellen auf. Kinder im Wachstum haben einen höheren Anteil sich teilender Zellen als Erwachsene und damit eine höhere Strahlenempfindlichkeit. So betrifft beispielsweise eine CT-Untersuchung der unteren Extremitäten beim Erwachsenen nahezu ausschließlich Fettmark, während bei Kindern überwiegend blutbildendes rotes Knochenmark betroffen ist. Zum anderen lässt die relativ lange verbleibende Lebensspanne von Kindern im Vergleich zu derjenigen von Erwachsenen mehr Zeit für die Entwicklung einer strahleninduzierten Krebserkrankung. Aufgrund ihrer langen Latenzzeit treten viele strahleninduzierte Malignome, insbesondere solide Krebsarten, erst nach Jahrzehnten auf. Darüber hinaus erhalten Kinder aufgrund ihrer geringeren Körpergröße höhere effektive Dosen, wenn keine speziellen pädiatrischen CT-Protokolle verwendet werden. Im Vergleich zu Kinderkliniken verwenden kommunale Krankenhäuser (in denen sich die meisten pädiatrischen Patienten einer CT unterziehen) eher auf Erwachsene abgestimmte bzw. nicht immer auf die kindlichen Bedürfnisse optimierte CT-Protokolle.

In ◘ Tab. 18.1 wird das Sterberisiko für solide Krebsarten und die Krebsinzidenz im Alter von 0, 5 und 15 Jahren mit derjenigen im Alter von 30 Jahren für Frauen und Männer verglichen. Die Tabelle zeigt einen Anstieg des Krebsrisikos bei Kindern und einen Unterschied in der Empfindlichkeit zwischen Mädchen und Jungen um etwa den Faktor zwei. Diese Ergebnisse stehen im Einklang mit den Daten der Atombombenüberlebenden von Brenner (2002), die

Tab. 18.1 Einfluss von Alter und Geschlecht zum Zeitpunkt der Exposition auf das Risiko der Entstehung einer Krebserkrankung: Risikokennzahlen berechnet für das Alter von 0, 5 und 15 Jahren im Vergleich zu 30 Jahren zum Zeitpunkt der Exposition (*w* weiblich, *m* männlich). (Goodman et al. 2019)

	Neugeborenes verglichen mit 30-jähriger Person		5-Jähriges verglichen mit 30-jähriger Person		15-Jähriges verglichen mit 30-jähriger Person	
Geschlecht	w	m	w	m	w	m
Krebsinzidenz	4,58	3,86	3,26	2,77	1,98	1,78
Krebsmortalität	3,49	3,24	2,64	2,46	1,75	1,68

einen deutlichen Anstieg des lebenslangen Krebsrisikos bei Kindern im Vergleich zu Erwachsenen und bei Frauen im Vergleich zu Männern zeigen. Die häufigsten strahleninduzierten Neoplasien bei Kindern sind Hirntumoren und Leukämien.

Die Ergebnisse mehrerer Untersuchungen deuten auf den potenziellen Nutzen einer Verringerung der Strahlendosis zur Vorbeugung möglicher zukünftiger, durch die CT verursachter Krebserkrankungen hin. Miglioretti et al. (2013) wiesen nach, dass eine Senkung der höchsten 25 % der Dosen bei pädiatrischen CTs auf den Medianwert 43 % der künftigen CT-induzierten Krebserkrankungen verhindern könnte. Journy et al. (2017) schätzten, dass bei einer Verringerung der Dosis pro CT-Untersuchung um 20 % bzw. 40 % im Vergleich zu den bisherigen Praktiken in Großbritannien die Zahl künftiger Krebserkrankungen, die möglicherweise durch eine pädiatrische CT ausgelöst werden könnten, um 20 % bzw. 40 % zurückgehen würden.

18.2 Indikationen für die CT-Untersuchung bei Kindern

Der kindliche Körper kann in den meisten Fällen hervorragend mit anderen radiologischen Verfahren als der CT – wie z. B. dem Ultraschall – untersucht werden. Nahezu alle abdominalen Fragestellungen können bei Kindern mittels Ultraschall abgeklärt werden. Darüber hinaus lassen sich ein Großteil der klinischen Fragestellungen bezüglich des Kopfes, des Thorax und des Bewegungsapparates mittels Ultraschall (US), Magnetresonanztomographie (MRT) oder einer konventionellen Röntgenaufnahme beantworten.

Aufgrund ihrer schnellen Durchführbarkeit und der hohen Ortsauflösung hat die CT jedoch auch bei Kindern bei bestimmten Indikationen ihren Stellenwert. In der Tab. 18.2 sind typische Indikationen für die CT-Untersuchung bei Kindern zusammengefasst.

18.3 Besonderheiten der Patientenvorbereitung

Um bei Kindern eine optimale CT-Untersuchung durchführen zu können, ist eine sorgfältige Patientenvorbereitung ebenso wichtig wie die Optimierung des CT-Protokolls. Die Patientenvorbereitung umfasst die Aufklärung des Patienten und der Eltern, die Gewöhnung an die Umgebung und die Untersuchungstechnik sowie – falls notwendig – die Sedierung des Kindes.

18.3.1 Aufklärung des Kindes über die Untersuchung

Die Aufklärung über die Untersuchung sollte dem Kind altersgerecht den Ablauf und den Sinn der Untersuchung näherbringen. Hierzu ist es sinnvoll, den Untersuchungsablauf vorab am CT-Gerät zu üben und das Kind an die Umgebung zu gewöhnen. Oft ist es hilfreich, wenn die

Tab. 18.2 Typische Indikationen für die CT-Untersuchung bei Kindern

Körperregion	Indikationen
Kopf/Hals	– Schädel-Hirn-Trauma – Unklare Vigilanzstörung – Komplizierte Sinusitis/Mastoiditis – Tumorstaging
Thorax	– Angeborene Fehlbildungen der Lunge und der großen Gefäße – Metastasierung in die Lunge (Staging) – Malignome der Lunge – Schweres Thoraxtrauma – Pädiatrisch-kardiologische Diagnostik (z. B. bei kongenitalen Herzvitien) – Infektfokussuche bei immunkompromittierten Patienten – Interstitielle Lungenerkrankungen
Abdomen	– Schweres Abdominaltrauma
Muskuloskelettales System	– Komplizierte Frakturen

Untersuchung zuvor mit dem Lieblingsstofftier des Kindes durchgespielt wird. Die normalerweise sehr technische CT-Umgebung sollte nach Möglichkeit durch bemalte Vorhänge, Wandbemalungen, Bemalungen des CT-Gerätes selbst oder um das CT-Gerät drapierte Stoffpuppen kindgerechter gemacht werden.

In der Regel ist es hilfreich, wenn eines oder beide Elternteile bei der Aufklärung, der Vorbereitung und der eigentlichen Untersuchung anwesend sind. Die Eltern haben einen besseren Zugang zu ihrem Kind und können die Untersuchung und die Abläufe – nach entsprechender vorheriger Information durch das Radiologiepersonal – ihrem Kind individuell besser vermitteln und die Kooperationsbereitschaft erhöhen.

18.3.2 Vorbereitung des Kindes für die Untersuchung

Für die intravenöse Kontrastmittelapplikation ist das Legen einer peripheren Venenverweilkanüle notwendig. Um die Kooperationsbereitschaft des Kindes zu erhalten, sollte die Kanüle nach Möglichkeit bereits einige Stunden vor der Untersuchung gelegt werden, um das Schmerzereignis nicht direkt mit der CT-Untersuchung in Zusammenhang zu bringen. Üblicherweise wird die Venenverweilkanüle nach Auftragen eines lokalanästhetischen Gels/Pflasters (z. B. Lidocain-Hydrochlorid-Gel) in eine große antekubitale Vene gelegt. Zu beachten ist, dass die für Kinder gebräuchlichen Venenverweilkanülen mit einem Durchmesser von 24 G (gelbe Kanüle) nur für eine Injektionsrate bis 0,5 ml/s und diejenigen mit 22 G (blaue Kanüle) für 1,5 ml/s zugelassen sind. Bei Kleinkindern kann eine 22-G-Kanüle (blau) mit einer maximalen Injektionsrate von 1,5 ml/s für die CT-Untersuchung ausreichend sein. Bevorzugt wird jedoch eine Kanüle mit einem Durchmesser von 20 G (rosa Kanüle) mit einer maximalen Injektionsrate von 3 ml/s (kubital) bzw. 2,5 ml/s (peripher). Bei Teenagern sollte idealerweise eine 18-G-Kanüle (grün) mit einem Fluss von 3,5–4 ml/s (kubital) verwendet werden.

Aufgrund der engen anatomischen Verhältnisse bei Kindern und dem geringen Anteil an intraabdominalem Fettgewebe ist die Interpretation einer Abdomen-CT bei Kindern schwieriger als bei Erwachsenen. Bei der Abdomen-CT kann es daher manchmal sinnvoll sein, vor der Untersuchung orales Kontrastmittel trinken zu lassen. Bei Kindern wird aufgrund der Aspirationsgefahr in der Regel nichtionisches

Kontrastmittel anstatt einer Bariumlösung verwendet. Der verwendete Verdünnungsfaktor ist bei Kindern größer als bei Erwachsenen. Typische Mischverhältnisse bei der Verwendung von Ioxitalaminsäure/Megluminsalz (Telebrix Gastro®) sind:

- 200 ml Wasser/6 ml Telebrix Gastro®
- 400 ml Wasser/12 ml Telebrix Gastro®
- 800 ml Wasser/24 ml Telebrix Gastro®

Die Kontrastmittelmenge wird dem Körpergewicht angepasst (◘ Tab. 18.3). Das orale Kontrastmittel wird in mehreren Einzelportionen über einen Zeitraum von 1–2,5 h dargereicht, je nachdem, ob nur der Dünndarm oder auch das Kolon kontrastiert werden muss. Kinder >5 Jahre sollen so viel der zu verabreichenden Menge trinken wie möglich, Kleinkinder benötigen meist eine Magensonde.

Für die rektale Kontrastmittelgabe wird dasselbe Mischverhältnis verwendet.

18.3.3 Sedierung

Die Sedierung eines Kindes erfolgt grundsätzlich durch Medikamente mit großer therapeutischer Breite (z. B. Midazolam). Eine vollständige Bewegungslosigkeit kann durch diese Sedierungsverfahren nicht gewährleistet werden; sie sind jedoch in etwa 95 % der Fälle erfolgreich. Die Versagerquote von etwa 5 % ist dem Sicherheitsaspekt geschuldet. Die Intention, pharmakologisch eine vollständige Bewegungslosigkeit für die CT-Untersuchung zu erreichen, würde eine zu hohe Rate an Komplikationen durch eine unvorhersehbare Sedierungstiefe (Übergang in Allgemeinnarkose) verursachen. Vielerorts ist die rektale Applikation von Midazolam über einen Rektalapplikator die bevorzugte Sedierungsmethode. Es wird dabei die initiale sedierende Wirkung von Midazolam ausgenutzt, welche bereits 3–4 min nach rektaler Applikation eintritt, jedoch nur von kurzer Dauer ist (etwa 5–10 min). Des Weiteren wirkt Midazolam angstlösend und amnestisch. Die Dosierung richtet sich nach dem Körpergewicht des Kindes (◘ Tab. 18.4); die Maximaldosis ist 10 mg Midazolam rektal. Ein alternativer Applikationsweg ist die intranasale Applikation von Midazolam über einen Nasenapplikator.

Zur Sedierung von Kindern kann auch Ketamin verwendet werden (◘ Tab. 18.4), insbesondere wenn eine zusätzliche analgetische Wirkkomponente benötigt wird. Ketamin induziert einen tranceähnlichen Zustand, hat eine analgetische und amnestische Wirkung bei gleichzeitig erhaltener Spontanatmung und erhaltenen Schutzreflexen. Ketamin zeichnet sich durch einen raschen Wirkungseintritt und eine kurze Wirkdauer aus.

Säuglinge (bis etwa 3 Monate) Bei Säuglingen ist in der Regel keine Sedierung notwendig. Sie werden im natürlichen Schlaf nach einer Mahlzeit untersucht. Die Säuglinge werden in ein Baumwolltuch gewickelt („feed and wrap") und der Kopf auf einem Luftpolster gelagert (◘ Abb. 18.1). Vielfach sind gerätespezifische Lagerungsmaterialien

◘ **Tab. 18.3** Oral zu verabreichende Menge des KM-Wasser-Gemisches

Gewicht	3–10 kg	10–15 kg	15–30 kg	>30 kg
Alter	0–1 Jahr	1–3 Jahre	3–10 Jahre	>10 Jahre
Flüssigkeitsmenge	bis 50 ml	50–150 ml	200–450 ml	450–1000 ml
Gewichtsbezogene Flüssigkeitsmenge	5 ml/kgKG	10 ml/kgKG	15 ml/kgKG	15 ml/kgKG

KG Bodyweight

Tab. 18.4 Dosierungsschema zur Applikation von Midazolam und Ketamin bei der Sedierung von Kindern für eine CT-Untersuchung

Körpergewicht in kg	Midazolam (Dormicum®) Dosis rektal in mg	Midazolam (Dormicum®) Ampullenlösung rektal in ml [1 mg/ml]	Ketamin (Ketalar®) Dosis in mg	Ketamin (Ketalar®) rektal in ml [10 mg/ml]	Midazolam (Dormicum®)-Tropfen oral in ml [2 mg/ml]
4–6	2,5	2,5			1,25
7–8	3,0	3,0			1,5
9–10	4,0	4,0	30	3,0	2,0
11–12	5,0	5,0	30	3,0	2,5
13–14	6,0	6,0	30	3,0	3,0
15–16	7,0	7,0	35	3,5	3,5
17–18	8,0	8,0	35	3,5	4,0
19–20	9,0	9,0	40	4,0	4,5
21–30	10,0	10,0	45	4,5	5,0
31 und mehr	10,0	10,0	50	5,0	5,0

für Säuglinge verfügbar. Sollte das Kind nicht schlafen oder sehr unruhig sein, kann es sediert werden (Tab. 18.4).

Kinder bis 5 Jahre Bei Kleinkindern kann versucht werden, die Untersuchungszeiten mit Ruhezeiten zu koordinieren oder die Kooperationsbereitschaft des Kindes durch eine optimale Vorbereitung zu erreichen. Häufiger als in anderen Altersgruppen ist jedoch in diesem Alter eine Sedierung notwendig (Tab. 18.4).

Kinder ab 5 Jahre Im Allgemeinen ist bei einer kindgerechten Erklärung der Untersuchung und einer sorgfältigen Vorbereitung eine Sedierung vor der CT-Untersuchung nicht notwendig. Wichtig ist die Kooperationsbereitschaft des Kindes, welche man nur erreicht, wenn das Kind in die Untersuchung »einwilligt«. Auch bei unkooperativen älteren Kindern muss nicht zwingend eine Sedierung erfolgen. Bei ängstlichen Kindern kann eine Anxiolyse mit Benzodi-

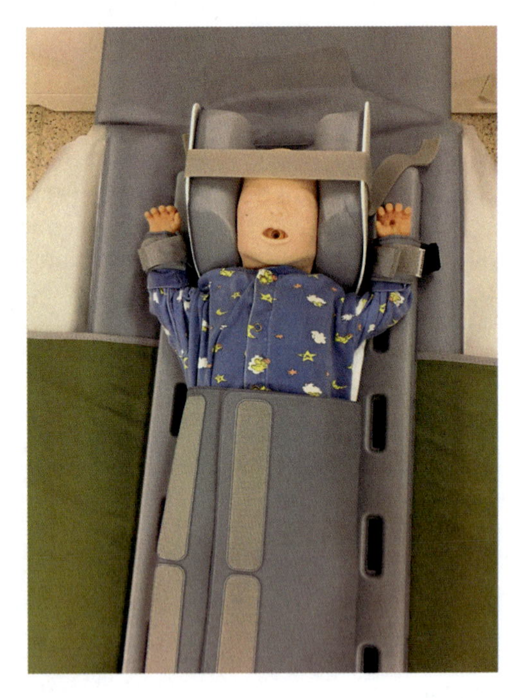

Abb. 18.1 Lagerung eines Säuglings für die CT-Untersuchung

azepinen erfolgreich sein. Ebenso kann eine adäquate Analgesie Kinder mit Schmerzen beruhigen.

18.4 Maßnahmen zur Reduktion der Strahlenexposition

Angesichts des wachsenden Bewusstseins und der Besorgnis über mögliche krebserregende Auswirkungen der Exposition von Kindern gegenüber ionisierender Strahlung bei der CT ist die Optimierung der Aufnahmeparameter von entscheidender Bedeutung, um eine diagnostisch akzeptable Bildqualität bei möglichst geringer Strahlendosis zu erreichen („As Low As Reasonably Achievable", ALARA). Verschiedene Maßnahmen führen zu einer Reduktion der Strahlenexposition bei einer CT-Untersuchung.

Die jüngsten technischen Innovationen haben die Einführung von Scans mit niedriger Röhrenspannung und iterativen Rekonstruktionsverfahren (IR) in die tägliche klinische Praxis der pädiatrischen CT ermöglicht. Zu den Vorteilen einer niedrigeren Röhrenspannung gehören eine beträchtliche Verringerung der Strahlendosis und ein verbesserter Bildkontrast, insbesondere bei Verwendung von jodhaltigem Kontrastmittel. Der Anstieg des Rauschens, der auf die geringere Photonendurchdringung zurückzuführen ist, ist ein großer Nachteil, der jedoch aufgrund der geringen Körpergröße von Kindern nicht so gravierend ist wie bei der CT von Erwachsenen. Darüber hinaus kann die Verwendung von iterativen Rekonstruktions-Algorithmen das erhöhte Rauschen unterdrücken, was eine breitere Anwendbarkeit für Scans mit niedriger Röhrenspannung ermöglicht. Der Einsatz von niedriger Röhrenspannung und IR-Techniken ist bei den meisten Anwendungen der pädiatrischen CT hilfreich für die Reduzierung der Strahlendosis.

Die Anwendung der bei Erwachsenen verwendeten Scanparameter für die Untersuchung von Kindern sollte vermieden werden, da dies zu einer erheblichen Erhöhung der effektiven Dosis führt, ohne einen zusätzlichen Nutzen für die Diagnose zu bringen.

Rechtfertigung der CT-Untersuchung Jede radiologische Untersuchung darf nur nach einer genauen Risiko-Nutzen-Abwägung durchgeführt werden. Rechtfertigung bedeutet, dass eine CT-Untersuchung nur dann durchgeführt werden sollte, wenn der klinische Nutzen für den Patienten die möglichen negativen Auswirkungen der Strahlenbelastung deutlich übersteigt. Diese Aussage gilt für Erwachsene genauso wie für Kinder, wobei aufgrund der höheren Strahlensensibilität und der psychischen Belastung des Kindes und der Eltern das Risiko einer CT-Untersuchung bei Kindern in der Regel höher bewertet wird als bei Erwachsenen.

Radiologen müssen zunächst die Angemessenheit der klinischen Indikation sicherstellen, um unnötige Untersuchungen zu vermeiden, was der wichtigste Schritt zur Verringerung der Gesamtstrahlenbelastung bei der CT ist. Selbst wenn eine bildgebende Untersuchung klinisch gerechtfertigt ist, ist eine CT beim Kind nur dann gerechtfertigt, wenn die erwartete diagnostische Aussage nicht durch ein anderes Untersuchungsverfahren ohne ionisierende Strahlen (wie Ultraschall oder MRT) zu erhalten ist. Klinische Entscheidungsregeln (z. B. die PECARN-Regel [Pediatric Emergency Care Applied Research Network] für leichte Schädelverletzungen) liefern geeignete CT-Indikationen, und ihre Anwendung hilft, unnötige CT-Untersuchungen zu vermeiden.

Scanlänge Eines der einfachsten und effektivsten Verfahren zur Begrenzung der Strahlenexposition ist die Begrenzung der Scanlänge auf die zu untersuchende Körperregion. Dieser Grundsatz gilt sowohl für das Topogramm als auch für den eigentlichen CT-Scan. Es sollten demnach keine Organe in den Untersuchungsbereich eingeschlossen werden, welche nicht zur diagnostischen Aussage der Untersuchung beitragen.

Röhrenspannung Die Strahlendosis ist proportional zur Quadratwurzel der Röhrenspannung, zeigt aber eine lineare Beziehung zum Röhrenstrom. Das bedeutet, dass eine geringe Reduzierung der Röhrenspannung zu einer erheblichen Dosisreduzierung im Vergleich zum Röhrenstrom führt. Aufgrund des geringen Durchmessers des kindlichen Körpers benötigen die Photonen weniger Energie, um den Körper zu durchdringen, sodass auch eine niedrigere Röhrenspannung für eine genügende Energiedurchdringung ausreicht. Die führt zu einer Verringerung der Strahlendosis bei gleichbleibender oder sogar verbesserter Bildqualität. Daher sind Scans mit niedriger Röhrenspannung für Kinder besser geeignet und breiter einsetzbar als für Erwachsene, um die Strahlendosis zu reduzieren und die Bildqualität zu verbessern.

Bei Kindern ist eine Reduktion der Röhrenspannung von den bei Erwachsenen verwendeten 120 kV auf 100 kV oder 80 kV technisch möglich und üblich; teils sind die Spannungen sogar noch geringer. Durch eine Reduktion der Röhrenspannung von 120 auf 80 kV wird die Strahlendosis um etwa 65 % reduziert, wenn alle anderen Parameter unverändert bleiben. Selbst wenn der Röhrenstrom erhöht wird, um den verringerten Photonenfluss zu kompensieren, reduzieren CT-Untersuchungen mit niedriger Röhrenspannung die Strahlendosis für die meisten pädiatrischen CT-Untersuchungen, wobei die diagnostische Bildqualität erhalten bleibt. Die Untersuchung mit niedriger Röhrenspannung hat die Vorteile einer geringeren Strahlendosis und eines besseren Bildkontrasts. Zu den Nachteilen gehören verstärktes Bildrauschen und Artefakte. Aufgrund der höheren Absorption niederenergetischer Röntgenstrahlung durch Jod besteht bei Verwendung einer Röhrenspannung von 80 oder 100 kV zudem ein höherer Jodkontrast, wodurch die zu applizierende Kontrastmittelmenge reduziert werden kann.

Bei jeder Untersuchung müssen geeignete Einstellungen gewählt werden, um diese Vor- und Nachteile gegeneinander abzuwägen, damit die diagnostische Bildqualität mit der geringstmöglichen Strahlendosis erreicht wird. Die manuelle Auswahl der optimalen Kombination von Röhrenspannung und Röhrenstrom für jede Untersuchung ist zeitaufwendig und manchmal schwierig. Automatisierte Systeme zur Auswahl der Röhrenspannung geben auf der Untersuchungskonsole Empfehlungen für die optimale Röhrenspannung und den entsprechenden Röhrenstrom vor, um eine vordefinierte Bildqualität (d. h. ein Kontrast-Rausch-Verhältnis mit einer Begrenzung des akzeptablen Bildrauschens) bei der niedrigsten Strahlendosis zu erreichen. Dies tun sie auf der Grundlage a) der Patientengröße (aus dem Scout-Bild abgeleitetes Abschwächungsprofil), b) der klinischen Aufgaben (z. B. native CT, Parenchymkontrast-verstärkte CT oder CT-Angiographie) und c) der Röhrenleistung (Röhrenstromgrenze bei jeder Kilovolt-Spitze). Durch die Verwendung eines automatisierten Systems für die pädiatrische CT kann die Strahlendosis im Vergleich zur Verwendung eines Standardprotokolls mit 120 kVp um bis zu 50 % reduziert werden, ohne dass die diagnostische Bildqualität beeinträchtigt wird.

Röhrenstromstärke Eine Reduktion der Röhrenstromstärke reduziert die Strahlenexposition, führt jedoch zu einem Bildrauschen. Jede Optimierung der CT-Protokolle für Kinder folgt dem Grundsatz: »So viel Bildrauschen wie möglich zulassen, solange die CT-Untersuchung noch diagnostisch beurteilbar ist.« Das Ausmaß der Röhrenstromreduktion hängt von der spezifischen Fragestellung ab. Als Faustregel sollte die Röhrenstromstärke so weit gesenkt werden, dass das zunehmende Bildrauschen noch eine diagnostische Aussage der Untersuchung erlaubt. Die automatische Röhrenstrommodulation ist in den meisten Geräten standardmäßig vorhanden. Gewisse Geräte sind zudem mit einer organbasierten Röhrenstrommodulation ausgestattet, welche besonders strahlensensitive Organe (wie z. B. Augenlinsen, Schilddrüse, Brustdrüsen) zusätzlich schützt.

Schutz von Organen Durch die Verwendung von Bismut-Gummistreifen kann bei Kopf-CT-Untersuchungen bei Erwachsenen die Dosis für die Augenlinsen um bis zu 50 % und bei Thorax-CT-Untersuchungen die Dosis für die Brustdrüse um bis zu 40 % gesenkt werden. Bei CT-Geräten, welche mit einer organbasierten Dosismodulation ausgestattet sind, wird dadurch die Dosis zusätzlich reduziert. Zu bedenken ist, dass bei der Verwendung der in der pädiatrischen Radiologie üblichen Niedrigdosisprotokolle die zusätzliche fokale Abdeckung zu erheblichen Artefakten führen kann, sodass die Untersuchung die diagnostische Fragestellung nicht mehr beantworten kann. So können z. B. orbitale Pathologien durch die Artefakte maskiert werden. In der pädiatrischen Radiologie werden daher strahlenprotektive Abdeckungen meist nur außerhalb des Untersuchungsbereichs verwendet, um die Effekte externer Streustrahlung auf den Körper zu reduzieren (z. B. Thorax-Abdomen-Rundumschutz bei Untersuchungen im Hals-/Kopf-Bereich).

Vermeidung mehrphasiger CT-Untersuchungen Wenn ein einphasiger Scan ausreichende diagnostische Informationen liefern kann, ermöglicht der Verzicht auf mehrphasige Scans eine drastische Reduktion der Strahlendosis. Eine native Zusatzakquisition ist fast nie notwendig. Arterielle und (portal-)venöse Phasen können in einem Splitbolus-Protokoll zusammengefasst werden. Sollten mehrere Kontrastmittelphasen notwendig sein, so sollte die Scanlänge jeder einzelnen Akquisition möglichst klein gewählt werden.

Iterative Rekonstruktion Bildrekonstruktionstechniken haben einen großen Einfluss auf die Bildqualität und damit auf die Strahlendosis. Die gefilterte Rückprojektion (Filtered Back Projection, FBP) war lange Zeit die Standardmethode für die CT-Bildrekonstruktion. Sie ist einfach und schnell, kann aber komplizierende Faktoren wie Streuung nicht berücksichtigen, was zu einem erhöhten Bildrauschen bei der Niedrigdosis-CT führt. Mit iterativen Rekonstruktions-Algorithmen (IR) kann die Anzahl der erforderlichen Projektionsansichten im Vergleich zu FBP erheblich reduziert werden, wobei dennoch eine akzeptable Bildqualität erzielt wird. Aufgrund ihrer mathematisch anspruchsvollen Eigenschaften war die IR lange Zeit für klinische Zwecke nicht praktikabel. Dank der in letzter Zeit gestiegenen Rechenleistung ist die IR jedoch in den meisten modernen CT-Scannern eine verfügbare Option geworden. Durch den Einsatz von IR-Techniken kann das höhere Bildrauschen, das bei CT mit niedriger Röhrenspannung auftritt, wirksam reduziert werden, was eine Dosisreduktion bei gleichbleibender oder sogar verbesserter Bildqualität im Vergleich zu Standardröhrenspannungs- und FBP-Techniken ermöglicht.

In ◘ Tab. 18.5 sind die »Sechs goldenen Regeln« zur Optimierung einer CT-Untersuchung bei Kindern dargelegt.

18.5 CT-Protokolle zur Verwendung bei Kindern

In den ◘ Tab. 18.6, 18.7 und 18.8 sind CT-Protokolle für die Verwendung bei Kindern wiedergegeben. Die meisten

Tab. 18.5 Sechs Regeln zur Optimierung einer CT-Untersuchung bei Kindern

1. Rechtfertigung der CT-Untersuchung – Kann die individuelle pädiatrische Fragestellung durch die CT-Untersuchung geklärt werden? – Kann die Diagnose durch eine alternative Bildgebungstechnik ohne Strahlenexposition (Ultraschall, MRT) gestellt werden? – Hat die Sicherung der Diagnose einen Einfluss auf die Therapie und die Prognose?
2. Optimale Patientenvorbereitung – Venenverweilkanüle einige Stunden vor der CT-Untersuchung legen, mit lokalanästhetischem Gel/Pflaster – Angst vermeiden, Kind beruhigen (Information, angenehme Umgebung) – Vertrauen zum Kind gewinnen – Untersuchungsablauf vorab durchspielen (mit dem Kind, Stoffpuppe) – Ggf. Sedation erwägen
3. Optimierung der Scanparameter – Maximale Reduktion der Strahlenexposition, solange die Bilder diagnostisch bleiben – Wieviel Bildrauschen ist für die Beantwortung der individuellen Fragestellung vertretbar? – Verwendung von Systemen zur automatischen Röhrenstrommodulation und Auswahl der Röhrenspannung – Verwendung von pädiatrischen Scanprotokollen: Diese verwenden eine niedrige Röhrenspannung, was die Strahlendosis massiv reduziert
4. Minimierung der Scanlänge – Das Topogramm sollte möglichst eng die vermutete Lage des zu untersuchenden Organbereichs abdecken – Der Scanbereich sollte nur die für die Fragestellung relevanten Organe abdecken
5. Vermeidung von Mehrphasen-CT-Untersuchungen – Vermeidung von nativen Zusatzakquisitionen, wenn nicht zwingend notwendig – Verwendung von Splitbolus-Protokollen bei mehrphasigen Untersuchungen – Sollten mehrere Kontrastmittelphasen notwendig sein, so sollte die Scanlänge der zusätzlichen Akquisitionen möglichst klein gewählt werden
6. Iterative Rekonstruktion – Reduziert das Bildrauschen, welches bei Untersuchungen mit niedriger Röhrenspannung auftritt

Tab. 18.6 Protokolle für Schädel-CT-Untersuchungen bei Kindern

Patientenpositionierung	– Rückenlage mit nach unten gelagerten Armen
Untersuchungsbereich	– Vertex bis zur Schädelbasis – Scanlänge etwa 50–130 mm in Abhängigkeit vom Patientenalter – Lagerung so, dass die Augenlinsen nicht im Scanbereich sind
Kontrastmittel	– Volumen: 2 ml/kg Körpergewicht – Injektionsrate: 2,0 ml/s – Delay-Zeit ist abhängig vom Körpergewicht und der entsprechenden KM-Menge
Röhrenstrom (mAs)	– Automatische Röhrenstrommodulation
Röhrenspannung (kV)	– Automatische Anpassung der Röhrenspannung

Geräte verwenden eine automatische Röhrenstrommodulation und eine automatische Anpassung der Röhrenspannung, welche wiederum auf im Gerät hinterlegten, alterstypischen Referenzwerten basieren.

Tab. 18.7 Protokolle für Thorax-CT-Untersuchungen bei Kindern

Patientenpositionierung	– Rückenlage mit elevierten Armen
Untersuchungsbereich	– Obere Thoraxapertur bis unterhalb des Zwerchfells – Scanlänge etwas 120–210 mm in Abhängigkeit vom Patientenalter – Injektionsrate: 2,0 ml/s – Delay-Zeit ist abhängig vom Körpergewicht und der entsprechenden KM-Menge
Kontrastmittel	– Volumen: 2 ml/kg Körpergewicht – Injektionsrate: 2,0 ml/s – CT-Akquisition startet 30 s p.i.
Röhrenstrom (mAs)	– Automatische Röhrenstrommodulation
Röhrenspannung (kV)	– Automatische Anpassung der Röhrenspannung

Tab. 18.8 Protokolle für Abdomen-CT-Untersuchungen bei Kindern

Patientenpositionierung	– Rückenlage mit elevierten Armen
Untersuchungsbereich	– Oberhalb des Zwerchfells bis zur Symphyse – Scanlänge etwa 220–400 mm in Abhängigkeit vom Patientenalter
Kontrastmittel	– Volumen: 2,0 ml/kg Körpergewicht – Injektionsrate: 2,0 ml/s – Delay-Zeit ist abhängig vom Körpergewicht und der entsprechenden KM-Menge
Röhrenstrom (mAs)	– Automatische Röhrenstrommodulation
Röhrenspannung (kV)	– Automatische Anpassung der Röhrenspannung

Weiterführende Literatur

Brenner DJ (2002) Estimating cancer risks from pediatric CT: going from the qualitative to the quantitative. Pediatr Radiol 32(4):228–231; discussion 242–4

Brenner D et al (2001) Estimated risks of radiation-induced fatal cancer from pediatric CT. AJR Am J Roentgenol 176(2):289–296

Goodman TR, Mustafa A, Rowe E (2019) Pediatric CT radiation exposure: where we were, and where we are now. Pediatr Radiol 49(4):469–478

Nagayama Y et al (2018) Radiation dose reduction at pediatric CT: use of low tube voltage and iterative reconstruction. Radiographics 38(5):1421–1440

Nelson TR (2014) Practical strategies to reduce pediatric CT radiation dose. J Am Coll Radiol 11(3):292–299

Miglioretti et al (2013) The use of computed tomography in pediatrics and the associated radiation exposure and estimated cancer risk. JAMA Pediatrics 167(8):700. https://doi.org/10.1001/jamapediatrics.2013.311

Serviceteil

H. Alkadhi und S. Leschka (Hrsg *Wie funktioniert CT?*, https://doi.org/10.1007/978-3-662-68480-1

Glossar technischer Begriffe

Artefakt Fehler in CT-Abbildungen, der aufgrund von technischen Fehlern, der Art der Datenrekonstruktion oder durch Bewegung des Patienten oder einzelner anatomischer Strukturen während der Untersuchung entsteht (▶ Kap. 5)

Absorptionskoeffizient Röntgen-Absorptionskoeffizienten werden in der Computertomographie in einer Matrix von Volumenelementen, den sog. Voxeln, innerhalb einer durchstrahlten Schicht des Patienten bestimmt. Der mittlere Röntgen-Absorptionskoeffizient μ innerhalb eines Voxels wird in einen Grauwert übersetzt (Kap. 1).

Bremsstrahlung Röntgenstrahlung

Charakteristische Röntgenstrahlung Röntgenstrahlung

Cinematic Rendering (CR) Projektionsverfahren zur 3-dimensionalen Darstellung eines Datensatzes mit Klassifikation der Daten anhand ihrer Dichte und Verstärkung der Raumwahrnehmung durch Licht und Schattierung (▶ Kap. 8)

Computed Tomography Dose Index (CTDI) Messgröße in der Dosimetrie, welche die Grundlage für die Berechnung der Strahlenexposition während einer Computertomographie ist. Der CTDI wird mithilfe von Wasserphantomen gemessen und gibt die mittlere Ortsdosis im Untersuchungsvolumen wieder ($CTDI_{vol}$). Die Einheit ist Gray. Durch Multiplikation des $CTDI_{vol}$ über die Länge des Untersuchungsbereichs errechnet sich das Dosis-Längen-Produkt (▶ Kap. 13).

Detektor Ein Detektor in der Computertomographie besteht aus mehreren Komponenten: Der Szintillator besteht üblicherweise aus Yttrium-Gadolinium-Oxid oder Gadolinium-Oxisulfid und wandelt die Röntgenstrahlung in Lichtsignale um. Direkt darunter liegen Photodioden, die das emittierte Fluoreszenzlicht auffangen und zu elektrischen Impulsen verarbeiten. Über zahlreiche elektrische Kanäle werden diese Signale dann abgeleitet und schließlich zum Bild verarbeitet (▶ Kap. 1, 2 und 3).

Digital Imaging and Communications in Medicine (DICOM) DICOM ist ein offener Standard zum Austausch von Bilddaten in der Medizin, wobei sowohl die Bilddaten als auch das Kommunikationsprotokoll standardisiert sind. Alle Modalitäten (Computertomographie, Magnetresonanztomographie, Ultraschall usw.) aller Hersteller implementieren DICOM, sodass Interoperabilität zwischen Systemen verschiedener Hersteller besteht. DICOM ist auch die Grundlage für die digitale Bildarchivierung im Picture Archiving and Communication System (PACS).

Dosis-Längen-Produkt (DLP) Messgröße in der Dosimetrie; misst die kumulative Dosis, der ein Patient ausgesetzt wird, unter Berücksichtigung der mittleren Dosis (Computed Tomography Dose Index, $CTDI_{vol}$) im Scanvolumen und der Scanlänge. Die Einheit ist mGy × cm (▶ Kap. 13).

Drehanodenstrahler Ein konventioneller Röntgenstrahler besteht aus einer in einem Vakuumgefäß angeordneten Kathode, der einer rotierenden Anode gegenübersteht (▶ Kap. 2).

Drehgehäusestrahler Das gesamte Röhrengehäuse dreht einschließlich der Kathode; die Anode bildet eine Außenwand des Gehäuses. Vorteile ergeben sich für die Kühlung (▶ Kap. 2).

Dual-Energy-CT Applikation der Computertomographie, bei der durch die Messung der Absorption von Materialien bei unterschiedlichen Energiespektren eine spezifischere Gewebecharakterisierung oder eine Verbesserung des Jodkontrasts erreicht werden kann. Ebenso ist die Generierung virtuell nativer Bilddaten aus kontrastmittelverstärkten CT-Untersuchungen möglich (▶ Kap. 10).

Dual-Source-CT Bei der Dual-Source-CT befinden sich – im Gegensatz zur herkömmlichen CT – 2 Röntgenröhren und 2 gegenüberliegende Detektoren in einem ~90°-Winkel in der Gantry. Damit kann die Scangeschwindigkeit verdoppelt oder durch Verwendung zweier verschiedener Röhrenspannungen an den individuellen Röntgenröhren können Dual-Energy-Daten generiert werden (siehe auch Dual-Energy CT, Rapid kV-Switching, Sandwich-Detektor).

Effektivdosis Maß für die Strahlenexposition des Patienten, welche die Art der Strahlung und die Strahlensensitivität der verschiedenen Organsysteme berücksichtigt, indem spezifische Gewebewichtungsfaktoren in die Berechnung mit eingehen (▶ Kap. 13). Die Einheit ist das Sievert.

Effektive Schichtdicke Die Halbwertsbreite eines durch Spiralinterpolation aus der kollimierten Schicht entstehenden glockenförmigen Schichtempfindlichkeitsprofils.

Energiedosis Physikalische Größe, welche die an ein Material abgegebene Energie einer Strahlung angibt (▶ Kap. 13). Die Einheit ist das Gray.

Fensterung Die Absorption eines Materials wird in der CT in Grauwerten dargestellt. Da das menschliche Auge nur eine begrenzte Anzahl von Graustufen unterscheiden kann, wird der Bereich der Grauwertdarstellung je nach untersuchtem Organsystem begrenzt (z. B. Lungenfenster, Weichteilfenster). Angegeben werden diese Fenster durch eine Fensterweite und ein Fensterzentrum (▶ Kap. 4).

Field-of-View (FOV) Das Field-of-View (Sichtfeld) bezeichnet den dargestellten Anteil eines Schichtbilds in der CT. Man unterscheidet:
1. Scan-Field-of-View (SFOV): gesamte Ausdehnung der gescannten Schicht.
2. Reconstruction-Field-of-View (RFOV): Anteil des SFOV, welche in den rekonstruierten CT-Bildern dargestellt wird.

Gauge (G) Außendurchmesser von Kanülen. Die Bezeichnung Gauge ist von der amerikanischen Einheit für Drähte („american wire gauge") abgeleitet: Hierbei entspricht die Zahl des Gauge-Werts der Anzahl der Durchläufe eines Drahtes durch die Drahtziehmaschine; d. h., je größer der Gauge-Wert ist (Arbeitsgänge), desto dünner wird der Draht. Übliche Kanülengrößen in der Computertomographie sind 18 G (grün; 1,3 mm) und 20 G (rosa; 1,1 mm) (▶ Kap. 6).

Gantry Kurzer Ringtunnel in der CT, in welchem das System aus Röntgenröhre und Detektor um den Patienten rotiert (▶ Kap. 2).

Gefilterte Rückprojektion Die gefilterte Rückprojektion (Filtered Back Projection, FBP) ist ein klassisches Verfahren zur Bild-rekonstruktion, bei dem die gemessenen Schwächungswerte des Körperquerschnitts an den Detektoren aus den verschiedenen Projektionen auf den Schwächungswert jeden Voxels innerhalb des Körperquerschnitts zurückgerechnet wird. Durch Anwendung eines Filters (Faltungskern) während der Rückprojektion wird die Bildqualität durch eine Kantenanhebung oder -schwächung moduliert (▶ Kap. 1). Die gefilterte Rückprojektion ist stets ein Kompromiss zwischen Ortsauflösung und Bildrauschen.

Gray (Gy) Maßeinheit der Energiedosis; beschreibt die pro Masse absorbierte Energie ionisierender Strahlung (Gy = Joule pro Kilogramm) (▶ Kap. 13). Benannt nach Louis Harold Gray (1905–1965).

Hounsfield-Einheit (HE) Maßeinheit für die Absorption eines Materials in der CT (engl. Hounsfield Unit, = HU; ▶ Kap. 1). Benannt nach Sir Godfrey Newbold Hounsfield (1919–2004).

Hounsfield-Skala Die Absorption eines Materials in der CT wird in Hounsfield-Einheiten angegeben und in eine Skala eingeordnet. Definiert ist diese Hounsfield-Skala durch den Absorptionswert von −1000 HE für Luft und 0 HE für Wasser (▶ Kap. 1).

Inkrement Das Rekonstruktionsinkrement bestimmt die Schichtabstände für die Bildrekonstruktion (▶ Kap. 1).

Iterative Rekonstruktion Verfahren zur Bild-rekonstruktion, bei dem zusätzlich eine Korrekturschleife in den Bilderzeugungsprozess eingeführt wird und synthetische Projektionsdaten iterativ (lat. iterare = wiederholen) mit den eigentlichen Messdaten verglichen werden (▶ Kap. 1). Dadurch erfolgt eine Entkopplung von Ortsauflösung und Bildrauschen.

Kollimation Der Begriff Kollimation kommt vom lateinischen. Wort limare = vermindern. In der Computertomographie hat der Begriff zweu nterschiedliche Bedeutungen (▶ Kap. 4):

1. Schichtkollimation: Die Schichtkollimation entspricht der Breite des eingeblendeten Strahlenfächers, die durch die röhrenseitige Einblendung bestimmt und durch die Anzahl der aktiven Detektorelemente dividiert wird (z. B. 4 × 1,0 mm bei der 4-Zeilen-CT).

2. Primäre/sekundäre Kollimation: Ausblendung oder Fokussierung von Strahlung und Abschirmung von Streustrahlung durch Kollimatoren (▶ Kap. 1)

Lilienfeldstrahlung Röntgenstrahlung

Maximum-Intensitätsprojektion (MIP) Bei der MIP werden die 3-dimensionalen CT-Bilddatensätze in Bilder einer 2-dimensionalen Ebene umgerechnet, indem entlang der Blickrichtung jeweils der Voxel mit der höchsten Intensität (CT-Absorption) abgebildet wird (▶ Kap. 8).

Minimum-Intensitätsprojektion (MinIP) Bei der MinIP werden die 3-dimensionalen CT-Bilddatensätze in Bilder einer 2-dimensionalen Ebene umgerechnet, indem entlang der Blickrichtung jeweils der Voxel mit der geringsten Intensität (CT-Absorption) abgebildet wird (▶ Kap. 8).

Multiplanare Reformation (MPR) Bei der MPR wird durch den 3-dimensionalen CT-Bilddatensatz eine beliebige Ebene (axial, koronar, sagittal, schräg, gekrümmt) gelegt und alle Voxel in dieser Ebene entsprechend ihrer CT-Absorption dargestellt (▶ Kap. 8).

Overbeaming Bei der Mehrzeilen-CT ist aus geometrischen Gründen und der Notwendigkeit, alle Detektoren homogen mit dem Strahlenfächer zu bestrahlen, eine Erweiterung der röhrenseitigen Kollimation notwendig. Die geschieht, damit auch die randnahen Detektoren die gleiche Dosis erhalten und damit zu den inneren Detektoren vergleichbare Signale liefern können. Dies bedingt insbesondere bei enger Gesamtkollimation eine erhöhte Strahlenexposition,- die selbst nicht bildwirksam wird, sondern lediglich zu einer erhöhten Patientenexposition führt. Dieser Effekt trat erstmals bei der 4-Zeiler-CT in Erscheinung.

Overscanning (auch Overranging) Der Effekt des Overscanning auf die Strahlenexposition ist in Bezug auf die Gesamtkollimation ge-

genläufig zum Overbeaming. Da die Bildrekonstruktion bei der CT mindestens. eine Halbrotation erfordert, ist am Anfang und am Ende einer Spiral-CT-Untersuchung eine zusätzliche Halbrotation mit Strahlung notwendig, welche nicht zur Bildrekonstruktion verwendet wird. Der Einfluss des Overscanning steigt mit zunehmender Gesamtkollimation an. Die damit verbundene (prozentuale) Änderung der Patientenexposition ist abhängig von der gesamten Scanlänge, der Gesamtkollimation und dem Pitch.

Patientenmanagementsystem (PMS) Elektronische Patientenakte

Photon-Counting-Detektor-CT Neue CT-Technologie mit photonenzählenden Detektoren mit der Möglichkeit der Akquisition von Bildern mit höherer räumlicher Auflösung, höherem Bildkontrast, höherer Dosiseffizienz und intrinsischen spektralen Bildinformationen (▶ Kap. 3).

Picture Archiving and Communication System (PACS) Digitales Bildarchivierungs- und Kommunikationssystem in der Radiologie

Pitch Maß für die Datenakquisition im Verhältnis zum Tischvorschub. Es gibt 2 unterschiedliche Pitch-Definitionen (▶ Kap. 4):

1. **Tischvorschub pro Umdrehung bezogen auf die Gesamtbreite des Detektors,**
2. **Tischvorschub pro Umdrehung bezogen auf die kollimierte Breite einer Einzelschicht.**

Pixel Zweidimensionales Bildelement

PMS Patientenmanagementsystem

Radiologieinformationssystem (RIS) System zur Dokumentation und Verwaltung medizinischer (z. B. radiologischer Befunde) und administrativer Daten (z. B. Patienteninformationen) sowie zur Prozesssteuerung (z. B. Terminvergabe) in der Radiologie.

Rapid kVp-Switching Modus zur Generierung von Dual-Energy-Daten. Bei diesem Modus wird die Röhrenspannung schnell gewechselt, um zwei unterschiedliche Energiespektren zu generieren (siehe auch Dual-Energy CT, Dual-Source CT, Sandwich-Detektor) (▶ Kap. 10).

Rekonstruktionsinkrement Maß für die Überlappung benachbarter Schichten in einer Rekonstruktion der Bilddaten. Das Rekonstruktionsinkrement bezeichnet dabei den Abstand zwischen den Tischpositionen von zwei benachbarten Schichtrekonstruktionen; z. B. bedeutet bei einer Schichtdicke von 2 mm ein Rekonstruktionsinkrement von 1,5 mm, dass sich die benachbarten Schichten um 2,0–1,5 mm = 0,5 mm = 25 % überlappen.

RIS Radiologieinformationssystem

Röhrenspannung Potenzialdifferenz zwischen Heizkathode und -anode in der Röntgenröhre. Die Röhrenspannung bestimmt die Geschwindigkeit, mit der die Elektronen auf die Anode auftreffen, und sie bestimmt die Höchstenergie des Röntgenspektrums. Die Röhrenspannung wird in Kilovolt (kV) angegeben.

Röhrenstrom Elektrischer Strom, welcher durch die Heizkathode fließt und so die Emission von Elektronen aus der Kathode bewirkt. Je höher der Strom, desto mehr Elektronen werden aus der Kathode emittiert. Der Röhrenstrom wird in Milliampere (mA) angegeben.

Röhrenstrommodulation Algorithmen zur Reduktion der Strahlenexposition. Hierbei fließt der Röhrenstrom nicht konstant über die Untersuchungszeit, sondern wird in Abhängigkeit vom EKG-Signal (EKG-basierte Röhrenstrommodulation, ▶ Kap. 9) oder von der Patientenmorphologie (anatomiebasierte Röhrenstrommodulation, ▶ Kap. 13) verändert.

Röhrenstrom-Zeit-Produkt Maß für die Menge der abgegebenen Strahlung; errechnet sich als Dosisleistung aus dem Röhrenstrom und der Applikationszeit und wird in Milliamperesekunden (mAs) angegeben.

Röntgenröhre Die Röntgenröhre ist eine spezielle Elektrodenröhre, bestehend aus einer Kathode und einer Anode zur Erzeugung von Röntgenstrahlen. Von der Kathode werden Elektronen emittiert und durch die Röhrenspannung zwischen Kathode und Anode beschleunigt. Beim Auftreffen auf der Anode wird charakteristische Röntgenstrahlung, Bremsstrahlung und Lilienfeldstrahlung erzeugt. Bei Hochleistungsröhren wie in der Computertomographie besteht die Röntgenröhre aus Metall, und die Anode ist als Drehtelleranode konzipiert, um den hohen Leistungsansprüchen zu genügen. Zudem ist bei modernen Computertomographen die Drehanode nicht in Vakuum, sondern in Öl gelagert, um einen ausreichenden Wärmeausgleich zu gewährleisten (▶ Kap. 2).

Röntgenstrahlung Von einer Röntgenröhre werden typischerweise 3 verschiedene Strahlungsarten emittiert:
1. Bremsstrahlung: Entsteht durch das Abbremsen der Elektronen beim Auftreffen auf die Anode. Das Spektrum hängt von der Röhrenspannung und nicht direkt vom Anodenmaterial ab: Je höher die Röhrenspannung ist, desto härtere Röntgenstrahlung (energiereichere Quanten) entsteht.

2. Charakteristische Röntgenstrahlung: Entsteht, wenn die auf die Anode treffenden Elektronen auf inneren Schalen liegende Elektronen des Anodenmaterials herausschlagen. Beim Auffüllen dieser Elektronenlücken durch Elektronen aus den äußeren Schalen oder von freien Bindungselektronen entsteht eine für das Anodenmaterial charakteristische Strahlung. Diese Strahlungsart wurde durch Charles Glover Barkla (1877–1944) entdeckt, der dafür 1917 den Nobelpreis für Physik erhielt.
3. Lilienfeldstrahlung: Nach Julius Edgar Lilienfeld (1881–1963) benannte, optisch sichtbare graue Strahlung an der Anode der Röntgenröhre.

Rotationszeit Die Rotationszeit definiert die Zeit T (ms), die für die Beschreibung einer vollständigen Rotation ($2\pi = 360°$) der Gantry benötigt wird.

Sandwich-Detektor (auch Dual-Layer-Detektor) Spezieller Detektor zur Generierung von Dual-Energy-Daten (▶ Kap. 10). Er besteht aus 2 unterschiedlichen, übereinanderliegenden Materialen, welche unterschiedlich die höher- und niederenergetischen Photonen absorbieren (siehe auch Dual-Energy CT, Dual-Source CT, Rapid kVp-Switching).

Schichtdicke Dicke einer rekonstruierten Einzelschicht in der Computertomographie. Sie entspricht der „effektiven Sichtweite" durch den Körper in der rekonstruierten Schicht. Die kleinste rekonstruierbare Schichtdicke ist in der Regel begrenzt durch die Kollimation.

Sequenzakquisition Akquisitionsverfahren der CT, bei dem der Tischvorschub inkonstant ist: Das Untersuchungsvolumen wird in einzelnen Blöcken akquiriert; der Tisch bewegt sich jeweils zwischen den einzelnen Akquisitionen.

Sievert (Sv) Maßeinheit gewichteter Strahlendosen wie Äquivalentdosis, Effektivdosis und Organdosis. In der Computertomographie werden die entsprechenden Dosen in Milli-Sievert (mSv = 0,001 Sv) ausgedrückt (▶ Kap. 22). Benannt nach Rolf Sievert (1896–1966) (▶ Kap. 13).

Spiralakquisition (auch Helikalakquisition) Untersuchungsverfahren der CT, bei dem der Patient mit konstanter Geschwindigkeit entlang seiner Längsachse durch die Strahlenebene bewegt wird, während die Gantry mit konstanter Geschwindigkeit rotiert. Aus den Spiraldatensätzen werden dann sekundär die axialen Schnittbilder rekonstruiert.

Spiralinterpolation Durch Spiralinterpolation entsteht aus der trapezförmigen kollimierten Schicht ein glockenförmiges Schichtempfindlichkeitsprofil. Dessen Halbwertsbreite wird als effektive Schichtdicke bezeichnet.

Surface Shaded Display (SSD) Projektionsverfahren zur 3-dimensionalen Darstellung eines CT-Datensatzes, bei dem der erste Punkt einer Schnittebene dargestellt wird, der einen beliebig gewählten Dichtewert überschreitet (unterer Schwellwert). Alle vom Betrachter aus hinter diesem Punkt gelegenen Pixel, auch solche mit höherer Dichte, bleiben verborgen (▶ Kap. 8).

Szintillationsdetektor Moderne CT-Detektoren sind Festkörper-Szintillationsdetektoren (▶ Kap. 2)

Topogramm (auch Scout View) Übersichtsscan des ungefähren Untersuchungsbereichs des Patienten. Auf diesem Projektionsbild kann dann der Untersuchungsbereich der eigentlichen Datenakquisition genau geplant werden.

Volumenpitch Der Volumenpitch entspricht dem Pitch, wird jedoch nicht auf die Anzahl der Detektorelemente normiert.

Volume-Rendering-Technik (VRT) Projektionsverfahren zur 3-dimensionalen Darstellung eines CT-Datensatzes mit Klassifikation der Daten anhand ihrer Dichte und Verstärkung der Raumwahrnehmung durch Schattierung (▶ Kap. 8).

Voxel Volumenelement einer Schicht

Wärmespeicherkapazität Die Wärmespeicherkapazität des Anodentellers und des Röhrengehäuses – gemessen in Mega Heat Units, MHU – bestimmt die Leistungsfähigkeit der Röntgenröhre (▶ Kap. 2).

z-Springfokus Durch periodische Bewegung des Brennflecks auf dem Anodenteller werden aufeinanderfolgende Projektionen im Drehzentrum um eine halbe kollimierte Schichtdicke verschoben. So können je 2 Projektionen zu 1 Projektion mit doppelter Schichtanzahl und halbem Abtastabstand verschachtelt werden (▶ Kap. 2).

Stichwortverzeichnis

.

A

B

C

D

E

F

G

H

S

T

U

V

W

Z